Annelie Sand, Paul L. Janssen
Ich bin der Rede wert

AF537795

Forum Psychosozial

Annelie Sand, Paul L. Janssen

Ich bin der Rede wert

Dialog über eine Psychoanalyse

Psychosozial-Verlag

Annelie Sand, M.A., arbeitet als Kinder- und Jugendbuchautorin.

Paul L. Janssen, Prof. Dr. med., ist Lehranalytiker und Gruppenlehranalytiker, emeritierter leitender Fachvertreter für Psychosomatische Medizin und Psychotherapie sowie Gründungsvorsitzender der Deutschen Gesellschaft für Psychosomatische Medizin und ärztliche Psychotherapie.

Bibliografische Information der Deutschen Nationalbibliothek
Die Deutsche Nationalbibliothek verzeichnet diese Publikation
in der Deutschen Nationalbibliografie; detaillierte bibliografische Daten
sind im Internet über http://dnb.d-nb.de abrufbar.

Originalausgabe
© 2019 Psychosozial-Verlag, Gießen
E-Mail: info@psychosozial-verlag.de
www.psychosozial-verlag.de
Alle Rechte vorbehalten. Kein Teil des Werkes darf in irgendeiner Form
(durch Fotografie, Mikrofilm oder andere Verfahren) ohne schriftliche
Genehmigung des Verlages reproduziert oder unter Verwendung elektronischer
Systeme verarbeitet, vervielfältigt oder verbreitet werden.
Umschlagabbildung: Annelie Sand, *Landkarte einer Psychoanalyse*, 2016
Umschlaggestaltung & Innenlayout nach Entwürfen von Hanspeter Ludwig,
Wetzlar
Satz: metiTec-Software, me-ti GmbH, Berlin
www.me-ti.de
ISBN 978-3-8379-2910-2 (Print)
ISBN 978-3-8379-7637-3 (E-Book-PDF)

Inhalt

Teil 3
Die Bedeutung des Jugenddramas

Teil 4
Die Heilung des Selbst

Vorwort: Gedankenstriche

Warum über meine Psychoanalyse schreiben?

Zuerst war es nur ein Einfall, spontan ausgesprochen, als mein Analytiker mir mitteilte, er werde in den Ruhestand gehen und in eine andere Stadt ziehen. Für die verbleibenden Analysanden[1] wolle er aber noch dreimal wöchentlich in seine alte Praxis kommen: 80 Kilometer pro Strecke über eine der meist befahrenen und stauintensivsten Autobahnen des Landes.

Zweifelnd, dass er das realisieren würde, sagte ich ihm, das sei eine Schnapsidee, und schlug vor, unseren Dialog zum Abschluss auf eine schriftliche Ebene zu bringen: als Trost, für mich, für ihn.

Meine Mitteilung, dass ich nur noch drei Tage in der Woche in meine alte Praxis käme, löste tatsächlich eine starke Bewegung in Ihnen aus. Sie glaubten mir nicht, dass ich die erforderlichen Fahrten wegen meines Alters lange durchhalten würde. Andere Analysanden bzw. Patienten zeigten nicht diese intensive Reaktion. Das hing sicher damit zusammen, dass Sie fürchteten, Ihren Ort, an dem Sie Sicherheit erlebten, zu verlieren. Ein Verlusterleben war also Auslöser Ihres Wunsches zu schreiben. Ich hielt das Ende der Analyse für noch nicht gekommen und wollte sie fortsetzen, zunächst in der gleichen Frequenz.

Wir waren also beide noch nicht bereit, die Analyse zu beenden. Sich schriftlich auszutauschen, schien mir eine Möglichkeit, mir etwas von ihr zu bewahren. Das war wohl der Hauptgrund für mich, ein Buchprojekt zu planen.

Meine Empfehlung war, nach Abschluss der Analyse darauf zurückzukommen.

---

1 Im vorliegenden Buch findet aus Gründen der besseren Lesbarkeit überwiegend die männliche Form Verwendung. Alle geschlechtsbezogenen Ausführungen beziehen sich gleichermaßen auf weibliche und männliche Personen.

Voller Tatendrang hätte ich sofort beginnen können, aber die Analyse und ihre Fortsetzung und gute Beendigung hatten natürlich Vorrang.

Der Gedanke zu schreiben war gar nicht so aus der Luft gegriffen. Von der ersten Sitzung an hatte ich konsequent ein Stundentagebuch geführt, später kamen hin und wieder Gedichte über die Analyse hinzu. Schreiben und Reden verflochten sich, brachten beide Bereiche weiter. Mir fielen beim Tagebuchschreiben oft weitere Details zu den in der Stunde besprochenen Themen ein. An diese konnte ich dann beim nächsten Gespräch anknüpfen. Ich las meine Gedichte vor, wir besprachen sie, fanden (Wort-)Bedeutungen und Zusammenhänge, die ich beim Schreiben unbewusst eingebaut hatte. Gefühle und Erkenntnisse unserer Gespräche flossen in meine Romane ein und inspirierten mich.

Schreiben ist nicht nur Ihr Beruf, Schreiben ist auch Ihre Leidenschaft. Ich begegnete Ihnen zuerst über das Buch, das Ihr Mann mir mitbrachte. Sie lebten über Ihre Figuren in den Büchern. Sie machten mir insbesondere in dem Buch, das in der Analyse entstand und das wir hier *Der Wels* nennen, bewusst, dass Sie ein selbstbewusstes, sportliches, schlagfertiges Mädchen sein wollten, das sich auch ohne Skrupel verlieben konnte.

Die Dramen jugendlicher Liebe ziehen sich wie ein roter Faden durch meine Arbeiten. Immer gelingt es den jungen Ich-Erzählerinnen – mutiger als ich je hätte sein können –, in schwierigsten Situationen ihre Frau zu stehen.

Dieses starke Mädchen, Ihr Ich-Ideal, spielte in der Analyse nicht immer eine Rolle. Häufiger waren es Gefühle von Minderwertigkeit, Ängstlichkeit und Unsicherheit. Sie fürchteten, Sie würden nicht angenommen oder nicht aufgenommen …

Nachdem ich Ihren Satz »Sie sind, wie Sie sind« – Sie sprachen ihn immer mit einem hohen »Hm?«-Hickser am Ende aus – verinnerlicht hatte, lag es auf der Hand, mich mir selbst zu widmen. Nicht um eine Autobiografie zu schreiben, sondern um etwas über den psychoanalytischen Prozess zu erzählen.

Sie begannen, sich mehr mit sich selbst und mit dem, wie Sie wirklich sind, auseinanderzusetzen und auch damit, wie Sie so geworden sind und warum. Sie konnten immer offener werden und sich so akzeptieren, wie Sie sind.

Das war eine spannende, mit dem normalen Leben kaum vergleichbare Zeit, die ich nicht missen möchte. Dabei bin ich an die Analyse nur durch Zufall gekommen.

Die Analyse begann nicht durch einen Zufall. Ihr Ehemann, der mich kannte, hatte die ersten Gespräche vermittelt. Sie waren damals in Verhaltenstherapie und wussten nicht, ob Sie diese weiterführen sollten, da Sie keine Veränderung feststellen konnten. Ich erkannte in den Schilderungen über die Beziehung zu dem Verhaltenstherapeuten eine Übertragung, die offensichtlich nicht bearbeitet wurde, was mir in Ihrem Sinne notwendig erschien. Dies war ein Motiv, Sie in Analyse zu nehmen. Hinzu kamen Ihre Lebendigkeit beim Erzählen, Ihre Fantasiebegabung, Ihre Liebe zum Detail und Ihr Leiden unter traumatischen Ereignissen, auf die wir noch zu sprechen kommen. Darum dachte ich, eine Psychoanalyse sei für Sie besser als eine Verhaltenstherapie, besonders als Sie Ihren Traum vom »Erfrieren in der Winternacht vor der eigenen Haustür« erzählten …

Eines der vielen Dinge, an die ich mich erst gewöhnen musste, war, dass er als Analytiker immer genau hinsieht und das präzise Benennen der wolkigen Verallgemeinerung vorzieht.

Was ich sagen wollte, ist: Von Freud hatte ich nichts gelesen. Ich hatte mich nie für die Psychoanalyse interessiert, sie war mir so fern und exotisch wie die Korallenfische in Australien. Ich wurde einfach eines Tages mit meinem späteren Analytiker bekannt gemacht, ich sprach mit ihm und nach einer Weile fragte er mich, ob das nichts für mich sei. Ich lachte ungläubig: »Mich auf die Couch legen?!«

Wir verstanden uns schon in dem Erstgespräch gut. Tatsächlich kam das Angebot, eine Psychoanalyse zu beginnen, von mir. Ich glaube, ich erklärte Ihnen, dass das Liegen es leichter macht, zu den eigenen Fantasien und Einfällen zu kommen und nicht durch Blickkontakt abgelenkt zu werden.

Ich sagte Ja.

In meinem Bekanntenkreis sorgte die Neuigkeit für Erstaunen. Meine Freundin, eine Gestalttherapeutin, war erschrocken: »Stell dir das bloß mal vor: Du liegst, er sitzt, er sieht dich, aber du ihn nicht!«

So gesehen erschien das Setting tatsächlich sehr abschreckend. Nur: Ich hatte es zu diesem Zeitpunkt schon ausprobiert.

»Zum Glück gibt's so was ja gar nicht mehr.« Meine Freundin schüttelte entrüstet den Kopf.

»Äh, doch«, entgegnete ich, »das … äh … gibt's noch. Und … ja … ich find's gut.«

Daraufhin schwieg sie erst mal. »Du weißt ja, du kannst jederzeit aufhören«, gab sie mir noch mit auf meinen Weg.

War dieser Weg so abwegig? Auf der Fahrt zu einer meiner ersten Stunden hörte ich eine Radiowerbung für ein Möbelhaus: Der Psychiater »Dr. Meise« erklärte den Zuhörern: »Mit einer *Couch* arbeiten wir schon lange nicht mehr.«

In aktuellen Fernsehfilmen taugt die Psychoanalyse vor allem für Jokes, Printmedien sprechen gern von »alter Schule« und »überholten Konzepten«; man liest von Psychoanalytikern, die grundsätzlich die ganze Sitzung über schlafen oder die Menschen dadurch quälen, dass sie permanent in deren Vergangenheit herumstochern.

Nachdem ich eine Weile dabei war, begann mich diese Kritik zu irritieren, das offensive Abraten von dieser angeblichen Zeitverschwendung zu ärgern und, ich gebe es zu: auch ein wenig einzuschüchtern. Eine Weile habe ich erwogen, wegen der teilweise abwertenden Einstellung in den Medien lieber kein Buch über meine Analyse zu schreiben.

Aber: Was wäre mir entgangen, wenn ich anfangs auf die Abwertungen und Vorurteile gehört und auf die Analyse und in der Folge auch auf das Buch verzichtet hätte?! Ich wüsste weiterhin wenig über mich, würde weiterhin mit meinen »alten Drachen« kämpfen, gegen meinen Körper.

Auch mein Hausarzt, wissend um mein psychosomatisches Problem, hatte mir deutlich von einer Analyse abgeraten. Hätte ich meinen Analytiker nicht zufällig kennengelernt, hätte ich die negativen Statements nie hinterfragt, hätte mich weiter durch Verhaltenstherapie, Malkurse, Heilpraktikerei und Atemtechniken gekämpft, ohne überhaupt zu wissen, warum ich mir manchmal einfach selbst die Luft abschnüre.

Ich habe Glück gehabt. Ich habe die Psychoanalyse kennengelernt und mir von ihr helfen lassen, bevor man sie mir ausreden konnte.

Über die Reaktion Ihrer Bekannten hinsichtlich des liegenden Settings war ich informiert und verstand, dass Sie zunächst auf das Angebot ängstlich reagierten. Im liegenden Setting, so verstand ich Ihre Angst, werden aber auch Ihre motorische Lebendigkeit und Ihre Bewegungsfreiheit eingeschränkt. Aber mir war auch klar, dass Sie, wenn Sie erst Sicherheit erlebten, über die Couch in Ihrem Selbstbild genesen konnten.

Über die Couch und meine Annäherung an dieselbe gibt es tatsächlich viel zu erzählen. Meine Erfahrung will ich weitergeben. Das scheint wenig, um mein Buchprojekt zu begründen, wenn man überlegt, dass ich Persönliches preisgebe, mich womöglich Kritik und Spott aussetze und keinerlei Gewinn daraus ziehen werde. Selbst mein Analytiker zweifelte, ob dieses Vorhaben eine gute Idee sei.

Allerdings hatte ich mir schon gedacht, dass Sie auch über die Analyse schreiben mussten, das zeigten schon Ihre Tagebuchaufzeichnungen. Ihr Stundentagebuch hatte von Anfang an in der Analyse einen Stellenwert. Sie hatten mir einmal auch angeboten, es zu lesen, was ich nicht annahm. Ich bat Sie, mir zu erzählen.

Ich muss gestehen: Ich werde rot, wenn Sie mich daran erinnern. Natürlich habe ich noch nie jemandem so ein Angebot gemacht. Es ist an sich undenkbar, denn der Sinn eines Tagebuchs liegt ja darin, dass es geheim bleibt und nicht aus der Hand gegeben wird.

Genau so verhält es sich mit der Analyse. »Nur für uns«, sagten Sie während der Gespräche oft und natürlich wird vieles meiner persönlichen Geschichte auch »nur für uns« bleiben.

Ich war mir irgendwie sicher, dass Sie später über die »geheimen und beschämenden Gedanken«, die Sie zunächst Ihrem Tagebuch anvertrauten, sprechen würden. Warten zu können, ist eine Voraussetzung für die Psychoanalyse.

»Sind Sie erleichtert, dass ich das Angebot, Ihre Tagebücher zu lesen, nicht angenommen habe?«, haben Sie mich einmal gefragt.

Ich mache es an dieser Stelle einfach mal so, wie man sich vorstellt, dass es ein Analytiker tun würde. Ich stelle Ihnen die Gegenfrage: Sind Sie denn erleichtert? Hätten Sie den Mut gehabt, sich so nah und unmittelbar dem Blick eines anderen Menschen auf Ihre Arbeit, die ja eng mit Ihrer Person verbunden ist, auszusetzen? Ich wette, Sie wären beim Lesen auch das ein oder andere Mal rot geworden!

Das glaube ich, denn manches über meine Person, was Ihnen durch den Kopf ging, konnten Sie dem Tagebuch anvertrauen, aber (noch nicht) aussprechen. Im Überschwang der Gefühle und Fantasien könnten Sie mich in Bedrängnis bringen und an meiner analytischen Haltung rütteln.

Ich befürchte, Rütteln und Schütteln habe ich hin und wieder auch so versucht. Das war aber nicht die Absicht, die hinter dem Angebot, die Tagebücher zu lesen, steckte. Damals wollte ich Ihnen zeigen, wie gut mir die Analyse tut, und wusste nicht, wie ich es ausdrücken sollte.

Dass Sie die Lektüre abgelehnt haben, war anständig und fürsorglich, wofür ich dankbar bin. Aber ich hatte mir mein Angebot sehr gut überlegt. Ich habe ja auch andere, nicht mündliche Äußerungen in das analytische Gespräch integriert.

Ihre Gedichte und Bilder über die Analyse wurden mit den Einfällen in den Stunden verflochten. Es war meine Anregung, dass Sie auch bildhafte Darstellungen in die Stunden mitbringen könnten und wir darüber sprechen würden. Ihre Verbundenheit mit der Literatur, Ihre Liebe zum Schreiben gehörten mit zu den Besonderheiten dieser Psychoanalyse, sodass auch Ihre Bücher zentrale Themen waren.

Anfangs waren Sie von der Existenz der Tagebücher, die jetzt, beim Verfassen des Manuskripts, als umfangreiches Material und wertvolle Erinnerungsstütze dienen, nicht sonderlich angetan. Als ich nach einigen Wochen das erste Tagebuch mitbrachte und Ihnen zeigte, wie ich Seite für Seite bis an die Ränder gefüllt hatte, wirkten Sie leicht geschockt. Sie sagten, die anderen Patienten würden sich aber nicht alles aufschreiben.

Ich habe mich angesichts Ihrer Aufzeichnungen an meine eigenen Aufzeichnungen während meiner ersten Lehranalyse erinnert, die keinesfalls so umfangreich waren wie Ihre und denen gegenüber mein Lehranalytiker auch skeptisch war. Im Übrigen sehen auch andere Analytiker die Tagebuchaufzeichnungen als Widerstand gegen eine Verbalisierung in der Analyse.

Um die Berechtigung Ihrer Skepsis zu untermauern, rekurrierten Sie sogar auf Freud, was Sie im ersten Jahr gern mal taten und woran ich merkte, dass es Ihnen ernst war. Es solle der »Monolog zu zweit« in der Analyse geführt werden und nicht im Tagebuch!

Und nun schreiben wir gemeinsam dieses Analysebuch. Es hat mich einige Mühe gekostet, Sie von diesem Projekt zu überzeugen.

Ich hatte mehr die Fragen: Wie ist es möglich, einen psychoanalytischen Dialog aufrechtzuerhalten, wenn ich anschließend Ihr Co-Autor sein würde? Wie lässt sich der psychoanalytische Dialog im Schreiben fortsetzen? Sie brauchten sich nicht sehr zu bemühen, denn ich liebe es auch zu schreiben.

***

Wie also über meine Psychoanalyse schreiben?

Das Verfassen eines Jugendromans ist wie das Durchfahren einer Landschaft. Fotostopps werden gerne eingelegt, doch unmotiviertes Innehalten, tiefes Eintauchen in die Szenerie oder Abweichen von der Route stören den Fortgang.

Ein Vergleich mit dem modernen Leben – immer online zwischen Projekten und Terminen – scheint da nicht fern. Die Analysestunde ist eine Aus-Zeit, denn während der Gespräche ist keine drängende Zielführung vorgegeben. Auf der Couch bin ich frei, mich von meinen Einfällen – wohin auch immer, also quasi von einem Gedankenstrich zum nächsten – führen zu lassen. Ob Erinnerungen, alte oder aktuelle Gefühle, Träume und Tagfantasien: alles kann gleichwertig zur Sprache gebracht werden. Diese Sprachmöglichkeiten soll mein Text abbilden.

Auch der angestrebte Dialog mit dem Analytiker fällt proportional so aus, wie er es in der Stunde tut, hier und da werden sich, so, wie wir es gerade gehandhabt haben, kurze oder längere Beiträge von ihm finden.

Ich habe vorgeschlagen, dass Sie beginnen zu schreiben und ich den Text kommentiere, nicht, dass Sie Ihre Erfahrungen beschreiben und ich einen Fallbericht abliefere, das heißt meine Sicht des Geschehens in der Analyse in psychoanalytische Begriffe fasse. Letzteres habe ich oft getan, es wird in diesem Text nur begrenzt vorkommen. Auf meine Kommentare können Sie wiederum reagieren, auf diese Weise ist das Buch eine Fortsetzung unseres psychoanalytischen Dialogs auf der Couch.

In dem gab es ja auch Phasen, in denen ich nur für mich erzählte, und solche, in denen ich Sie direkt ansprach. Also wird es ein paar Anredewechsel geben: Mal berichte ich über »meinen Analytiker«, mal rede ich Sie – wie jetzt – direkt an.

Wir wollen auf diese Weise im Modell der Psychoanalyse als Gespräch bleiben: Sie sind die Produzentin der Geschichten, ich bin der Kommentator, der Begleiter, der Zuhörer, der Empfänger der Nachricht. Die Vertraulichkeit und die Intimität der Mitteilungen soll bei Ihnen liegen. Bei den Intimitäten geht es besonders um Ihre Träume, Ihre Familie und Ihr erotisches Leben. Ich gehe nicht über das hinaus, was Sie mitteilen, werde aber darauf achten, dass Sie sich nicht schaden, soweit mir dies möglich ist. Die Schweigepflicht liegt bei Ihnen. Es ist und bleibt Ihre Analyse, auch wenn wir darüber schreiben.

Im Laufe unserer weiteren Arbeit habe ich vorgeschlagen, dass Sie im Text anonym bleiben. Manche Analytiker sind der Auffassung, es sei wegen der Vertraulichkeit ein Risiko, über eine Analyse offen zu schreiben. Wir sind dieses Risiko eingegangen und haben in dem Prozess des Schreibens stets vor Augen gehabt, wie wir die Vertraulichkeit für uns und besonders für andere aufrechterhalten können.

Der Sinn unseres Buches ist, in Erzählform und nicht in wissenschaftlicher Sprache zu vermitteln, was in der subjektiven psychoanalytischen Begegnung zwischen zwei Menschen heilsam sein kann.

Was für mich alles an zuvor Undenkbarem in der Psychoanalyse möglich gewesen ist, werde ich in diesem Text erzählen.

Es beginnt damit, dass ich in jeder Stunde neu bestimmen konnte, worüber ich sprechen wollte. Wir mussten nicht mit dem Thema vom letzten Mal weitermachen. Irgendwann kamen wir sowieso von selbst darauf zurück. Das hatte den großen Vorteil, dass ich zu jedem Termin wieder unbelastet und frei hingehen konnte, unabhängig davon, wie sehr und in welcher Art und Weise ich mich in der Stunde davor verausgabt hatte. Die gemeinsame Zeit lag immer wieder wie ein frisches Blatt vor uns.

In der freien Assoziation ist jede Stunde ein »unbeschriebenes Blatt«, eine sehr schöne Metapher. Es können sich Szenen oder Erinnerungen oder Beziehungsmuster wiederholen und sollten es auch. Dadurch ist die Durcharbeitung der Kernkonflikte möglich.

Diese Vorgehensweise wird das Buch mitprägen, es wird lose Enden, Fragmente und Wiederholungen geben. Für mich, die ich es gewohnt bin, auch lesefaulen und leseschwachen Teenagern die – in ihren Augen oft überholte – Welt der Bücher nahebringen zu müssen, ist das ein Wagnis.

Romane zu schreiben möchte ich mit dem Flugmuster eines Falken vergleichen: von einer hoch liegenden Warte starten, steigen, segeln, sinken, rütteln, senkrecht zuschlagen. Das Zusammentragen dieses Textes ähnelt – wie die Analyse selbst – eher den Bewegungen einer Krähe im Stadtpark: von der Bank hüpfen, hier gucken, da gucken, druntergucken, schreiten, Verstecke aufspüren, aufflattern, den Papierkorb untersuchen, eine Runde fliegen, drehen, landen, etwas Fressbares finden – zurück auf die Bank.

Doch welche Fundstücke picke ich heraus? Welchem Plan folge ich? Dem der Krähen: neugierig, spielerisch, ausprobierend.

Das Buch ist sozusagen eine Sammlung freier Assoziationen, eine Art loser Blattsammlung, die doch, so hoffen wir, für den Leser zu einer Gesamtgestalt wird.

Teil 1

Der Weg in die Psychoanalyse

1. Kapitel

Meine Erfahrungen mit meinem Verhaltenstherapeuten

Da ich seit Jahren unterschiedliche körperliche Probleme hatte, überredete mein Hausarzt mich zu einer Psychotherapie. Er schickte mich ausdrücklich zu einem kognitiven Verhaltenstherapeuten, »auf keinen Fall zu einem Vertreter einer anderen Ausrichtung«. In zehn Praxen sprach ich auf die Anrufbeantworter und bekam einen einzigen Rückruf. So kam ich zu Herrn X.

Damals machte ich mir, wenn auch lange nicht so intensiv wie während der Analyse, ein paar Notizen, von denen nur diejenigen über die erste Stunde die große Wegschmeiß-Phase überlebt haben. Wenn ich sie lese, kann ich mich nur an die Stirn fassen: *Der Raum sieht einigermaßen angstnehmend aus: keine Couch (puh!), nur zwei gleiche Sessel und ein Glastischchen mit Papiertaschentüchern. Die lagen da, als wollten sie sagen: »Heul doch! Heul doch!«*

Meine Hauptbefürchtung und eigentlich auch Erwartung war, dass Herr X sagen würde, ich nähme seinen richtigen Fällen den Platz weg: *Er wird sagen, dass ich mich nur wichtig machen wolle. Er wird mich ablehnen, mir klarmachen, wie schäbig und wertlos ich bin, und mir damit furchtbar wehtun. Ich an seiner Stelle würde mich auf jeden Fall ablehnen.*

Sie zeigen sich hier gleich zu Beginn unseres Buches schonungslos von Ihrer schwierigsten Seite: der negativen Einstellung zu sich selbst.

Dass die Niederschrift kein Spaziergang werden wird, ist mir von vornherein klar gewesen. Ich kann aber so schonungslos sein, weil ich diese schwierige Seite heute fast völlig überwunden habe. Ich wundere mich heute selbst darüber, wie ich gewesen bin.

Damals, in der ersten Stunde der Verhaltenstherapie, war ich also entsprechend vorsichtig, sprach vor allem über meinen Beruf. Die Reaktion des Herrn X hält mein Tagebuch fest: *Da beugte er sich vor, riss seine Augen auf und fragte mit einer irgendwie berührenden und sicher auch lieb gemeinten, aber völlig unangemessenen Vertraulichkeit: »Erst mal Vertrau-*

en fassen, hm?« Da hätte ich am liebsten Reißaus genommen. Hätte er nicht gleich darauf gesagt, er sei auch immer unsicher, wenn ein neuer Patient käme, hätte ich's auch gemacht.

Trotz des Erschrecktseins, das sich nie richtig legte, und obwohl er mir gleich in dieser ersten Stunde zu meinem Entsetzen an den Kopf knallte, ich schriebe nur »aus Angst«, blieb ich bei Herrn X. Es stand ja niemand anderes zur Verfügung und ich wollte nicht erneut auf die Suche gehen. Es half mir, mich aussprechen zu können, auch sah ich vieles gelassener. Der Lieblingssatz des Herrn X »Das soll man ja nicht überbewerten« wurde schon fast zum Running Gag.

In einem Bereich ging es mir allerdings deutlich schlechter. Das häufige Durcharbeiten des Jugendproblems war nicht nur qualvoll, kräftezehrend und stellte meine Selbstachtung auf eine harte Probe, es hatte dieses Trauma auch präsenter gemacht. Ich erinnerte mich jetzt wieder an Szenen, von denen ich gehofft hatte, sie nie mehr in dieser Deutlichkeit vor mir sehen zu müssen. Meine Techniken, mich von den Erlebnissen zu distanzieren, funktionierten nicht mehr. Die schlafenden Hunde waren wieder wach. Ich sah den Mann, dessen aktuelles Foto ich mir als »Hausaufgabe« im Internet »herausgoogeln« sollte, auf einmal wieder an jeder Ecke.

In den langen Pausen zwischen den Terminen, die im zwei- bis dreiwöchigen Rhythmus stattfanden, wusste ich oft nicht, wie ich mit den so evozierten, mich zu überfluten drohenden Erinnerungen zurechtkommen sollte. Schon während der Sitzungen war es problematisch, weil mir die Vorstellung, beim Hinausgehen mit rotem oder verweintem Gesicht an den im offenen Wartebereich sitzenden Leuten vorbeizumüssen, unangenehm war. Herr X arbeitete in einer Praxisgemeinschaft mit drei anderen Therapeuten in einer Altbauwohnung. Im Wartebereich hörte man jedes Wort, das links und rechts gesprochen wurde. Ob ich also wollte oder nicht: Ich wusste, wer Erektionsstörungen hatte und wem gekündigt worden war. Daher redete ich selbst immer möglichst leise.

Vor allem zum Ende der Therapie hin blieb keine Zeit, all die aufgerissenen Wunden zu versorgen. Mir war, als hätte man mir – im Versuch eine Kugel zu entfernen – den Bauch aufgeschnitten und mich dann blutend nach Hause geschickt. Niemals wieder würde ich eine Traumadurcharbeitung machen.

Der Psychotherapeut hat offensichtlich nicht erfasst, wie verletzlich Ihr Selbst ist. Er wollte eine Traumadurcharbeitung durchführen, ohne es Ihnen zu ermöglichen, erst mal in der Beziehung Sicherheit zu erfahren. Sie hatten es mir schon im zweiten Gespräch gezeigt, Sie wollten festlegen, wann und wie Sie auf dieses Thema zu sprechen kommen. Die Verletzlichkeit Ihres Selbst lag zeitlich vor dem Jugendproblem.

Sie spielen auf die Kindheit und die Beziehung zu den Eltern an. Über diese redeten wir in der Verhaltenstherapie nur sehr wenig. Auch andere für mich wichtige Themen waren einfach kein Gesprächsgegenstand. Ich brach lieber ab, wenn mein Gegenüber verständnislos die Stirn krauszog oder unwirsch sagte, wir hätten nicht für alles Zeit. Der nicht zu unterschätzende Zeitdruck war nicht allein ausschlaggebend, es mangelte auch an Verstehensbereitschaft. Erst in der Analyse wagte ich viele beängstigende und bedrückende Fantasien und Gefühlszustände überhaupt in Worte zu fassen. Das gelassene Schweigen hinter mir bot mir auch den Raum dafür. Herr X, mir gegenübersitzend, redete viel. Er erklärte psychologische Konzepte, plante die nächsten Stunden, stellte Übungen vor.

Meine vielen Albträume machten ihn ziemlich ratlos. Ich erinnere mich, dass ich ihm einmal erzählte, geträumt zu haben, auf dem Weg zu seiner Praxis in einen offenen Kanalschacht zu stürzen und darin zu ertrinken. Seine Antwort gefiel mir damals gut, zugegeben. Er sagte grinsend: »Keine Sorge, ich kontrolliere jeden Tag die Gullideckel hier vorm Haus: Da kann niemand reinfallen.« Ich musste lachen, denn Herr X hat die schöne Gabe, Patienten zum Lachen über sich selbst zu bringen, ohne dass sie sich lächerlich gemacht fühlen. Über den Albtraum jedoch verloren wir kein weiteres Wort mehr. Mit einem Beharren darauf hätte ich mich dann doch lächerlich gemacht.

Ein weiterer Albtraum aus dieser Zeit: I*ch will mich umbringen, indem ich mich in einer Winternacht nackt auf den Grund des leeren Freibads lege und dort auf den Erfrierungstod warte. Herr X fährt mit dem Fahrrad vorbei, sieht mich und will helfen. Einerseits will ich gerettet werden, andererseits fürchte ich, dass er erkennt, dass ich eine Selbstmörderin bin, und dann schlecht von mir denkt. Da ich mich für meine Verzweiflungstat schäme, flüchte ich in den Wald. Er ruft meinen Namen und läuft mir nach. Ich wünsche mir, dass er mich einholt, renne aber gleichzeitig schneller. Schließlich gibt er auf.*

Ich erwachte weinend.

Im Nachhinein kann ich die Träume so verstehen: Sie sind mit einer großen Erwartungsangst, die wir auch aus der Analyse kennen, in die Psychotherapie gegangen. Sie hatten Angst, Sie gehen unter, fallen in einen offenen Kanalschacht und erfahren keine Hilfe von dem Psychotherapeuten. Der Psychotherapeut hat offensichtlich die Träume nicht als Hilferuf verstanden, Ihnen Sicherheit zu vermitteln. In der Beziehung zu Herrn X ist daraus in der Übertragung die Hoffnung geworden, gerettet zu werden. Diese Rettungsfantasie wird in dem »Freibadtraum« sehr deutlich.

Ja, ich hatte Angst vor einer Therapie, aber mir war nie klar, wovor genau.

Sie hatten Angst, sich einem anderen Menschen anzuvertrauen.

Das hört sich hart an, aber vielleicht war Vertrauen einfach neu für mich. Dazu passt auch, dass ich mich damals entschloss, die Albträume aufs Papier zu bannen, sie zu malen, um mit ihnen fertigzuwerden, es also lieber mit mir selbst auszumachen, statt sie dem Therapeuten zu erzählen.

Natürlich probierte ich auch, mir ein gutes Ende zu erzählen: Ich schrieb ein Märchen von einem Kind, einem Drachen und einem Amselprinzen, die örtliche Philharmonie vertonte es, die Harfen klangen wie Amselschnäbel, die Pauken wie Drachenfüße, die Kinder klatschten, ich genoss jedes einzelne Konzert, doch nachts änderte sich nichts.

Meine Zeichnungen brachte ich mit zu Herrn X, aber wir besprachen sie nicht, wie ich es später ausführlich mit meinem Analytiker tat. Herr X war da eher handlungsorientiert: Sein Vorschlag lautete, den aktuellsten Albtraum »wegzutrommeln«. Dazu sollte ich die Augen schließen und mir den Trauminhalt für mich allein noch einmal in Erinnerung rufen, während er sich im Takt dazu auf seine und ich mir auf meine Oberschenkel klopfte. Das war nicht einmal witzig wie das Spielchen, sich bei Stress an eine Stelle zwei Zentimeter unterhalb des Schlüsselbeins zu tippen. Das »Träume-Wegtrommeln« brach ich ab, weil ich befürchtete, in Tränen ausbrechen zu müssen. Ich schämte mich, dass ich mich auf solchen »Unsinn« einlassen sollte.

Ebenfalls irritierend fand ich das Auseinanderdividieren meiner Seele in Persönlichkeitsteile, das ich zunächst ablehnte, auf dem Herr X aber bestand. Da ich die vorgegebenen Musterbezeichnungen wie »liebloser Erwachsener« nicht mochte, erfand ich mir eigene Namen für diese bisher so nie empfundene Vielfalt in meinem Ich. Das »Chefmädchen«, der »Hammermann« und andere Gestalten bevölkerten bald mein Inneres und machten eine Menge Radau, wenn sie miteinander reden sollten. Fröhlich und freundlich zueinander wollten sie leider nie so recht sein, was mich betrübte und verunsicherte. Ich erinnere mich in diesem Zusammenhang an einen Dialog mit Herrn X:

»Warum muss ich das immer aufteilen?! Sie bringen mich mit den vielen komischen Leuten noch ganz durcheinander!«

»Aber Sie sind doch sowieso durcheinander!« Solche Urteile taten weh.

Entspannt bin ich auf meiner Sesselkante nie gewesen. Die meiste Zeit hampelte ich entweder herum oder saß völlig verknotet da. Wenn mir etwas zu stressig wurde, sprang ich auf, lief durchs Zimmer, suchte mir den am weitesten von Herrn X entfernten Platz. Oft kündete ich an, sofort gehen zu wollen; was ich aber nur selten tat. Ich bewegte mich viel, was Herrn X wenig ausmachte, obwohl er mir ein paarmal gestand, meine Anwesenheit als »verunsichernd« zu empfinden.

Ich glaube, dass Ihr Psychotherapeut von Ihrer körperlichen Ausdruckskraft und Bewegtheit verunsichert wurde. Ich habe in der Analyse erfahren, wie bewegt Sie werden können, es aber auf Ihr spezielles, expressives Ausdrucksverhalten zurückgeführt.

Die Verhaltenstherapie endete mit dem Ablauf des durch die Krankenkasse finanzierten Stundenkontingents. Ich wäre nie auf den Gedanken gekommen, eine Stunde selbst zu bezahlen. Als Herr X mir beim Abschied sagte, es sei eine gute Zeit gewesen, war ich beruhigt und froh. Wir hatten, wie er es gern ausdrückte, »viel aufgeräumt«. Dafür war ich ihm dankbar. Nachts schrie ich natürlich weiterhin, aber das, so glaubte ich, sei nun mal unabänderlich und dürfe daher »nicht überbewertet« werden.

Zwei Jahre später litt ich ein- bis zweimal im Monat unter starken Erschöpfungszuständen mit Kopfschmerzen. Medikamente halfen nicht. In meiner Verzweiflung rief ich Herrn X an, der sofort Zeit für mich hatte.

Drei Stunden benötigte ich, um im Gespräch mit ihm herauszufinden, in welchem Lebensbereich ich mich gerade enorm unter Druck gesetzt fand. Alsdann trennte ich mich von meinem Gesangslehrer, seinem Musikschulensemble und Chor. Leistungsdruck im Hobby verbunden mit einer unehrlichen, vergifteten Atmosphäre taten mir nicht gut. Die Erschöpfungszustände verschwanden praktisch mit dem Datum meiner Kündigung. Ich löste mich in diesen letzten drei Stunden aber auch deutlich von Herrn X, zumal er mir vorhielt, ich sei noch »abhängig« von ihm, was mich verletzte. Dennoch schieden wir in versöhnlicher Stimmung voneinander, allerdings mit dem Vorsatz, nicht mehr miteinander zu arbeiten.

Ein weiteres Jahr später waren alle in der Therapie behandelten und dort von mir gelöst geglaubten Probleme wieder da. Meine Freundin riet mir dringend, mich diesmal an eine Therapeutin zu wenden. Also telefonierte ich wieder und ergatterte mit viel Überredungskunst zwei Probetermine.

Die eine Therapeutin ließ mich zwanzig Minuten warten, um mir als Erstes zu sagen, ich hätte stets pünktlich zu sein. Auch solle ich mir bloß nicht erlauben, im Wartezimmer die Schränke zu öffnen und darin nach Geld zu suchen. Sie war erstaunt, dass ich keinen weiteren Termin vereinbaren wollte.

In der mit Kerzchen, Steinchen und Herzchen dekorierten Sitzgruppe der zweiten Therapeutin erzählte ich, dass ich eine Traumatherapie gemacht hätte, aber noch sehr unter Albträumen litte. Sie riet mir ernsthaft, mir einen indianischen »Traumfänger« übers Bett zu hängen. Wenigstens war sie nett – allerdings auch schusselig. Beim zweiten Termin wurde ich im Wartezimmer sitzen gelassen. Sie hatte den Termin versehentlich doppelt vergeben und auf mein Läuten hin automatisch den Türöffner betätigt.

Am gleichen Tag wählte ich die Nummer von Herrn X und bat reumütig darum, wieder zu ihm kommen zu dürfen. Doch auch bei ihm gab es Momente, in denen ich mich fragte, welche Meinung manche Therapeuten von ihren Patienten haben? Einmal wollte er mir zum Beispiel ein Buch leihen und knallte demonstrativ so oft seinen Stempel auf die Seiten, dass ich sagte, wenn er glaube, ich gäbe es nicht zurück, würde ich es mir lieber selbst kaufen. Auch wenn es sich bei den hier geschilderten Phänomenen um subjektive Impressionen handelt: Auch Patienten bilden sich ihre Meinung.

Sie kamen mit nicht so guten Meinungen über Psychotherapeuten in die Analyse.

Ich habe dort ein ebenso starkes wie unangemessenes Machtgefälle empfunden. Man erwartet, wenn man die Analyse nicht kennt, dass nur ein im Sitzen geführter Dialog ein Gespräch auf Augenhöhe garantiere. Das ist Augenwischerei. Das Machtgefälle entsteht durch das, was gesprochen wird, nicht durch die Position der Köpfe und Körper im Raum.

Beim unausweichlichen Blickkontakt im Sessel habe ich mich permanent beobachtet und bewertet gefühlt: Jetzt guckt er auf deine verschlungenen Finger und denkt, du seist nervös. Meine Erzählungen wurden durchweg mimisch kommentiert: Stirnrunzeln, Grinsen, Kopfschütteln, Augenverdrehen ... Oft war Herr X einfach nur müde. Er gähnte und hielt mit Mühe die Augen offen. Ich hätte das nicht auf mich beziehen dürfen und tat es teilweise doch.

Prekär wurde es, als Herr X mir in dieser zweiten Therapiephase ausgerechnet während erneuter Gespräche über das Jugendproblem mitteilte, es sei jetzt genug, das Stundenkontingent der Krankenkasse sei aufgebraucht und er nicht bereit, einen Verlängerungsantrag zu schreiben. Da ich ja schon einmal das Gefühl gehabt hatte, unversorgt entlassen worden zu sein, hatte ich ihn, bevor ich mich erneut den belastenden Erinnerungen aussetzte, extra darauf hingewiesen, dass ich anschließend genügend Zeit brauche, um damit fertigzuwerden oder, wie er es formulieren würde, die Erinnerungen »in einen Tresor einzuschließen«.

Von seiner Zusage, wir hätten genug Zeit, wollte er plötzlich nichts mehr wissen. Dass die Therapie beendet sei, teilte er mir nach genau dem Gespräch mit, in dem ich ihm für mich äußerst quälende und beschämende Details erzählt hatte. Ekelte er sich vor mir? Gab er mir die Schuld an dem, was passiert war? Er verstieß mich, als sei ich in seinen Augen eine geschändete Frau, und ich wusste nicht, wohin mit mir. Seine Entscheidung habe nichts mit dem von mir Erzählten zu tun, versicherte er mir, er tue sich nur mit dem Verfassen des Antrags schwer: »Ich bin ja kein Schriftsteller!« Ich konnte ihm nicht glauben. Es klingt pathetisch, aber ich hatte das Gefühl, innerlich zu verbrennen. Hätte ich nur nichts erzählt!

Mit diesen Erfahrungen in Ihrer ersten Therapie wird es mir im Nachhinein verständlicher, warum Sie auch längere Zeit in der Analyse misstrauisch waren.

Damals halfen mir nur der Beistand meiner Freundin und meines Mannes, der mir einen ersten, kurzen Termin mit meinem späteren Analytiker vermittelte, diese Krise zu überstehen. Schon in diesem Gespräch riet der mir, mich an jemand anderen zu wenden. Ich erwog es, tat es aber nicht, denn Herr X entschuldigte sich sehr emotional und glaubwürdig und schlug einen Neuanfang vor. Außerdem: Sollte ich die Suche von Neuem beginnen, ein weiteres Mal einem Fremden meine Schwächen offenbaren?

Natürlich spielen Rahmenbedingungen wie Stundenkontingente in der kassenrechtlich geregelten Psychotherapie eine Rolle, aber hier scheint mir der Hinweis darauf wie eine Ablehnung, sich weiter mit Ihnen zu befassen, da wohl die Angst bei dem Therapeuten aufkam, es könnte zu dicht, zu nahe und persönlich werden. So jedenfalls habe ich Ihre Schilderungen verstanden.

Natürlich war es sehr nah und persönlich, das ist es, wenn man Intimes erzählt. Vielleicht fühlte er sich überfordert. Über das Trauma sprach ich daher nicht mehr mit Herrn X, obwohl er es jetzt unbedingt wollte und sich an das Schreiben des Antrags machte. In diesem letzten halben Jahr versuchte ich für mich einen guten Abschluss zu finden.

Ich freute mich, als er irgendwann sagte, wir hätten schon vieles miteinander ausgehalten. Ich weiß, er gab sich Mühe. Fast jede Stunde überzog er. Dass die Gespräche 60 statt 50 Minuten dauerten, war keine Seltenheit. Dennoch nahm ich die sich zufällig bietende Möglichkeit, mal ein Gespräch mit einem Vertreter einer anderen Therapieform zu wagen, an.

Zu Ihnen sagte ich später: »Sie haben mich da rausgeholt, allein damit haben Sie mir schon unglaublich geholfen.«

2. Kapitel

Anfangen

Am Tag des ersten Termins bei meinem Analytiker sah ich dem Ausflug nicht mehr so entspannt entgegen. Er hatte seine Praxis in Sichtweite seiner ehemaligen Wirkungsstätte, einer psychiatrischen Klinik, deren Leiter er gewesen war. Jedes in der Stadt aufgewachsene Kind weiß, dass »Du gehörst nach …!« das Gemeinste ist, das man seinem Spielkameraden an den Kopf werfen kann.

Mir ist diese Abwertung sehr bekannt, sie begegnete mir auch persönlich bei der Übernahme meines Amtes.

»Da hab ich mir ja was eingebrockt«, entfuhr es mir gleich nach der Begrüßung, wir standen noch im Flur. Das war nicht nett, das wusste ich, das sah ich ihm auch an, also fügte ich wenigstens hinzu, wie lobend mein Mann über ihn gesprochen habe und dass der mir etwas Gutes tun wolle.

»Na, ob da was Gutes draus wird, werden wir sehen«, antwortete der Analytiker. Dann ging er nach nebenan, kommentarlos, und ich war insgeheim dankbar, konnte noch mal durchatmen, mich im Raum umsehen.

Er kehrte zurück, Becher in der Hand. Kräutertee? Der Becher wurde ordentlich auf einen Untersetzer gestellt. So wirklich gefährlich wirkte der ehemalige Psychiatriedirektor nicht.

Überraschen konnte er.

»Worüber haben wir letzte Stunde gesprochen?«

»Bitte?« Wir hatten doch noch gar keine …

Er lächelte. Der Coup war ihm schon mal gelungen.

Und ich … äh … lächelte auch … zumindest … äh … ein bisschen.

Ich kann mich nicht erinnern, dass es so gewesen ist. Es gehört nicht zu meinem Stil, an Stunden anzuknüpfen. Ich lasse Ihnen die Freiheit, aber vielleicht meinte ich die allererste kurze Begegnung.

Mit der Freiheit hätte ich in dem Moment doch gar nichts anfangen können, und das müssen Sie intuitiv gespürt haben. Jedenfalls war es so, und es war gut, denn mit dieser Spontanität hatten Sie mich im Handumdrehen gewonnen. Sie haben mich aus der Reserve gelockt, mich an das hilfreiche Kurzgespräch erinnert und mir indirekt noch die Bereitschaft zu weiteren Gesprächen signalisiert.

Was er denn heute für mich tun könne, fragte er.

Na ja, erklärte ich, ich wolle eben auch mal cool und klarsichtig von mir behaupten können, mein »Muster gefunden« zu haben. So lange schon versuche mein Therapeut mühsam, in meiner Seele »aufzuräumen«, doch wie sah's da immer noch aus? Ich musste an ein verheddertes Wollknäuel denken. Ich griff mir irgendeinen Faden, zog und erzählte gleich von dem, was am meisten brannte: die Nächte.

Wenn ich möchte ... seine Stimme war tastend ... vielleicht einen Beispieltraum?

Ich stehe spätabends allein im winterlichen Hof vor meinem Kindheitshaus. Die Fassade ragt hoch vor mir auf, die Haustür ist abgeschlossen, die Rollläden sind halb heruntergelassen. Nur ein dünner Lichtschein fieselt hinaus. Ich habe unter dem großen Walnussbaum einen Schneemann gebaut, bin jetzt fertig, will mein Werk präsentieren, doch meine Familie ist schon dabei, schlafen zu gehen. Hier und da bewegt sich noch eine Silhouette am Fenster, rauscht eine Klospülung, verklingt eine Stimme. Ich rufe, aber sie hören, sehen mich nicht, sie sind mit sich selbst beschäftigt. Niemand erinnert sich an mich. Sie wissen gar nicht mehr, dass es mich gibt, ich da draußen bin.

»Sie wurden draußen vergessen?«, fragte er.

»Übersehen«, präzisierte ich – als ob das einen Unterschied machte! Doch für mich musste es genau dieser Ausdruck sein: »übersehen«. Vielleicht, weil es milder klang als »vergessen« oder weil für mich – wegen eines Sehfehlers – das Übersehen zum Leben gehört.

»Es wurde dann ja auch kalt.«

»Ja. Ich hatte Angst zu erfrieren.«

Dieser Traum war ein Symbol für Ihre damalige Angst, nicht aufgenommen zu werden, vergessen zu werden. Ihre Frage war: Können die Analyse und der Analyseraum ein Raum werden, der Sie aufnimmt? Werde ich Sie akzeptieren? Dies sind offensichtlich Fragen, die Sie Zeit Ihres Lebens in Beziehungen stellten. So war und ist mein Verständnis. Aus diesem Eröffnungszug leitete ich damals ab, dass Sie sich einlassen wollen, aber auch skeptisch sind.

Ich habe damals überhaupt nicht daran gedacht, eine Analyse zu machen. Ihre Deutung hätte ich, hätten Sie sie mir sofort gesagt, heftig zurückgewiesen. Heute akzeptiere ich Ihre Interpretation. Insgeheim hatte ich schon überlegt, ob die Analyse und auch Sie etwas für mich sind. Auf jeden Fall war Ihr Umgang mit dem Traum für mich völlig neu.

Während ich erzählte, nahmen wir meinen Traum so, als sei er wirklich geschehen, als berichtete ich hier von einem tatsächlichen Vorfall und nicht von einer Imagination in meinem Kopf. Wir gingen in den Traum hinein wie in ein Zimmer, das ich Ihnen zeigte und in dem Sie sich umsahen, bis Sie beiläufig fragten, ob ich mir die Einrichtung denn selbst ausgesucht hätte.

Es ist nicht eine Illusion, sondern Ihre psychische Verfasstheit, darum gehen wir auch in den Traum hinein, in Ihre psychische Realität.

Ein Traum eine Realität? Na, ich weiß nicht.

Manchmal tun Lektoren beim Besprechen eines Manuskripts so, als seien die Romanfiguren echt. Sie sagen: »Schau mal, diese Antwort passt aber nicht zu deiner Frau A«, oder: »So wie wir deine Frau A kennen, wird im nächsten Kapitel das und das passieren.« Das ist durchaus hilfreich, aber jedes Mal irritierend. Auch wenn mir meine geplant angelegten Fantasiefiguren nicht so nahestehen wie meine Traumbilder und ich ja darauf angewiesen bin, dass meine fiktive Welt für andere Menschen lebendig wird, kommt mir der gemeinsame Gang durch meine Textwelt nicht richtig vor. Es wird eine Grenze überschritten, und um das ertragen zu können, muss ich mich vorher gut von dem von mir Geschaffenen abnabeln.

Und diesmal: Wir gingen also in den Traum hinein, er mit unerwarteter Selbstverständlichkeit neben mir, wie Vergil neben Dante. Es lief unglaublich leicht, wie Schlittschuhfahren, ein Gleiten. Wir durchquerten mein inneres Land zusammen, und es fühlte sich weder falsch noch aufgesetzt noch übergriffig an. Es war einfach nur wahnsinnig gut.

»So, wie wir miteinander reden ...«, sagte er und klang selbst erstaunt. Er ließ den Satz in der Luft hängen, linste zur Couch herüber und sah mich mit leicht zusammengekniffenen Augen fragend an. Ich wusste: Er hat recht.

So, wie wir miteinander reden, hatte ich mit meinem Verhaltenstherapeuten nie geredet. So, wie wir miteinander reden, könnte ich ihn noch in ganz andere Fantasien mitnehmen. Ich könnte alles wagen, ich käme mit ihm irgendwann an jedem Grenzposten vorbei, durch jede tausendfach verrammelte Tür, jeden Stacheldrahtzaun und jedes Labyrinth; es gibt eine Menge Grenzen und Gefahren auf dem Weg zu meiner Seele, aber es wäre ... ja, es wäre möglich. Es war verlockend, ein Traum.

Es ist die Methode der Psychoanalyse, die inneren Landschaften gemeinsam zu durchqueren. Es ist erfreulich, dass diese positive Erfahrung Ihnen schon zu Beginn der Begegnung möglich war.

***

Das zweite Treffen diente der Vorbereitung eines Antrags für die analytische Psychotherapie. Mein Analytiker brauchte Informationen über mich, damit die Krankenkasse die Kosten übernahm. Ich dachte, ich könne nach der bisherigen Aufarbeitung mit meinen Problemthemen gut umgehen. Ich irrte mich. Kaum kamen die Fragen, kippte mir eine Sicherheit nach der anderen weg. Nachfragen, Gegenfragen, noch mehr Fragen.

Er benahm sich viel forscher und zielorientierter als Herr X. Er stellte seine Fragen direkt und nicht vermittelt durch einen zu Hause auszufüllenden Fragebogen. Er glaubte mir nicht alles, was ich sagte, und hielt auch nicht hinterm Berg damit. Er hatte sich vorbereitet, hatte – das erfuhr ich erst in diesem Moment – eines meiner Bücher gelesen.

»Das steht in Ihrem Roman über Selbstverletzung aber ganz anders.«

»Dieses Mädchen bin doch nicht ich!«

Ich riss meine Pulloverärmel hoch, um ihm zu zeigen, dass ich keine Narben hatte. Ich hatte meine Haut nie so tief verletzt, dass die Spuren länger als vierzehn Tage zu sehen waren. Das wollte ich ihm sagen, aber ich konnte gerade nicht sprechen, war viel zu erschrocken über ihn und mich, über meine Geste – mit der hatte ich mich selbst von innen nach außen gestülpt. Den ganzen Nachmittag musste ich deswegen heulen.

Dennoch hatte der Moment eine verquere Magie, von der ich ihm irgendwann erzählen würde. So schmerzhaft es war, so wichtig war es, dass es genau so war.

Erst mal hieß es: durchhalten. Ich umklammerte meine Knie. Er hatte eine altmodische Patientenkarteikarte vor sich liegen, sie war erst halb vollgekritzelt. Er sah kaum von ihr auf. »Vorherige psychiatrische Behandlungen?«

»Nein!«

»Klinikaufenthalte?«

»Nein!«

»Keine?«

…

»Suizidversuche?«

…

Er schien nicht zu wissen, ob er mir glauben sollte, fragte als Nächstes, was passiert war, als ich Teenager gewesen war. Ich hatte das Jugendproblem angedeutet, das musste reichen. Für mehr hatte ich jetzt beim besten Willen keine Kraft. Es half aber nichts, er musste mir die Fragen stellen, er stellte sie, alle, und: »Fällt es Ihnen schwer, darüber zu reden?«

»Wem würde das bitte nicht schwerfallen?!«, fuhr ich ihn an. Er winkte ab, machte weiter.

Ich war nah dran, fluchtartig sein Haus zu verlassen und ihn für alle Zeiten aus meinem Gedächtnis zu streichen. Mein Verhaltenstherapeut wusste nichts von meiner »Untreue«. Noch konnte ich aussteigen. Doch in zwei Momenten erkannte ich den Menschen aus dem ersten Gespräch wieder: Der Eindruck, er sei nett, war keine Täuschung.

Einmal nahm mein Analytiker seine Brille ab und rieb sich die Augen. Er wirkte selbst unglücklich und erschöpft von der ganzen Fragequälerei. Die Auszeit dauerte nur ein paar Sekunden. Wir sagten nichts zueinander, aber, als er mich wieder ansah, ging es uns beiden besser.

Plötzlich nahm er wahr, wie es um mich stand. Wenn wir später darüber redeten, behauptete er, er habe die ganze Zeit gewusst, wie sehr mich die Fragen belasten, aber das nahm ich ihm lange nicht ab. Meiner Meinung nach wollte er nur den lästigen Formalkram abhandeln und endlich mit der Analyse anfangen; er hatte erst kurz vor Schluss gemerkt, dass ich bei seinem Tempo fast auf der Strecke geblieben wäre. Da stoppte er, setzte sich anders hin und legte den Kopf schief. Manchmal reicht ein Lächeln.

Das zweite Gespräch war, anders als das erste, kein psychoanalytisches Erstgespräch mit freien Einfällen, es diente der Antragsstellung für die analytische Psychotherapie und umfasste Beschwerden, Vorbehandlungen, Biografie, Beziehung zu den Eltern und berufliche Entwicklung sowie andere wesentliche Lebensereignisse. Dabei kamen wir auch auf das später sogenannte »Jugenddrama« zu sprechen, was Ihnen sichtlich unangenehm war. Ich habe es deswegen auch nur kurz angesprochen. Aber das reichte Ihnen, sehr stark affektiv in Bewegung zu kommen. Ihre Beschreibung gibt diese dramatische Bewegung wieder, aber sie verkürzt sie so auch auf den Affekt, denn sie erlebten die wenigen Fragen offensichtlich als inquisitorisch. Ihre Reaktion zeigt mir jenseits aller meiner bisherigen Arbeiten über Diagnostik, wie wesentlich eine offene, nicht explorierende Haltung ist. Wir konnten aber gemeinsam den Interaktionskonflikt überwinden.

Ich versuchte den Sturm aus der Fragestunde schreibend zu verarbeiten:

Aufbruch

Zähne klappern, Türen schlagen,
durchs Haus fegt ein Sturm mit Macht.
Ecken-Kanten, Macken klagen:
Warum hast du aufgemacht?

Zieht vom Dachfirst bis zum Grunde,
zerrt Tapeten, bricht den Putz.
Haus gebannt, als stünd's im Bunde.
Regen rinnt, vermischt mit Schmutz.

Kann kein Stein auf anderm bleiben?
Stürz nicht ein in Winternacht!
Keuchend trotzt das Haus dem Treiben,
aufgerissen, aufgebracht.

Um die Ohren, aus den Fugen,
kernsaniert und therapiert.
Viel verloren, so die Klugen,
Platz für Neues garantiert.

Weit und weiß die Welt beim Tagen.
Haus noch da! Die Balken tragen
offen ihr Gesicht: Schmerz, Pracht.
Was geblieben, das soll bleiben.

Sternenblumen an den Scheiben.
Zarte Pläne sind gemacht.

Mein Verhaltenstherapeut war entsetzt. So was sei ihm noch nie passiert, so etwas Unfaires, ihn einfach mittendrin gegen einen anderen auszutauschen.

»Wie: anderes Verfahren? Wollen Sie sich etwa auf die Couch legen?«

»Ja.«

»Ich habe nicht das Gefühl, dass Ihre Therapie bei mir schon zu Ende ist! Wir machen die erst zu Ende! Ich habe extra Ihretwegen den Antrag geschrieben!« Jetzt war ich nicht nur ein kranker, sondern auch noch ein schlechter Mensch.

Die Beantragung der Finanzierung der Analyse über die Krankenkasse lag bei mir und war, da mein Analytiker keine Kassenzulassung mehr hatte, mit viel Aufwand verbunden: Formblätter besorgen, ärztliche Unterschriften erbitten, andere Therapeuten anrufen und fragen, ob sie für mich Zeit hätten, was nicht der Fall war. Dass mir eine Kostenübernahme gewährt würde, schien sehr unwahrscheinlich. Klar war nur, dass meine noch übrigen mehr als zehn Stunden beim Verhaltenstherapeuten verfallen würden.

Ich vereinbarte mit meinem Analytiker noch einen Termin für eine dritte Stunde zum besseren Kennenlernen. Am Telefon berichtete ich ihm, wie aufgelöst ich nach dem zweiten Gespräch gewesen war. Er sagte, das wundere ihn nicht.

Mein Verhaltenstherapeut wollte mich einfach nicht gehen lassen. Er tat so, als sei ein Wechsel nie Thema gewesen. Mir fiel ein Spruch aus Schulzeiten ein: »Der Lehrer beendet die Stunde, nicht der Gong!« Ich strampelte gegen seine Übermacht an, fühlte mich ihm gleichzeitig noch verbunden und hatte wegen meiner Undankbarkeit starke Schuldgefühle. Es musste aber sein:

»Nein, ich werde keinen weiteren Termin vereinbaren.«

»Und was ist, wenn Sie ganz ohne Hilfe dastehen?«

»Dann komme ich ja wohl auch zurecht!«

Mein Zornesfauchen verpuffte ob seiner Tränen.

»Meine Tür steht Ihnen trotzdem immer offen.«

»Danke.«

Draußen musste ich auch weinen. Erleichterung.

Träume aus dieser Zeit:

Ein Sommermorgen an einer Steilküste am Meer, herrlicher Tag: Sonne, leichter Wind, bewegtes Wasser, in dem ich mich beim Baden ein wenig fürchte. Anschließend die Leiter hinauf auf die Klippen, wo ein Frühstück vorbereitet ist. Meine Freunde sitzen an einer festlich gedeckten Tafel und warten auf mich, um mit mir anzustoßen. Und wer sitzt da, lächelnd, mitten zwischen all meinen Menschen? Mein Analytiker.

Ich bin vor seinem von Hecken umgebenen Haus; er wartet auf mich, ich gehe hinein; das Hineingehen ist einfach und gut.

Ich bin in einer Wandergruppe mit meinem Mann, meinem Analytiker und seiner Frau, sie gehen mit Walkingstöcken durch den sommerlichen Wald hinter uns her.

Alle drei Träume sagen mir, dass Sie begannen, wenn auch zum Teil mit Widerständen und unter Anstrengung (Leiter, bewegtes Wasser), mich und den Raum der Analyse in Ihr Leben einzubeziehen. Das ist für den Beginn der Begegnung in der Analyse nicht selbstverständlich. Ich meine, dass die erste Stunde der vermittelten Begegnung zu dem Sicheinlassen viel beigetragen hat, sonst hätten Sie möglicherweise die Analyse nicht begonnen.

Die Hindernisse sind sehr stark gewesen, die positive Wirkung der ersten Begegnung aber auch. Heute denke ich, etwas von Ihrem Optimismus hat sich auf mich übertragen und in den Träumen ausgedrückt.

Es kann sehr gut sein, dass Sie gespürt haben, dass ich Sie für eine für die »Redekur« begabte Patientin halte. Das machte Ihnen Hoffnung, doch die Leiden überwinden zu können. Sie können das auch meinen »unverbesserlichen Optimismus« nennen …

Dagegen war das Urteil des Medizinischen Diensts so vernichtend abschlägig wie erniedrigend: »die Ausführungen des Professor Janssen vom (…) beschreiben eine seit Jahren bestehende Problematik. (…) Als Fazit mag hier grundsätzlich ein Verfahrenswechsel indiziert sein. Dringlichkeit zur Therapie wird durch die Vorlage jedoch in keiner Weise deutlich. Hier erscheint sogar eine über sechsmonatige Wartezeit zumutbar, welche gegebenenfalls durch ambulante psychiatrische Behandlung überbrückt werden sollte.«

Nun sollte ich also, nachdem ich endlich jemanden gefunden hatte, mit dem ich sprechen wollte und der auch Zeit für mich hatte, aus rein formalen Gründen auf jemand anderen warten, den oder die ich ja erst neu ausfindig machen, kennenlernen, mich für ihn oder sie entscheiden müsste … und bis dahin Psychopharmaka schlucken? Ich rege mich heute noch auf, wenn ich daran denke!

Ich machte einen Kassensturz und beschloss, dass ich es mir leisten konnte, eine kleine Analyse, vielleicht ein Jahr, selbst zu zahlen. Zu guter Letzt kam ich – aber nur mit juristischer Hilfe – doch noch in den Genuss finanzieller Unterstützung. Der erste Zuschlag ging über 45 Stunden, beim zweiten waren es 25. Kämpferisch geworden, gelang es mir, meine Krankenkasse im persönlichen Gespräch dazu zu bewegen, die Margen etwas höher zu setzen, umso mehr Sicherheit zu haben und meinen Analytiker nicht alle 25 Stunden um eine neue Stellungnahme bitten zu müssen. Insgesamt finanzierte mir meine Krankenkasse letztlich 300 Stunden, 100 weitere bezahlte ich selbst.

Nicht nur mein Optimismus, sondern Ihre kämpferische Haltung, das, was Sie sich wünschen, auch zu bekommen und die bürokratischen Hürden zu überwinden, haben schließlich dazu beigetragen, dass Sie die Analyse beginnen konnten und sie Ihnen wertvoll wurde.

***

»Heute schon?«, fragte ich verzagt, während er – die Termine waren vereinbart und es hieß, keine unnötige Zeit zu verlieren – bereits freudig auf das Couch-Arrangement zusteuerte. Seine Antwort: einfach nur ein Grinsen.

Für mich war es selbstverständlich, die Analyse und den analytischen Dialog auf der Couch fortzusetzen, denn wir hatten schon angefangen. Die Weiterführung im Liegen gehörte für mich dazu. Mir war aber auch klar, dass Sie Vorbehalte gegenüber dem Setting im Liegen hatten.

Bei den Vorbegegnungen hatte ich ihn unter anderem gefragt, ob die analytische Therapie denn unbedingt liegend stattfinden müsse. Mir erschloss sich darin kein Sinn. Verhaltenstherapie funktioniere doch auch im Sitzen, argumentierte ich ohne Erfolg.

Anfangs versuchte er kaum, mit mir warm zu werden und mir eine Brücke über den Graben seiner Prinzipien und meiner Scheu zu bauen. Die Schuhe brauchte ich nicht ausziehen, gut, aber als ich vorschlug, es doch zu tun, waren ja immerhin Winterstiefel, sagte er nur: »Nein.« Und als ich mitten im Raum stand, zögernd vor dem Möbel-, dem Herzstück, wartete er einfach in seinem Sessel auf mich, ohne ein Wort.

Eins war klar: Er würde mich nicht ermuntern, er würde mich nicht auffordern und schon gar nicht würde er mich drängen. Es lag alles in meiner Hand. Ich konnte mich auf das Experiment einlassen oder auch nicht. Das war sein Angebot. Ich hatte entschieden, es anzunehmen.

Ins Tagebuch notierte ich am Nachmittag, wie unerhört, ja erschreckend einfach es war, sich hinzulegen. Ich schrieb dort vorsichtig, die Couch habe »nicht uneinladend« auf mich gewirkt, und wenn ich diese Zeilen jetzt – vier Jahre später – lese, sehe ich meiner Schrift an, wie verwirrt und beschämt ich darüber gewesen bin. Das Sichlegen hat mich kaum Überwindung gekostet und eine Rückkehr zur Sitzgruppe ist mir nie in den Sinn gekommen. Doch darf ich es, habe ich mich an diesem Tag gefragt, wirklich als wohltuend empfinden, mich auf die Analytikercouch zu legen? Meine Schrift duckte sich vor meinen eigenen Blicken: Das ist unerhört, das verrate ich niemandem.

Zunächst – liegend – sagte ich nichts, setzte mich nur der ungewohnten Situation mit ihrer völlig neuen Perspektive aus. In meinem Blickfeld befanden sich die Deckenlampe und die oberen Teile der Bücherschränke, er dafür nicht. Er war wirklich gar nicht mehr zu sehen! Er war aber noch da? Diese Frage überkam mich von nun an in den nächsten Monaten regelmäßig: »Sind Sie noch da?«

»Ich bin da.«

Die Bestätigung gab ich wie selbstverständlich, da Sie besonders am Anfang die Angst hatten, ich könnte nicht präsent sein oder Sie könnten vor der verschlossenen Tür stehen. Ich wollte Ihnen damit die Sicherheit geben, die Sie brauchten, um Ihr Misstrauen zu überwinden, ich spürte, dass Sie ein Zeichen brauchten.

Ihr »Ich bin da« wurde so wichtig, dass es Eingang in meine Träume fand und sich dort bis heute findet, worüber ich sehr froh bin.

Manchmal drehten Sie sich auch um, um mich zu sehen oder meine Reaktion visuell zu erfassen. Später reichte Ihnen ein »Hm« als Bestätigung meiner Anwesenheit.

Als Erstes gluckerte mein Bauch. Ich entschuldigte mich für die Geräusche, der unüberhörbare Aufruhr war mir unangenehm, zumal es im Zimmer so still war, dass man jeden Atemzug hörte.

»Oh nein! Ich hab wohl nicht genug gefrühstückt, aber ich hatte heute Nacht auch Bauchschmerzen!«

Er machte sein erstes »Hm«, ein glucksendes, das zu meinen Tönen passte, eins, das beruhigend Laut gab: kein Problem. Ich solle sagen, was mir so durch den Kopf gehe, egal was.

Oh Gott, hoffentlich fällt mir etwas Gescheites ein!

Ich versuchte, etwas aus der Luft zu greifen, meine Arme ruderten, meine Beine zuckten mit ... was mir so ... was mit mir so durchgeht ... ja, klar, eine Frage:

»Ist bei Ihnen schon mal jemand von der Couch gefallen?«

Die Frage irritierte ihn. Vielleicht fühlte er sich auch ein bisschen veräppelt, er kannte mich ja noch nicht so gut. Er verneinte, und zwar so, als sei das ganz undenkbar: von der Couch fallen! Wer kommt denn auf so etwas?!

An Ihre Frage kann ich mich gut erinnern.

Haben Sie sich veräppelt gefühlt?

Ich war überrascht. Nach meinem Eindruck haben Sie sehr bald die Couch in Besitz genommen, wie auch den Analyseraum. Sie haben sich auch nicht gescheut, sich auf ihr zu bewegen und mit dem Körper Unruhe, Erregung, Verkrampfung, Angst, Schrecken und Entspannung auszudrücken.

Ich würde es eher umgekehrt sehen: Die Couch und der Analyseraum haben *mich* in Besitz genommen, zumindest am Anfang!

Später, ja, da war das mein Platz. Anfangs musste ich mich bewegen und tat es, maß mit den Armen die Breite der Couch aus, rückte sicherheitshalber näher an die Wand, sagte: »Sie ist ja zum Glück relativ niedrig. Manchmal habe ich so schlimme Albträume, dass ich schon mal aus dem Bett gefallen bin. Das ist ein Stückchen höher.« Meine Frage war nämlich ernst gemeint. Viel später würde ich ein paarmal mit ihm scherzen, aber selten, insgesamt war mir die Angelegenheit zu wichtig und ich war lange zu bewegt, um mal locker zu sein. Locker war ich dafür immer nachher. Wie mit Eischnee gefüllt.

Übrigens bin ich kein einziges Mal hinuntergefallen. Manchmal bin ich nah dran gewesen, mich beim Reden über den Rand zu schieben. Ich hatte mir auch mal vorgestellt, unter die Couch zu rutschen, aber nicht mal für ein Kind wäre da genug Platz. Es liegt sich auch besser oben.

Und da war ich jetzt. Ich redete und half meinen Worten mit meinem linken Arm, der andere lag nah an der Wand, auf die Sprünge. Die Sonne schien ins Zimmer, aber nicht in mein Gesicht, denn Fenster und Terrassentür waren hinter meinem Kopf, worüber ich ganz froh war. Ich sah niemanden draußen und mich sah niemand drinnen. Sein Sessel stand am Kopfende der Couch, Blickrichtung Bücherregal.

Hätte er den Kopf mal nach rechts in meine Richtung gedreht, hätte er auch nicht viel von mir gesehen: Ich lag ja im Schutz von Couchlehne und Kissen. Wenn überhaupt, sah er meine Füße und natürlich meinen Arm, der durch die Luft schwirrte wie eine Libelle. Dass ich jetzt da war, nach all dem Hickhack, und es schon beim ersten Mal so einfach war, versetzte mich in Verwunderung über mich selbst.

Ich erzählte von der Trennung von Herrn X und von den zahlreichen Träumen gleichen Musters, die ich in der Zeit der Therapie bei ihm gehabt hatte: *Ich mache mich auf den Weg zu einem Termin, doch spätestens auf halber Strecke kommt etwas dazwischen. Es wird plötzlich Nacht oder Winter, Gewitter und Schneestürme brechen über mir herein, üble Gestalten lauern mir auf, und den Straßen ist auch nicht zu trauen, sie winden sich von meinem Ziel weg oder verändern ihr Aussehen; ich verlaufe mich, finde einfach nicht hin. Und gelingt es mir doch einmal, hoffnungslos verspätet, in die Nähe der Praxis zu kommen, ist auch diese nicht wiederzuerkennen. Das schöne blau gestrichene Haus ist mittlerweile eine Ruine oder besteht bestenfalls aus endlosen Treppen, die sich herauf- und herunterwinden, aus dem Dach wachsen Bäume und, ist der Keller noch intakt, feiern betrunkene Zwerge darin Partys. Herr X, nach dem ich sie frage, ist entweder eben vom Linienbus überfahren worden oder seit Langem tot. Einmal finde ich in seinem zerstörten Zimmer zumindest seine Aufzeichnungen über mich, neben seinen löchrigen Socken.*

»Sie hatten Angst, nicht anzukommen«, sagte mein Analytiker.

»Ich weiß es nicht! Ich bin doch voller Kraft losgelaufen, ich hab mich drauf gefreut, ich wollte dahin!« Die Praxis von Herrn X hatte tatsächlich nur einen Katzensprung von meiner Haustür entfernt gelegen, während ich auf der Fahrt zu meinem Analytiker dauernd mit Staus rechnen musste. Es hatte auch mit der Krankenkasse keine Finanzierungsprobleme gegeben. Nichts hatte je einer Stunde beim Verhaltenstherapeuten im Wege gestanden. Nachts jedoch war der Weg endlos.

Sie haben eine starke Sehnsucht danach, angenommen, aufgenommen zu werden, Akzeptanz und Selbstbestätigung zu finden. Dies haben Sie auch in der Beziehung zu dem Verhaltenstherapeuten gesucht und immer die Angst gehabt, nicht anzukommen. Diese Beziehungswünsche sind offensichtlich kaum verbalisiert worden und konnten Ihnen deswegen auch nicht bewusst werden. Dafür ist die Psychoanalyse zuständig.

Ja, aber ist es nicht seltsam, dass ich ausgerechnet von Ihnen, der sich besonders am Anfang so distanziert gegeben hat, nie diesen Traum hatte? Wollte ich vielleicht insgeheim gar nicht zu meinem Verhaltenstherapeuten oder habe ich gemerkt, dass ich in der Therapie nicht weiterkam? Ich habe dort ja auch nur einen Bruchteil dessen erzählt, was ich bei Ihnen erzählt habe.

Ich meine, Sie haben in der Anfangsphase die Erfahrung gemacht, es passt mit Ihrem Analytiker.

In Ihrem Haus war ich innerlich angekommen, bevor ich überhaupt entschieden hatte, hinzuwollen.

Ich erzählte meinem Analytiker meine Träume von seinem Haus. Wie angenehm handlungsarm, blühend, bevölkert mit freundlichen Menschen und taghell sie waren, so wie das Zimmer jetzt. Ich freute mich, das erzählen zu können, ich merkte, es freute ihn auch, er wirkte erleichtert, als er wiederholte: »Hell, freundlich, sicher.«

Er sprach während der Stunden viel mehr, als ich erwartet hatte. Insgesamt natürlich wenig, aber meine Vorstellung war, Psychoanalytiker bekämen in 50 Minuten nicht mehr als drei Sätze und fünf »Hms« über die Lippen, Begrüßung und Verabschiedung mit eingerechnet.

Und wo schaute er hin? Auf die Buchrücken? Zur Uhr? Aus dem Fenster? Döste er gar? Ich drehte mich um. Er war in seinem Sessel bis an die Kante vorgerückt und stützte einen Arm aufs Knie. Er beobachtete mich! Weil ich gegen das Licht blickte, konnte ich seinen Gesichtsausdruck nicht erkennen, sein Kopf war nur ein Oval aus mattblauem Licht, aber ich meinte, er sei erstaunt. Schnell verzog ich mich zurück hinters Kissen. Dieses Kissen habe ich geliebt. Es war für alles gut.

Am Ende der Stunde fragte ich: »Ging doch, oder?«

»Ja.« Er lachte. »Ging.«

Ihre Ängste, nicht anzukommen, etwas falsch zu machen, das Assoziieren nicht zu können, bestanden über viele Stunden, aber Sie konnten kommen und sind nicht weggerannt. Darum die Bestätigung: »Es ging«. Es ist bis zum Abschied gut gegangen. Manchmal gab ich die Hilfestellung »Ich bin da«, oder ich reagierte, wenn Sie mit Ihrer Formel »Da bin ich« die Stunde begannen, häufig: »Schön, dann fangen wir an.«

Beide Rückmeldungen waren hilfreich für mich, weil ich mich dadurch nicht allein gefühlt, mich gehört und gesehen gefühlt habe. So konnte ich auch die Befürchtung, etwas falsch zu machen, zerstreuen.

3. Kapitel

Ich: Unterschied bei Tag und bei Nacht

Als Kind hatte ich ein Lieblingspuzzle: eine belebte, baumbestandene Straße mit Stufengiebelhäusern. Die eine Seite jedes Puzzleteiles zeigte die Straße bei Tag, die andere bei Nacht. Beide Bilder waren reizvoll: Tags saß die Katze am Fenster, nachts stolzierte sie im Mondschein übers Dach und traf dort auf die Schlafwandlerin, die am Tage so lustig ihren Einkaufskorb aufs Kopfsteinpflaster fallen ließ. Auf dem Nachtbild waren die Farben natürlich gedämpfter. Das Leben aber, so die Botschaft des Puzzles, ist nachts genauso schön. Für mich nicht.

Wäre ich diese Straße, hätte die nächtliche Ansicht mit der vom Tage nichts gemein. Ohne meine Nächte wäre mir der Gedanke, eine Psychotherapie zu machen, absurd vorgekommen. Ich war in meinem Beruf recht erfolgreich und hatte Menschen, die mich glücklich machten. »Du strahlst immer. Hast du eigentlich nie schlechte Laune?«, sagte mal eine Kollegin zu mir und ich antwortete locker: »Doch, jeden Morgen vor acht Uhr.« Dann waren die Schatten der Nacht noch da, häufig in Kombination mit Kopfschmerzen und Zerschlagenheit.

Natürlich ist das nicht die ganze Geschichte. Mein Analytiker wird vielleicht sagen, das Schlafproblem sei gerade mal die Spitze des Eisbergs gewesen.

Als ärztlicher Psychotherapeut gebe ich selbstverständlich in meinem Antrag an die Krankenkasse (sog. Richtlinien-Psychotherapie: analytische Psychotherapie) Beschwerden an. Es muss eine Krankheit vorliegen, damit die Krankenkassen die Kosten übernehmen. Sie gaben auf dem Hintergrund einer von Ihnen schon im zweiten Gespräch angedeuteten Psychotraumatisierung Schlafprobleme, Albträume, Tendenzen zur Selbstverletzung, gelegentlich Suizidgedanken und verschiedene somatoforme Störungen an.

Oh Gott, das hört sich ja schrecklich medizinisch an! Ich möchte mir das lieber nicht so deutlich ansehen und stelle mich stattdessen mit einem Gedicht, in dem ich mich mit Schmetterlingen vergleiche, vor:

Psychidae

Die Seele gleicht von allen Dingen
– so sagt man allgemein –
am meisten wohl den Schmetterlingen.

Nur einer soll es sein.
Bei mir, da wohnt ein ganzer Schwarm,
man fliegt froh aus und ein:

Apollo schenkt mir meinen Charme,
beflügelt meine Worte.
Der *Kleine Fuchs* ist schlau und warm,

mein Herz am rechten Orte.
Der *Feuerfalter* liebt und lacht –
begeisternd, diese Sorte!

Der *Admiral* gibt auf mich acht,
mein Freund in jeder Lage.
Das *Schachbrett* meine Pläne macht.

Der *Bläuling* träumt bei Tage.
Das *Pfauenaug'* ist Augenschmaus:
Wir leben, keine Frage!

Doch fliegt mein buntes Völkchen aus,
zieht fort der *Schwalbenschwanz*,
senkt Nacht sich übers Seelenhaus.

Es bleibt, wer ohne Glanz:
die *Spinner*, die aus Scham versteckt,
mit Flügeln, nicht mehr ganz.

Gespenstereulen: selbst verschreckt.
Der *Totenkopf* im Kern.
Mein *Geistchen* unter *Motten* steckt.

Aurora ist so fern.

Vor der Analyse zeichnete ich mich gern als ein solches kleines Flügelwesen; im Nachhinein betrachtet kommt es mir vor, als sei ich mit einem Schmetterlingsnetz hinter mir hergelaufen, hätte in den Bestimmungsbüchern auch etwas über mein Vorkommen, meine Gestalt, mein Wesen zu finden gehofft.

Ich malte meine Nächte, zum Beispiel den Albtraum, in dem ich im Schlachthof starb: *Man blickt in ein Schlachthaus mit türkisfarbenen Fliesen, Abflüssen, Wasserhähnen und aufgerollten Schläuchen. Die Decke, wenn es denn eine gibt, ist so weit oben, dass sie dem Blick des Betrachters entzogen ist. Die schwarzen Fleischerhaken könnten auch die wendigen Arme einer riesigen Krake sein. Sie kommen aus dem Nirgendwo, denn nach oben hin verliert sich die strenge Markierung der Fliesen in sanftem sphärischen Blau. Zwei Kühe und ein mit den Beinen zappelndes Fantasietier baumeln an ihnen. Sie haben die Augen aufgerissen und die Zähne gebleckt, ihr Blut rinnt in die Abflüsse. Ein Haken ist noch frei und an dem in der Ecke hänge ich.*

Es ist heute, da ich diesen Text schreibe, etliche Jahre her, dass ich die Bilder malte. Mindestens so lange sind auch die Träume Vergangenheit. Reale Erschütterungen aus dieser Zeit – Verletzungen durch Mitmenschen, ein Autounfall – sind längst verblasst und entlocken mir, wenn ich mich an sie erinnere, nicht mehr als Seufzen und Achselzucken. Die Albtraumbilder aus der Mappe zu nehmen, sie anzusehen, zu beschreiben, ruft noch heute eine intensive Wirkung hervor.

Bis weit in die Analysezeit hinein war jede dritte Nacht ein Gang durch die Höfe der Hölle. Lust auf einen kurzen Spaziergang?

Unser Haus stürzt ein, der Wind reißt schon die Balkone ab und der Hausflur, durch den wir flüchten wollen, liegt voller Müll.

Mein Großvater ist wieder lebendig. Er will in eine Fleischerei und dort alle Würste essen, aber ihm fallen die Zähne aus und ich fürchte mich vor ihm.

Meine Katze wird auf meinem Arm von Jägern erschossen.

Ein Wolf verbeißt sich in meinem Bauch.

Ich flüchte vor zwei geilen Männern in ein Haus, dessen Türen sich nicht schließen lassen.

Ich muss trotz Höhenangst eine steile Leiter hinaufklettern und oben ist die Tür zu.

Ich befinde mich auf einer brennenden Bohrinsel.

Ich stürze aus dem Riesenrad.

Ich werde gefoltert und bitte darum, endlich sterben zu dürfen.

Der ganze Weg wimmelt von Giftschlangen und ich hab nicht mal Schuhe an.

An der Bushaltestelle liegen lauter Leichenteile.

Im Museum taumelt eine gepfählte Löwin hilfesuchend auf mich zu.

Ich gerate in einen Häxler und werde kleingeraspelt.

Jahrzehntelang lebte ich mit diesen Träumen. Wenn es mir gelang, laut zu schreien, weckte mich mit etwas Glück jemand oder ich erwachte von meiner eigenen Stimme. In der Jugend brüllte mein Vater routiniert sein »Wach auf, du träumst!« durchs nächtliche Haus. Später beschwerte sich die Mitbewohnerin in der Studenten-WG, jedes Mal befürchtete sie, es seien Einbrecher in der Wohnung. Noch später hat sich mein Mann gesorgt, warum ich nachts dauernd aufschrecke. Wenn ich mit Freundinnen in einem Zimmer übernachtete, warnte ich sie vor: Sollte ich um Hilfe schreien, sei das kein Grund zur Aufregung.

Wenn ich so etwas meinem Analytiker erzählte, musste ich immer lachen. Dabei war das gar nicht lustig. Nach manchen Träumen war es so schlimm, dass ich fürchtete, es nicht länger aushalten zu können.

Ich wollte nicht die Person sein, die so träumt, ich fand mich so abstoßend wie die Szenen, die ich mir jede Nacht ansehen musste. Manchmal wachte ich mit tränennassem Gesicht auf. Manchmal wollte ich nicht mehr leben. Manchmal belastete mich ein Traum den ganzen folgenden Tag. Freunde sagten, ich solle doch erleichtert sein, dass etwas Schlimmes nur ein Traum war. Das kann ich nicht nachvollziehen. Erleichtert war ich nach einem Albtraum noch nie.

Mein Verständnis des Traums ist, dass er eine Form des Denkens ist, ähnlich wie die Fantasie und die bildhafte, szenische Vorstellung. Sie drücken bestimmte positive oder negative Gefühlszustände aus.

Manchmal geschieht dies im Traum offen und direkt, manchmal verschlüsselt als Folge der Wirksamkeit einer inneren Zensur. Immer aber hat der mitgeteilte Traum – nicht alle Träume werden mitgeteilt – eine kommunikative Funktion in einer Beziehung, so auch in der Psychoanalyse.

Sie erzählten Ihre Albträume, damit ich den Alb, den Dämon vertreibe. Auch Ihre Albträume sind Ausdruck Ihrer Fantasiebegabung und Ihrer Durchlässigkeit für negative Affekte (z. B. Ärger, Wut, Angst, Ekel). Sie fassten Ihre belastenden Erfahrungen der Gegenwart und auch der Vergangenheit in Ihren Träumen in ausdrucksstarke Bilder und Szenen.

Wenn Sie diese in den Stunden mitteilten, ließen Sie mich an Ihren Dämonen teilnehmen. Das galt genauso für die positiven Erfahrungen (z. B. Freude, Zuneigung, Hoffnung), die Sie auch in Ihren Träumen in Bilder und Szenen fassten.

Da Sie im Laufe des psychoanalytischen Prozesses die belastenden Erfahrungen mit den positiven Erfahrungen vernetzen konnten, verloren die Albträume ihre heftige Wirkung und die Ängste vor den Albträumen vor dem Einschlafen ließen nach. Sie konnten sie in Worte fassen und mit einem gewissen Abstand betrachten als einen bildhaften Ausdruck heftiger Affekte, die Sie in eine Opferposition brachten.

Obwohl ich fast immer die Rolle des Opfers, nie der Täterin und nur selten der Zeugin in diesen Albträumen einnahm, würde ich die Zeit bis zur Analyse nicht als gänzlich unglückliche bezeichnen. Ich war tagsüber meist relativ unbeeindruckt, war aktiv, bekam mehr Einladungen zu Lesungen, als ich bewältigen konnte, war Gast auf spannenden Festivals, stellte meine Bücher in New York und Buenos Aires vor. Wenn ich nur die Tage zähle, wie man es im Sprachgebrauch so tut, war diese Zeit sogar richtig super, mal abgesehen von den wechselnden körperlichen Beschwerden, für die keine klare Ursache zu finden war. Probleme mit Kopf, Magen und Darm kennt jeder, aber erzählt man von schmerzhaftem Jucken unterm linken Arm, das am nächsten Tag unter den rechten wechselt und schier wahnsinnig macht, vor allem, wenn's dann auf den Hüftknochen springt oder, noch gemeiner, in den Bauchnabel, dann folgt zwangsläufig der Spruch: »Stelle merken und waschen.« Hätte ich nicht zu viel Angst davor gehabt, mich lächerlich zu machen, hätte ich gesagt: »Es brennt an allen Ecken und Enden.«

Diese körperlichen Beschwerden hatten psychische Ursachen, die wir in der Therapie analytisch bearbeitet haben und die sich später besserten. Sie hingen wohl zum Teil mit Ihren Erfahrungen in der Jugend zusammen.

Deshalb machte ich in diesen Jahren die meisten Arztbesuche bei der Gynäkologin. Sobald ich mich in öffentliche Schwimmbäder begab, riskierte ich Infekte, und noch mit Mitte dreißig hatte ich meine Periode entweder mehrere Wochen ununterbrochen oder, was angenehmer war, monatelang gar nicht. Als sich mein Körper schließlich auf den normalen Rhythmus einließ, waren die Krämpfe zum Teil so stark, dass ich die »Tage« nur überstand, wenn ich mich permanent übergab oder Schmerzmittel nahm. In diesem Zustand die Wohnung verlassen zu müssen, war problematisch. Ich übergab mich auf Schultoiletten und Autobahnstandstreifen.

In der ersten Zeit der Psychoanalyse nahm ich, wenn ich während meiner Periode einen Termin bei meinem Analytiker hatte, eine Wärmflasche mit. Er lächelte darüber ein bisschen erstaunt, aber wohlwollend, sodass es mir nichts ausmachte, diese bei Bedarf auszupacken. Das kann man auf der Couch auch besser als im Sessel.

Ich habe Ihre Handlung nicht nur konkret als Behandlung Ihrer Bauchschmerzen, sondern auch als Signal verstanden: Wir waren noch nicht warm geworden und Sie brauchten eine zusätzliche Wärmequelle, die Sie wie zum Schutz vor Ihrem Bauch hielten und mit beiden Armen umfassten. In einer späteren Phase der Psychoanalyse hatten Sie diese Handlung nicht mehr nötig: Sie konnten über die Beschwerden sprechen.

Mit Ausnahme einer guten Freundin waren Sie immerhin die einzige Person, zu der ich es wagte, meine Wärmflasche mitzubringen. Es war also auch ein Zeichen von Vertrautheit, dass ich Sie habe meine Schwäche sehen lassen.

Anlass für die Aufnahme der Analyse waren aber nicht nur die somatoformen Störungen, die Albträume, Ihre Unzufriedenheit mit sich selbst und die Erfahrungen in der Verhaltenstherapie, sondern auch unsere ersten Begegnungen.

Ich habe gespürt, dass ich bei Ihnen auch das Verschreckte in mir zeigen könnte: Übernachtete ich zum Beispiel im Hotel, musste ich immer wissen, wo der Notausgang war. Ich stand auch nachts bei Feueralarm als einzige im Schlafanzug draußen, während die anderen Gäste seelenruhig weiterschliefen und sich darauf verließen, dass es sich um einen Fehlalarm handele. War ich mit einem fremden Mann allein im Raum, blieb ich nahe der Tür. Fuhr ein Auto von hinten langsam an mich heran, stellten sich meine Nackenhaare auf. Parkte ein Lieferwagen mit Schiebetür am Bordsteinrand, wechselte ich die Straßenseite. Sobald es dunkel wird, lasse ich mich heute noch am liebsten abholen. Diese Verhaltensweisen haben sich durch die Analyse nur leicht verändert, doch die extreme Schreckhaftigkeit hat abgenommen. Egal, wo ich mich gerade aufhielt, fuhr ich nämlich bei jedem lauten Geräusch zusammen.

Ihr Erschrecken bei Geräuschen zeigte sich auch in den Analysestunden sehr deutlich, wenn Sie den Ursprung des Geräusches nicht erfassen konnten oder es Sie störte, wenn ich zum Beispiel mit Papier raschelte oder meine Kaffeetasse auf dem Schreibtisch abstellte. Mit der Zeit haben Sie weniger irritiert und erschrocken reagiert. Ihre Schreckreaktionen waren am stärksten, wenn das Telefon klingelte, weil ich vergessen hatte, es abzuschalten, was einige Male geschah.

Na, mit dem Telefonklingeln hatte ich ja wohl noch ein anderes Problem! Es ist das einzige gewesen, das mich bei Ihnen wirklich geärgert hat. Es hat mich nicht nur rausgebracht, es hatte auch den Effekt, dass ich fürchtete, alle anderen Menschen seien wichtiger als ich, auch jetzt, in meiner Stunde.

Das ist sehr verständlich, denn Ihr Eindruck musste sein, dass meine Aufmerksamkeit geteilt war. In meinen vorherigen Praxisräumen war der Telefonanschluss nicht im Behandlungsraum gewesen. Unter meinen derzeitigen Bedingungen ging das nicht, darum schaltete ich es während der Behandlungen auf stumm.

Ja, ja, die »Sonderbedingungen«! Heute können wir darüber lachen, aber in der Analyse selbst war ich sehr froh, dass Sie schon bald zu Beginn kontrolliert haben, ob das Telefon auch wirklich aus war.

Woher meine generelle Schreckhaftigkeit und Angst kommen, weiß ich. Ich könnte sie sozusagen mit Vor- und Nachnamen nennen, spreche diese zwei Worte aber erst seit Kurzem offen aus.

Ihre Angst hat nach meinem Verständnis einen konkreten Hintergrund.

Sie machen's wie in den Stunden: Sie drängeln nicht, geben aber einen so sachten wie unmissverständlichen Hinweis, dass ich mich nun an das Unaussprechliche machen soll.

Ich will also nicht länger um den heißen Brei herumreden: Als ich dreizehn Jahre alt war, brachte der fünf Jahre ältere Bruder meines Freundes und Nachbarsjungen einen Mitschüler mit nach Hause. Er soll hier einfach »G« heißen. G parkte mit dröhnenden Boxen seinen roten Opel am (Spiel-)Platz, an dem sich meine Kinderclique täglich traf. Er blieb bei uns Jüngeren stehen, bei seinen ersten Besuchen nur kurz, um den kleinen Bruder seines Mitschülers zu begrüßen (gern auch, um sich mit den jüngeren Jungs zu käbbeln, sich den Schwächsten zu packen und ihm anzudrohen, ihn in den Gulli zu stecken). Später blieb er länger.

Als ich G wahrnahm, hatte er schon seit Längerem sein Auto mit Aufklebern meiner Initialen beklebt und allen meinen Freunden mitgeteilt, dass er mich eines Tages heiraten werde. Der Zettel, den er mir zugesteckt hatte, war also ein Liebesbrief gewesen. Aber der Begriff »verliebt« löste nichts in mir aus. Ich war es noch nie gewesen.

Vielmehr würde ich von nun an den Satz »Ich bin in dich verliebt« als potenzielle Bedrohung von Leib und Leben empfinden und habe entsprechend meine Probleme bekommen mit dem an sich schönsten Gefühl, zu dem Menschen fähig sind.

Eines Tages kam ich von der Schule und Gs Wagen war geschmückt wie für eine Hochzeit. Die Plätze auf der Rückbank waren schon vergeben: Alle Kids hatten mitgebastelt und wollten nun auch den Spaß miterleben, wenn er mit mir, hupend und klappernde Dosen hinter sich herziehend, durch den Ort fahren würde. Ich fühlte mich übertölpelt und schaffte es nicht, Nein zu sagen – ein ganzes Jahr nicht. Wobei es da natürlich nicht mehr um die gespielte lustige Hochzeitsfeier ging, sondern um den blutigen Ernst der Hochzeitsnacht.

Diese Sätze aufzuschreiben, löst einen latenten Brechreiz bei mir aus – aber bevor ich später ausführlich erzählen werde, wie ich mit meinem Analytiker durch diese inneren Folterkeller laufe, muss man ja einige Fakten wissen:

Mit dreizehn wehrte ich mich gegen G mit Händen und Füßen, mit vierzehn war ich unfreiwillig keine Jungfrau mehr, mit fünfzehn hatte ich schon lange offiziell Schluss gemacht, ihn aber dafür nachts immer noch betrunken, weinend, brüllend, Drohungen ausstoßend in unserem Garten liegen.

Meine Eltern waren mir keine Hilfe. Sie unterschätzten das Problem oder übersahen es einfach, auch wenn Gs (Hochzeits-)Wagen direkt unter ihren Fenstern parkte. Ich hatte auch nicht das Gefühl, ich könne mich vertrauensvoll an sie wenden. G verfolgte mich noch zwei weitere Jahre, lauerte mir auf meinem Schulweg und in meiner Siedlung auf, verdarb mir sogar noch meine Abiturfeier, schaffte es aber nie mehr, mich in sein Auto zu bringen. Ich wurde älter, hatte andere, richtige Freunde und meinen späteren Ehemann an meiner Seite, und ich wusste, dass ich etwas leisten kann. Dieser Vorgriff soll hier mit den gleichen Worten enden, die ich in einer der ersten Stunden aufspringend meinem Analytiker an den Kopf schleuderte:

»Mehr sag ich jetzt aber noch nicht!«

Diese Begegnung mit dem jungen Mann, der Sie mit seinem Begehren sehr bedrängt hatte und dem gegenüber Sie nicht »Nein!« sagen oder die kalte Schulter zeigen konnten, nannte ich bald »Jugenddrama«. »Jugenddrama« wurde sowohl der Begriff für die durch G bestimmte Zeit als auch ein Synonym für G.

Das Wort »Jugenddrama« wird also auch hier im Text stellvertretend für das Ereignis, die Zeitspanne sowie die Person stehen. Es war eine große Erleichterung für mich, dass Sie dieses Wort gefunden haben. Es war genau richtig dimensioniert und machte mir das Erzählen leichter.

Beim ersten Auftauchen der Jugenddrama-Episode in der zweiten Stunde waren Sie verzweifelt und aufgeregt. Da ich gemerkt hatte, dass diese Episode eines Ihrer Traumata war und Sie damals wohl keinen Schutz fanden bei den Eltern oder Großeltern, war es wichtig, dass Sie entscheiden konnten, wann, wie viel und wie Sie es mir mitteilen wollten.

Ihnen ist gelungen, den – wie Sie es nennen – »Analyseraum« für mich zu einem Schutzraum zu machen. Ich konnte nicht en bloc, sondern nur bruchstückhaft und mit Pausen von G erzählen. Alle paar Wochen bin ich auf das Thema zurückgekommen. Mein Text soll auch diese Art des Erzählens abbilden.

4. Kapitel

Im Haus meiner Kindheit

Denke ich mich zurück in das Haus meiner Kindheit, sehe ich zuerst den sonnenbeschienenen Garten. Meine Oma mütterlicherseits kniet gebückt und mit erdigen Fingern zwischen Büscheln von Vergissmeinnicht. Sie war, erklärte ich meinem Analytiker, eine »Omma« mit zwei »m«, was nicht nur der regionalen Umgangssprache entsprach, sondern auch zu ihr passte: Omma Marianne war bodenständig, direkt und zupackend; ihre Hände waren rau und kräftig: sie konnten pflanzen, jäten und mit der Harke die Erde aufreißen. Alles damenhaft Feingemachte fand sie überflüssig, ähnlich stand es mit allzu vielen Gefühlen.

Von Omma erzählte ich meinem Analytiker gern, bei dem Thema fühlte ich mich geerdet, wie auf sicherem Terrain. Sie war die selbstbewussteste und kommunikativste Person in meiner Familie – vielleicht hoffte ich, dass etwas davon auf mich übergeht. Omma stellte – so kommt es mir zumindest vor – eine zentrale Figur zu Beginn meiner Analyse dar.

Ich hörte gerne, wenn Sie von ihrem guten Objekt, der »Omma«, sprachen. Sie erzählten auch gerne darüber, immer verbunden mit Natur, mit Sicherheitsgefühlen, mit Erdverbundenheit und mit Originalität. Für mich sind diese Omma und Ihre Erfahrungen mit ihr ein Teil Ihres Selbst, in dem Sie sich sicher fühlen, mit der Natur verbunden, geliebt und gefördert. Aber in der Beschreibung der »Omma« war auch eine Idealisierung zu erkennen. Sie meinten, zu ihr eine positive Beziehung aufrechterhalten zu müssen, konnten ihr aber nicht belastende und beängstigende Erfahrungen erzählen. In der Analyse ging dies nun besser, jetzt war ich für Sie die »Omma« geworden. Ich muss an Ihr Buch *Der Wels* denken. Dort spielen Oma und Opa eine große Rolle, wobei die Oma nach meinem Eindruck etwas hinter dem Opa verschwindet. Die Oma ist für das Essenmachen zuständig, der Opa für das Erzählen, wie der Analytiker.

In diesem Kinderbuch, das ich während der Analyse schrieb, stand meine Omma Pate für die Rolle der Oma, mein Analytiker für die des Opas.

Darin erzählt ein Großvater im Sommerurlaub am See den Kindern Geschichten von einem besonderen Fisch, seinem Freund, dem sagenumwobenen Wels.

Erinnern Sie sich, dass Sie mich mal gefragt haben, warum ich Sie zu einem Geschichtenerzähler gemacht habe? Ich habe Ihnen flapsig geantwortet, ein schweigender Analytiker tauge nun mal nicht zur Romanfigur.

Ich war ein kommunizierender Analytiker, der sich an der Entfaltung Ihrer Erzählungen und Ihrer Lebensgeschichte beteiligte. Ich habe keine Geschichten erzählt wie der Opa. Sie hätten sich vielleicht gewünscht, dass ich Geschichten erzähle. Ich bin bis jetzt in einem Dialog mit Ihnen.

Ich habe Sie aus Ihrem Analytikerschweigen ja auch ein bisschen herausgekitzelt. Sie wussten aber, was mir das Buch bedeutete und worauf es bei der Rolle des Opas im Kinderbuch ankam: um ein Zuhausegefühl in erster Linie. Einen Opa wie Sie, so meine Botschaft zwischen den Zeilen, hätte ich auch gerne gehabt. Eine derart starke, positive Botschaft konnte ich nicht ohne einen lockeren Spruch stehen lassen.

Vielleicht hat mich auch Ihr Haus an meine Kindheit erinnert, vor allem der Garten … Während der Analyse konnte ich wieder in den Garten meiner Erinnerung eintauchen: Um Omma und mich wuchs hinter den Blumenbeeten ein Geborgenheit gebender grüner Wall aus Forsythien, Flieder und Liguster. In diese Hecke kroch ich hinein wie eine Katze, saß in meiner Höhle aus Strauchwerk und suchte mir Löcher, durch die ich auf das Sträßchen hinausschauen konnte.

Höhlen, auch die Heckenhöhlen, werden Sie Ihr ganzes Leben lang begleiten. Die Höhle ist Ausdruck Ihres Grundbedürfnisses, Geborgenheit zu finden.

Ich mag die Sicherheit des umfriedeten Terrains. Im Garten »gehörten« mir die Schaukel an der Wäschestange und der kleine Kirschbaum. Mit Vorsicht begegnete ich den Stachelbeeren, weil sie – knackig, wehrhaft, sauer – so ganz anders waren als die gezuckerten, labbrigen Erdbeeren, die meine andere Großmutter für mich kaufte. Oma Lucie verwöhnte mich, Omma Marianne wäre das nie in den Sinn gekommen. Stachelbeeren waren wie Omma Marianne.

Warum die Frucht »Stachelbeere« für Omma Marianne steht, während Oma Lucie die Liebevolle, Verwöhnende ist, ist eine für mich noch nicht geklärte Frage.

Weil Omma Marianne auch streng und hart sein konnte. Meine Mutter wurde, als sie selbst noch ein kleines Mädchen war, von ihr gezwungen, die niedlichen Kätzchen, an denen ihr Herz hing, zu ertränken. Ich war dabei, als sie Omma später einmal vorwarf, ihr das als kleines Mädchen angetan zu haben. Omma hatte überhaupt kein Verständnis für diesen Anwurf und sah auch keinen Grund, sich zu entschuldigen, so gehe es nun mal zu auf einem Bauernhof, sagte sie.

Ein solcher war unser Haus nicht, bei dieser Äußerung spielte wohl Ommas Sehnsucht nach dem eigenen Kindheitshaus eine Rolle. Immerhin hielt man früher noch Tauben, Hasen und Hühner und pflanzte einen Walnussbaum. Den gibt es noch. Vom Garten aus gesehen schimmert zwischen seinen Blättern die weiße Hausfassade; eineinhalbgeschossig mit rechtwinklig angesetztem Stall liegt das Haus etwas höher als der Garten, wodurch es größer wirkt, als es ist.

Drinnen herrschte, zumindest nachmittags, ein Kommen und Gehen, der jüngere Bruder meiner Mutter hatte viele hungrige Freunde und Omma, die im Erdgeschoss wohnte, kochte gern und gut. Ich sehe mich als kleines Mädchen zwischen den um mich aufragenden großen Kerlen in Ommas Küche stehen und Reibekuchen essen. Die rot geflieste Küche ist das schmuddelige wie heimelige Herzstück des Hauses, hier werden Brot und Kuchen gebacken und immer steht auf dem Herd oder der Fensterbank ein Topf mit Reis: Kommt mein Onkel, nascht er davon; was auf den Boden fällt, holen sich die Ameisen. Omma begegnet ihnen gelassen, zerdrückt sie, wenn sie Teig »auswolgert«, beiläufig mit dem Daumen und nennt sie kleine »Ößer«. Ihre fremden Ausdrücke würzen ihre Sprache; für sie ist ihr Wohnort nur ein vorübergehendes Zuhause, nie »daheim«, das wird sie nicht müde zu betonen.

Die Omma, eine Vertriebene aus dem Sudetenland, vermittelte Ihnen ihr Gefühl, doch nicht zu Hause zu sein und den Sehnsuchtsort irgendwo anders zu haben. Für Sie war aber der Sehnsuchtsort ein fantasierter Ort, an dem Sie sich zu Hause fühlten wie in Ihrer Literatur und in den Tagträumen. Vielleicht war die Angst, nicht angenommen zu sein, keine Heimat, keinen Wohnraum, kein Haus und kein Zimmer zu haben und keine Sicherheit, ein Erleben, das

Sie von Ihrer Omma übernommen haben. Dann ist Omma für Sie nicht nur eine süße, sondern auch eine saure Frucht (Stachelbeere), denn Sehnsuchtsorte sind unerreichbar.

Nach meinem Gefühl sind Orte nur begrenzt sicher; ständig muss ich um ihren Erhalt kämpfen. Aktuell versuche ich zwei alte Bäume, die vor dem Haus, in dem ich heute wohne, stehen, vor dem Fällen zu bewahren. Bäume machen für mich einen Ort mit Lebensqualität aus.

Bäume sind ein Symbol dafür, einen festen Platz zu haben, verwurzelt zu sein. Aber es gab für Sie auch Zeiten, in denen Sie von Orten wegwollten. Diese Zeiten gab es früher – und manchmal auch in der Analyse, wenn Sie von der Couch aufsprangen.

Einmal, ich war noch kein Schulkind, wollte ich nach einem Streit ausziehen. Beladen mit zwei Plastiktüten voll eilig hineingestopfter Kleidung verließ ich fest entschlossen unsere Wohnung. Unten an der Haustür traf ich die jüngere Schwester meiner Mutter und fragte sie, ob ich bei ihr wohnen dürfe. Ihr »Nein« war nur ein »M-mh«. Ich fühlte, dass ich allein war. Die Haustür fiel hinter mir zu, draußen: Novembernachmittag, Nieselregen.

Sie wollten dann weg, wenn es Streit gab oder Sie sich nicht verstanden fühlten oder in der Analyse belastende Erfahrungen zur Sprache kamen. Mir fällt auch Ihr Traum ein, den Sie mir am Anfang erzählt haben, vor dem verschlossenen Elternhaus zu stehen.

In diesem Traum hatte ich ähnliche Verlassenheitsgefühle. In Wirklichkeit bin ich damals aber losgegangen mit meinen Plastiktüten. Ich bin, so meine Mutter später, mit meiner »Habe« bis zur Straßenecke gekommen. Sie habe mich vom Fenster im ersten Stock im Blick behalten. Aber hat sie mich zurückgeholt oder bin ich selbst umgekehrt? Das wüsste ich gern. Ich würde mir gern vorstellen, dass mein Vater mir nachgegangen ist, um »Babymäus« zurückzuholen, aber ich kann mich nicht erinnern.

Sie hatten in der Szene Streit mit Ihrer Familie und sind dann weggerannt, weil die Tante Sie nicht aufnehmen wollte. Sie hatten aber Hoffnung, dass Ihr Vater Sie zurückholt. Zu ihm hatten Sie die positivere Beziehung, aber Sie können sich an diesen Wunsch wohl nicht erinnern, weil es Ihnen auch peinlich war, vom Vater zurückgeholt zu werden. In der Analyse haben Sie nie den Raum vor Ende der Stunde verlassen, obwohl Sie aufgesprungen sind.

Das hatte ich ja auch nie wirklich vor. Ich wäre dann wie eine Katze gewesen, die losrast, weil ein Floh sie beißt. Mir war immer klar, dass ich nicht Sie/die Couch/den Raum verlassen, sondern vor mir selbst fortlaufen wollte. Ich konnte mich nicht ertragen. Und dass Sie mir helfen, konnte ich in manchen Situationen auch nicht ertragen. Ich habe mir noch nie gerne helfen lassen. Trotzdem bin ich sicher: Ja, ich habe mir gewünscht, mein Vater – oder meine Mutter – hole mich.

Sicherlich habe ich mir nicht meine Großeltern als diejenigen gewünscht, die mich zurückholen. Vor meinem Großvater hatte ich großen Respekt. Ich kann mich nicht erinnern, je auf seinem Schoß gesessen, mit ihm gespielt oder ein Geschenk bekommen zu haben. Er erzählte mir angstmachende Geschichten von Schwänen, die böse Kinder entführen, und Skeletten, die im Nussbaum sitzen. Lustig war er nie, das Trinken machte ihn noch unheimlicher. Der Opa in meinem Kinderbuch ist da ein ganz anderer Charakter.

Ihr neuer »Opa« in der Analyse ist ja auch ein anderer als der strenge Opa Ihrer Kindheit.

Zu einem »Opa« habe ich Sie gemacht, weil erzählt wird, wie ein Mädchen die Ferien bei einem Familienmitglied verbringt, das es lange nicht gesehen hat. Ein »Opa« passte in den Kinderbuchkontext einfach am besten. Es hätte auch der von der Mutter getrennt lebende, leibliche Vater sein können, aber damit wäre thematisch ein anderer Akzent gesetzt worden. »Opa« steht für einen verständnisvollen Zuhörer und Erzähler, unabhängig vom Alter.

Mein Kindheitsopa – ja, der war streng. Einmal, als ich schon etwas größer war, riss mir beim Spielen eine Saite seiner »wertvollen« Waldzither. Oh Schreck! Das Instrument hätte ich gar nicht anfassen dürfen! Ich schrieb einen Entschuldigungszettel und versteckte Zither und Brief im Schlafzimmerschrank, in der Hoffnung, er entdecke den Schaden nicht so bald.

Auch bei Tisch musste man sich anständig benehmen, da verstand er überhaupt keinen Spaß. Dazu gehörte allerdings auch, dass er sich vorher lange in zorniger Ausdauer mit verschiedenen Wetzsteinen und Bürsten Lacke und Getriebeöl von den Händen schrubbte. Das war die einzige Gelegenheit, bei der ich gern in seiner Nähe war. Sein Wunsch nach sauberen Händen faszinierte mich. Er führte in einer üblen Gegend eine florierende Autowerkstatt: als »Meisterbetrieb«, darauf war er stolz.

Unwillig, aber fügsam arbeitete Omma im Büro für ihn, der Onkel war Lehrling. Das heißt nicht, dass Omma auch anderen gegenüber ein Lämmchen war: Als einmal ein Tütchen Blumensamen für zwanzig Pfennig nicht auffindbar war, wurde ich – das einzige Kind weit und breit – schnell als Schuldige ausgemacht. Ich kann mich nicht erinnern, ob sie mich geschlagen hat, bekomme aber jetzt noch Herzklopfen, wenn ich an den Ärger denke. Sie konnte aber auch eine Glucke sein, mich auf den Schoß nehmen und, wie sie sagte, »brüten«.

Die Omma vereinte offensichtlich beide Seiten: die liebevolle, brütende mütterliche Seite, aber auch die strenge, Ordnung und Regeln vertretende väterliche Seite.

Das ist ein klassisches Familienbild, das meine Familie, besonders meine Mutter, bis heute ablehnt. In jedem Fall dominierte die Omma unser Mehrgenerationenhaus. Sie bestimmte, wie warm es in den Wohnungen sein sollte, und kontrollierte, wer was in die Mülltonne geworfen hatte.

»Geiz« wurde der Begriff, den mein Vater am häufigsten in Verbindung mit seiner Schwiegermutter benutzte. Meine Mutter, Grundschullehrerin, warf wiederum mir vor, geizig zu sein, wenn ich meine Bücher nicht verleihen und meine – ihrer Meinung nach – abgelegten Spielsachen nicht den Kindern ihrer Klasse überlassen wollte. Ich konnte zetern und protestieren, wie ich wollte: In der nächsten Zeit wanderte mein gesamtes Spielzeug in die Grundschule, weigerte ich mich, etwas herzugeben, war es eines Tages einfach weg. Ich war ihrer Meinung nach aber nicht nur geizig, ich war leider auch noch eine, die vor Schüchternheit den Mund nicht aufbekam und ihr »ständig am Rockzipfel hing«. Ich war selbst noch kein Schulkind, als ich meine Mutter, die Lehrerin, auf die Abschlussfahrt mit ihrem vierten Schuljahr nach Juist begleitete. Ihre Hoffnung, ich würde mich »ihren« Kindern anschließen, ging nicht auf: Ich wollte immer in ihrer Nähe sein, obwohl sich die großen Mädchen um mich scharten. Immerhin schaffte ich die Wanderung durch das »Moor« bis zur Inselspitze und trank meinen Kakao wie alle anderen. Das war auch schön, denn meine Mutter gab sich immer Mühe, alles spannend zu gestalten, sie machte die Klassenfahrt zu etwas Besonderem.

Diese Szene mit der Mutter, die Ihnen Ihre Spielsachen für ihre Kinder in der Grundschule wegnahm, hat Ihr Bild von der Mutter, auf die Sie sich nicht verlassen können, die sehr bei sich ist und die nach meinem Eindruck wenig Einfühlungsvermögen hat, auch in Sie als Kind, geprägt. Wie wir ja wissen, sind die Konflikte bis heute da, und Sie sind bemüht, ein gutes Verhältnis herzustellen und ihr entgegenzukommen.

Die Szene der Klassenfahrt wiederum sagt mir, Sie wollten auch lästig sein und die Mutter für sich haben und nicht mit den anderen Kindern teilen müssen. Aber Sie meinen, Sie müssten Ihre Mutter loben und ihr bestätigen, dass sie sich viel Mühe gab, die Klassenfahrt schön zu gestalten.

Aus diesem alten Muster komme ich einfach schlecht raus. Es ist bei mir immer noch Verehrung für meine Mutter da, obwohl ich dieses Buch schreibe, und vielleicht muss ich dieses Lob auch gerade deswegen äußern: Ich versuche so die Wucht meiner Kritik abzufedern.

Bis heute haben Sie Angst vor dem Liebes- und Anerkennungsentzug Ihrer Mutter.

Ja, ja, das sagt mein Mann auch immer. Er wirft es mir regelrecht vor. Aber stimmt es wirklich? Würde ich ein solches Buch schreiben, wenn ich diese Befürchtung hätte? Ich provoziere mit einer solchen Publikation doch das, was ich angeblich so fürchte.

Das Buch ist also ein großer Schritt in die Individuation.

Aber dennoch bleiben das Kindheitshaus und die Personen, die dort lebten, sehr lebendig. Es war ja auch vieles außergewöhnlich, wobei es die Familie mit dem »Besonderen« gern übertreibt. Über die gesamte Esszimmerwand der Großeltern spannte sich zum Beispiel ein bleigraues, löchriges Gebilde. Das Tentakelwesen wackelte, wenn ich um den Tisch lief. Ich hatte mich an seinen Anblick gewöhnt, hielt aber Abstand.

Die Fensterbank hatte Opa verbreitert, ausgehöhlt und zu einem Innenbeet mit Gießwasserabfluss nach draußen umgebaut. Hier spielte ich – in eine andere Welt entrückt – am liebsten. Ich war schon als kleines

Kind gern für mich, konnte mir selbst stundenlang Geschichten erzählen.

In der Fensterbank wuchsen unzählige Pflanzen, ein Dschungel, der nur noch wenig Licht durch die Riffelglasscheiben dringen ließ und die Wohnung meiner Großeltern zu einem dämmrigen Ort machte: waldig und metallisch zugleich, mit schwarzen Sesseln, dunkelgrünen Teppichen, einem blubbernden Aquarium, verwinkelten Fluren und vielen verbotenen Schränken, die nach Autowerkstatt rochen. Darin fanden sich alle Arten von Werkzeug. Ich durfte die großen, für Kinderhände kaum zu bewegenden Zangen nicht anfassen, aber sie faszinierten mich. War ich ganz mutig, öffnete ich Opas Schnapsschrank, aber dafür musste ich mich schon auf die Zehenspitzen stellen. Die Innentür hatte er mit schaurigen Fotos und Todesanzeigen von prominenten Alkoholikern beklebt, doch seine Hoffnung, die Bilder würden ihn vom Trinken abhalten, hat sich nicht erfüllt. Ich gruselte mich vor den schwarzen Kreuzen, bis mich jemand verscheuchte.

Sie tauchen neugierig ein in das Dunkel der Kindheitswelt und finden viel Spannendes aber auch Beängstigendes wie das Tentakelwesen. Aber Sie kontrastieren das Beängstigende sofort in Ihren Einfällen mit dem Blumenbeet und mit Ihrer Vorliebe, für sich alleine zu spielen und sich in eine andere Welt zu versetzen. Oma und Opa haben offensichtlich auch viel Schrecken verbreitet, wie die folgende Szene im Keller deutlich macht.

Wer will schon in den Keller gehen?! Wie im Hausflur, den ich auch am liebsten mied, ging das Licht von selbst aus. War die schwere Tür hinter mir zugefallen, bekam ich sie nicht wieder auf, war eingesperrt, allein im Dunkeln mit den aufgedunsenen Kirschen in den Einmachgläsern, dem Zischen der Heizung, dem Geruch von Feuchtigkeit, Heizöl, Katzenklo. Einmal kam ich nicht raus und begann zu weinen, als der Onkel unerwartet unter dem Treppenabsatz hervorkroch und mich erschreckte.

»Stell dich nicht so an!«, hörte ich – das hörte ich oft, auch von Omma. Bügelte sie unterm einzigen Fenster, war es besser. Beim Bügeln sah ich ihr genauso gern zu wie Opa beim Händeschrubben. Dann war das Licht hellgrau, die feuchten Bettlaken streiften meine Nase und während sie ganz mit ihrem Tun beschäftigt war, erfuhr ich, dass mein Onkel so viele Löcher in seinem Arbeitsanzug habe, weil er in den Stoff beiße, wenn er sich ärgere. Das glaubte ich ihr sofort. War mein Onkel wütend, konnte er knurren und wilde Laute ausstoßen wie ein Tier. Stritt er sich mit seinem Vater, was so oft vorkam, dass er schließlich nicht den Betrieb übernahm, flogen auch schon mal Dinge durch die Gegend.

Auch die ochsenblutrote Treppe, das Rückgrat des Hauses, hatte etwas Unberechenbares für mich. Sie war unten ausladend breit, machte dann aber eine enge Kurve und wurde auf ihrem Weg in den ersten Stock immer schmaler und steiler. Oben auf dem Treppenabsatz war es noch dunkler als unten, derselbe kratzige, grüne Teppich, die Stufen dagegen waren glatt.

Angeblich bin ich trotz meiner Sehbehinderung nie heruntergefallen, nur Betrunkene seien, so behaupten es meine Eltern, gestürzt – die allerdings des Öfteren. Ich mag ihnen nicht glauben, denn in meiner Erinnerung falle ich. Geträumt habe ich mehrfach vom Stürzen, ich weiß genau, wie es ist, diese Treppe hinunterzufliegen. Während der Analyse habe ich mich gefragt, wie das sein kann: Habe ich das Stürzen nur befürchtet? Eines Tages fiel mir die Narbe an meiner Oberlippe auf. Sie stamme, gaben meine Eltern zu, von einem schweren Sturz im Kleinkindalter, der aber zufällig auf einer anderen Treppe passierte.

Ich meine, dass Ihr Grundgefühl, nicht sicher zu sein, auch zu der Vorstellung führte, zu stürzen. Durchgehend haben offensichtlich Ihre kindlichen Erfahrungen nicht zu einem selbstverständlichen Sicherheitsgefühl geführt.

Vielleicht hatte diese Unsicherheit auch mit dem zu tun, was mein Vater auf mich ausstrahlte, denn er war nicht der Traummann meiner Mutter und fühlte sich in deren Familienhaus nicht sonderlich wohl. Neben meinen Großeltern setzte ihm mein Onkel zu. Ihr Bruder war meiner Mutter nämlich sehr wichtig und zudem noch ihrem Exfreund ähnlich.

Unter den Stufen ins Dachgeschoss, wo mein Onkel wohnte, feierte und schlief, hatte mein Vater ein winziges Büro. Das Licht darin war wie vergilbtes Papier und die Nische erzitterte, wenn Onkels Freunde, die jungen Männer mit den Motorradhelmen unterm Arm, über die Treppe trampelten. An Schlaf war in meinem Kinderzimmer dann nicht zu denken, was meinen Vater ärgerte. Er hatte sein »Kabuff« mit Schwarz-Weiß-Fotografien von Boxkämpfen geschmückt, aber jeder weit und breit wusste: »Starke Kerle« waren der Onkel und seine Kumpels, die mich nachmittags auf ihren Maschinen mitfahren ließen und mir an der Bude im Schrebergarten ein Wassereis kauften.

Meine Mutter bewunderte ihren Bruder, der Motorrad fuhr, tauchte, kletterte und wild campte. Mein Vater, ein Bankangestellter, war weder abenteuerlustig noch risikofreudig noch extrovertiert. Ob die Tochter nach ihm kommen würde? Augenscheinlich ja. Als ich klein war, machte mein Onkel Witze über »das Auge«, damit war ich gemeint: Ich konnte nämlich in alle Himmelsrichtungen gleichzeitig gucken, nur nicht geradeaus. Mein Vater ärgert sich heute noch darüber, und ich will ihm glauben, dass er mich verteidigt hat, auch wenn ihm das angesichts der engen Bindung, die meine Mutter zu ihrem Bruder hat, sicher nicht leichtgefallen ist.

Wollen Sie damit sagen, dass Ihre Mutter ihren Bruder mehr bewundert hat?

Zumindest hat mein Vater das so empfunden.

Wenn das der Fall ist, dann sagen Sie mir, dass Ihr Vater sich für Sie einsetzte und Sie ihm dafür dankbar sind und sich ihm auch näher fühlen. Nicht eindeutig wird die Beziehung zu Ihrem Onkel.

Mein Onkel hat sich immer als absolut überlegen präsentiert. Er war ja auch der einzige Sohn, weshalb ihn meine Großeltern gegenüber meiner Mutter und meiner Tante unterschwellig bevorzugten. Er konnte auch sehr nett sein. Es gab durchaus Phasen, in denen er sich mit mir beschäftigte; als ich älter war, hat er mir zum Beispiel angeboten, mir das Surfen beizubringen. Es war schon gute Nähe da, die dann aber auch wieder brüsk enttäuscht wurde. Besonders in Erinnerung ist mir, wie ich ihm als Erstklässlerin einmal von einem älteren, weil sitzen gebliebenen Mädchen erzählt habe, mit dem ich Probleme hatte. Sie hat sich über mich lustig gemacht, versucht, mich auf dem Schulweg zu schubsen und mir meine Freundin abspenstig zu machen. Ich weiß noch, dass ich aufgeregt war, weil ich meinem Onkel dieses Problem anvertraut hatte. Er hat sofort gesagt, dass bestimmt ich daran schuld sei, sicher hätte ich mir nicht genug Mühe gegeben, nett zu dem Mädchen zu sein.

Der hat Sie offensichtlich nicht ernst genommen und gehänselt, was Ihre vorhandenen Selbstzweifel verstärkte.

Es hat niemand akzeptiert, dass ich auch Sorgen, Ängste, Schwächen hatte. Hänseln lief subtil: »Na, schaffst du das nicht? Traust du dich nicht?

Was ist, hast du Schiss?!« Ich sehe meinen Onkel grinsen. So ging er auch mit meinem Vater um, aber der konnte ihn zumindest zum Schweigen bringen.

Die Atmosphäre in Ihrer Familie war so, dass nur das Starksein, Hartsein, Männlichsein zählte, besonders für den Onkel, worunter Ihr Vater wohl gelitten hat – oder diese Erwartung auch erfüllen wollte.

Ich sehe mich vor dem »Kabuff« meines Vaters. Dort ist der Treppenabsatz am schmalsten und der Blick nach unten tief wie in eine Schlucht. Kracht mein Puppenwagen hinunter, kommen alle angelaufen. Die Puppe, deren Name die Verkleinerungsform meines eigenen ist, kriegt's nicht mit, ihre Augen sind von mir mit Uhu verklebt worden. Ich weiß nicht, warum ich das gemacht habe; ich erinnere mich aber, dass ich sehr wütend dabei war. Die Puppe, die ich nicht mochte, tut mir jetzt beim Schreiben leid, was sich auch falsch anfühlt. Sie hatte schöne blaue Augen, aber ich war eben, O-Ton der »doch so lieben« Oma Lucie: eine »hässliche Puppenmutter«, »hässlich« im Sinne von »gemein«, aber nicht nur. Wegen der »Schande« mit der Puppe schimpfte mich meine Oma väterlicherseits ganz gegen ihre Gewohnheit aus. Die anderen Familienmitglieder zuckten wegen des zerstörten Puppengesichts nur mit den Schultern. Puppen bekam ich danach keine mehr geschenkt. Ich liebte ja sowieso nur meine aus einer Osterdekoration stammenden handgroßen »Margarinenkäfer«. Käfer blieben lange Zeit meine Lieblingstiere; auch heute noch überkommen mich zärtliche Gefühle, wenn ich Käfer sehe, sehe, wie sie krabbeln, strampeln und sich in dieser ihnen meist feindlich gesonnenen Welt vorwärtskämpfen. Ein Stofftier, egal ob Teddy oder Käfer, hätte ich nie verunstaltet.

Sie haben sich mit den sich vorwärtskämpfenden Käfern identifiziert, da Sie sich selbst wohl manchmal wie ein Käfer fühlten, der sich bemüht, aber dennoch nicht ankommt.

Ihrer Puppe klebten Sie die Augen zu, da Sie selbst auch an den Augen litten, und wurden deswegen ausgeschimpft. Sie ließen Ihre Wut wegen der Beeinträchtigung Ihrer Augen an den Augen der Puppe aus. Es war ein kindliches Verhalten, das der Bewältigung des Augenproblems diente, eines Problems, das Ihr Selbst verletzte und das Sie nicht ändern konnten.

Wenigstens hatte ich da mal Wut! Aber die Puppe trug meinen Namen. War es nicht also vor allem Wut auf mich selbst?

Die Wut wird auf die Puppe verschoben und die Puppe steht für Sie, also ist es Ihr Selbst, das Sie attackieren.

Ich glaube schon, dass ich ab einem gewissen Alter unglücklich über meinen Sehfehler war. In der Grundschule habe ich mich als jemanden gesehen, der froh sein kann, wenn er in Ruhe gelassen wird und so einigermaßen mitkommt. Als kleines Mädchen jedoch war mir das noch nicht so bewusst, ich war ein unbeschwertes »Baumkind«.

Da meine Mutter sich gegen eine Babypause entschied und lieber eine Stelle in der Grundschule annahm, kam Oma Lucie, die Großmutter väterlicherseits, morgens mit dem Bus aus der Innenstadt, um das Baby zu versorgen, während alle anderen aus dem Haus waren. Später, als ich heranwuchs, erzählte sie mir oft, wie sie meinen Kinderwagen im Hof vorgefunden habe: allein, unbewacht und in der Eile einfach draußen abgestellt. Vom Nussbaum waren Blätter und Blüten auf mich gefallen, das Rotkehlchen saß auf meiner Decke und für jeden, der auf der Straße vorbeikam, wäre es, da es kein Tor gab, ein Leichtes gewesen, das Baby einfach mitzunehmen.

Diese Szene zeigt, dass Ihre Eltern, insbesondere Ihre Mutter, sich wenig Sorgen um Ihr Wohlergehen machten, wenn sie Sie alleine im Kinderwagen im Hof stehen ließen.

Und dennoch erzählte ich als junge Frau sehr gern diese Episode; erst mein Mann brachte mich zum Nachdenken über das Verhalten meiner Eltern. Meine Mutter findet ihr Verhalten heute noch gut. So war ich ihrer Meinung nach an der frischen Luft und hatte den schönsten Ausblick: direkt in die Baumkrone.

Die Prägung auf Bäume war auf jeden Fall erfolgreich: Kaum bin ich größer, fliegen mir zutrauliche Kohlmeisen auf die Hand. Die Walnussblüten sind weiche, fluffige, rüsselförmige Würmer, die unreifen Früchte haben feuchte, grüne Schalen, sie plumpsen dumpfer auf die Fliesen als die reifen Nüsse, die jedes Mal mit einem kleinen Knall aufschlagen und deren Aufsammeln zu meinen Aufgaben gehört. Die Nüsse werden auf Zeitungen und in Körben getrocknet, sie gehören ins Brot und ins Gebäck; sie sind klein und ich knacke sie wie Omma: mit dem Messer. Der Nussbaum ist Teil der Familie, ihn zu haben, unter ihm zu leben, macht stolz, er ist wie ein Dach über uns. Einmal muss die Katze mit einem Korb am Seilzug aus dem Geäst geholt werden. Ein andermal hängen nach einer Silvesterparty, die mit einer Schlägerei endete, Knaller und Klopapierrollen in den Zweigen, an der Hauswand klebt Blut, das ich schaudernd betrachte, während die Großeltern vor allem darüber schimpfen, dass der Baum durch Raketen hätte Schaden nehmen können. Nie werde ich also verstehen, warum so viele Leute lieber mit einer Garage als einem Baum zusammenleben wollen.

Ich schlief auf der anderen Hausseite, Richtung Platane, deren Krone lichter war und Juckpulverkugeln auf die Wiese warf. Mein Fenster durfte ich mit den Fingern bemalen, es gab ausreichend Spielzeug, Stifte und Stofftiere, deren Namen mit »der« oder »die liebe« begannen, aber vorm Einschlafen zuckten Lichtblitze und Spinnenwesen vor meinen geschlossenen Augenlidern und nachts lauerten Gespenster hinter der Heizung. Beunruhigten mich Oma Lucies Erzählungen, wie die vom Urlaub an der Nordsee, in dem meine Eltern ihr schlafendes Baby einfach in den Dünen abgelegt hätten, sodass ich von Spaziergängern für ein Findelkind gehalten worden sei? Oder war es, weil ich kein Wunschkind war, sondern ein Unfall?

Sie schreiben in dieser Passage über das kleine Kind, das nicht sicher ist, ob es erwünscht, geliebt oder gut genug ist. In diesen Beschreibungen spiegelt sich die Atmosphäre Ihrer Kindheit.

Was ein Albtraum ist, lernte ich schon früh. In einem der ältesten, die ich erinnere, ertrank meine Mutter im Schwimmbad, und mein Vater nahm mich auf den Stufen zum Kinderbecken in den Arm, um mich zu trösten. Sobald es abends dunkel war, halfen weder das Flurlicht, das durch die angelehnte Tür fiel, noch die lieben »Margarinenkäfer«. Nur die Bettdecke schleifte ich hinter mir her, wenn ich so schnell wie schlaftrunken durch den Flur zum Elternbett stolperte.

Sie haben bei allen Konflikten in der Beziehung zu Ihren Eltern doch auch bei Ihnen Schutz gesucht.

5. Kapitel

Gespenster

Nach der ersten Stunde auf der Couch träumte ich: *Ich bin mit Freunden auf dem Klinikgelände, neben dem mein Analytiker wohnt. Im Traum handelt es sich um eine Parklandschaft mit Hecken und vielen im Grün versteckten Gebäuden. Er wird dort gleich einen Vortrag, den wir hören wollen, halten. Ich bin gerade am Veranstaltungsort gewesen, habe ihn begrüßt, ein paar Worte mit ihm gesprochen. Danach muss ich noch etwas aus dem Auto holen. Die Intensität des Traums nimmt in dem Moment zu, in dem ich den Rückweg zum Veranstaltungsort finden will: Ich verlaufe mich.*

»Oh, nein«, denke ich, »was jetzt wieder kommt, ist klar.« Aber ich frage einen Gärtner nach dem Weg und finde wieder hin: zu den anderen, dem Vortrag und der analytischen Therapie.

In keinem der Träume, die ich von der Verhaltenstherapie hatte, war mir das gelungen. Es ist mir ein Rätsel, warum ich auch in sehr guten Phasen dort im Traum nie angekommen bin, während es mir bei meinem Analytiker von Anfang an und selbst bei großer Verunsicherung gelungen ist.

Die ersten Begegnungen hatten eine gewisse Zuversicht vermittelt. Aber Sie sehen mich zunächst in einer Rolle, die mit meiner Profession zu tun hat. Sie haben einen »guten Gärtner«, der Ihnen behilflich ist, den Weg zu mir zu finden.

Mit diesem Traum, wie einem anschiebenden Wind im Rücken, ging ich zu meinem nächsten Termin. Kaum dort, passierte mir aber, was mir von nun an unzählige Male passieren würde: Ich legte mich hin und alle gesammelten Gedanken und Gesprächsvorhaben fielen aus meinem Kopf heraus in ein Luftloch, als könnten sie sich nur in der Senkrechten halten.

Den »Gärtner«-Traum zum Beispiel vergaß ich einfach. Stunden später hatte ich ihn erst wieder parat. In den nächsten Monaten schrieb ich mir gegen den Luftloch-Effekt, den das Hinlegen auf mich hatte, Spickzettel, nahm mir Bilder als Erzählhilfen mit, sprach mir meinen Text auf der Fahrt vor, freute mich zunehmend auf die Termine, sagte mir: »Das merkst du dir, das erzählst du dann« – und kaum lag ich auf der Couch, war mein Kopf leer. Nach der zweiten Stunde notierte ich in mein Tagebuch: *Ich kann da immerhin schon gut liegen, hey, das ist doch schon was! Aber ich konnte nichts sagen!*

Ich habe Ihre anfänglichen Ängste empfunden, aber auch Ihr Bemühen, sie motorisch und verbal zu überwinden. Ihr Traum sowie die Beschreibung Ihrer »Luftlöcher« symbolisieren Ihre Angst, nicht in der Analyse anzukommen, mich nicht zu finden.

Der Traum ist aber, wenn man die Vorgeschichte meiner Träume kennt, sehr zuversichtlich, er geht gut aus und zeigt damit eine erste Veränderung.

Aber dennoch brauchten Sie Zeit.

Zeit ist auch ein gutes Stichwort. Ich musste wohl für mich erst mal die Möglichkeit erfahren, in Ruhe als Erste etwas zu sagen und nicht zügig durch eine Frage nach dem Befinden zum Antworten aufgefordert zu werden. Beim Sichgegenübersitzen, das ich bis dahin gewohnt war, machen Gesprächspausen schnell ein ungutes Gefühl. Auf der Couch sind Innehalten und Stille sehr angenehm.

Nach einigen Wochen war ich gern einfach nur da, aber anfangs war natürlich alles neu: angefangen bei der Umgebung. Ich ertappte mich dabei, die Buchtitel in den Regalen zu lesen, zu rätseln, aus welchem Land mein Analytiker wohl dieses oder jenes Erinnerungsstück, von denen einige vor den Büchern standen, mitgebracht hatte, oder mich von der Uhr irritieren zu lassen. Das Zimmer gefiel mir, es war ein Ort mit persönlicher Note.

Mein Analytiker ist ein belesener, weit gereister, gefragter Mann. Dort baumelte ein Tagungsausweis und auf dem Fußboden lag das Manuskript für den nächsten Vortrag.

Ich hatte in der vorherigen Praxis einen Analyseraum gehabt, der keine persönlichen Dinge enthalten hatte, und war aus praktischen Gründen in den Analyseraum an meinem Wohnhaus gezogen, der nun auch mein Arbeitszimmer und mit vielen Erinnerungsstücken, Büchern und Telefon ausgestattet war. Mir war klar, dass Analysanden darauf verschieden reagieren. Sie haben die Ausstattung neugierig und wissbegierig wahrgenommen.

Ich entschied bald, die Augen zuzumachen, um nicht zu viel Interessantes zu entdecken. In der Verhaltenstherapie habe ich das nicht mal getan, wenn mein Therapeut mich dazu aufforderte. Nun aber schrieb ich bereits nach der fünften Stunde überrascht in mein Tagebuch, dass ich diesmal die Hälfte der Zeit mit geschlossenen Augen dagelegen habe! Sie konnten das nicht sehen und fanden mich noch zu aufgeregt.

Jeder Analysand fragt sich zunächst: Wie wird der Analytiker mit ihm umgehen, kann er sich einlassen und vertrauen? Er wird an der Umgebung, dem Raum und dem Verhalten des Analytikers ermitteln wollen, wer der zunächst so anonyme Gesprächspartner ist.

Ich habe Sie zwar auch mal gegoogelt, doch meine Neugier auf Fakten hielt sich in Grenzen. Sie haben schon über Ihre Einrichtung einen deutlichen Grundton verraten. Ich hatte den Eindruck, dass Sie zu jedem Bild und jedem Gegenstand etwas hätten erzählen können. So haben Sie sich für mich als einen Menschen mit Geschichte präsentiert, das gefiel mir. Sie strahlten Tiefe, Standfestigkeit und Ruhe aus, was mir wichtig war. Sie sind nie wie mein Verhaltenstherapeut unrasiert, mit dem T-Shirt falsch herum angezogen oder mit den Worten, völlig gestresst zu sein, in eine Stunde gekommen. Ihre sichere Verankerung hat auch mir Sicherheit gegeben.

Dennoch war jede Menge Aufregung da, für die ich aber auch gute Gründe hatte. Auch wenn ich nach der dritten Stunde in mein Tagebuch schrieb: *Ich denke, es ist ein Glücksfall, dass er mich als Patientin übernommen hat*, und bereits nach der sechsten ergänzte: *Es ist mir lange nicht so gut gegangen*, war es kein einfacher Weg zur Analyse. Musste ich doch auf der Fahrt zur Praxis an einem furchterregenden »Wächter« vorbei.

Auf dem letzten Stück fuhr ich durch einen Tunnel und anschließend in einer langgezogenen Rechtskurve auf eine Schnellstraße, meine Zielgerade. Hier streifte mein Blick jedes Mal unweigerlich das Brachland zwischen den Fahrbahnen. Dort, im Scheitelpunkt der Kurve, an den Stützpfeiler des Autobahnschildes gelehnt, stand eine missgebildete, kindliche Prostituierte. Schultern an den Pfeiler gedrückt, Unterleib vorgestreckt, die ungleichen Augen aufgerissen, sagte sie zu mir: »Dich lasse ich nicht vorbei!« Jedes Mal erschrak ich.

Dabei sah sie nicht nur wie eine Vogelscheuche aus, sondern war auch tatsächlich nur die Illusion einer Bedrohung. Sie war kein Mensch, war nur sein Abbild: ein Graffiti, bestehend aus wenigen schwarzen Linien, aufgesprüht von eiliger Hand. Die Wirkung auf mich war trotzdem massiv. Anfangs schüchterte mich das Strichmädchen so ein, dass ich beim Vorbeifahren laut »Ich will da nicht hin!« jaulen musste.

Mit Hilfe des Graffitibildes konnten Sie Ihre anfängliche Angst vor dem Gesehenwerden durch mich ausdrücken.

Nach dem Jaulen folgte eine lange »Ich-strecke-dem-Biest-die-Zunge-raus-Phase«. Im Laufe der Zeit arrangierte ich mich mit ihr, fuhr aber nie unbeteiligt an ihr vorbei.

Gleich in meiner zweiten Stunde auf der Couch erzählte ich meinem Analytiker von ihrer Existenz. Er achtet, wie wohl die meisten Autofahrer, kaum auf Graffitis am Straßenrand. Obwohl er in der Nähe wohnte und sicher unzählige Male an dem Pfeiler vorbeigefahren war, hatte er sie nie bemerkt. So ist das mit Gespenstern: Sie suchen sich aus, wem sie sich zeigen wollen. Mir war, als stünde sie nur für mich dort, nicht irgendwo, sondern genau vor meinem Zugang zur Analyse. Ob mir das Graffiti auf einer anderen Strecke auch so ins Auge gesprungen wäre?

Da mir das Gespenstermädchen so nah und meinem Analytiker so fremd war, tat ich mich schwer, es ihm zu beschreiben. Ich konnte die Figur einfach nicht erfassen. Hatte sie Arme, einen Mund, schrie sie? In meiner Vorstellung wechselte ihre Gestalt, changierte in geschmeidiger Gespensterlebendigkeit.

Erst als ich sie unaufgeregter ansah, konnte ich sie besser beschreiben: ein nacktes Mädchen mit hinter dem Rücken verschränkten Armen, überproportional großem Kopf, einem zu kleinen und einem zu großen Auge – sie schielt wie ich! – und dem deutlich gekennzeichneten Geschlecht. Die Zeichnung bestand nur aus den Linien für den Körperumriss sowie Augen und Schamdreieck. Den mal schreienden, mal grinsenden Mund hatte ich mir also eingebildet.

Ich kannte dieses Graffiti nicht und Sie konnten es mir auch nicht gut verdeutlichen. Ich spürte aber, diese Figur stand der Analyse im Wege, sie machte

Ihnen Angst und hätte verhindern können, dass Sie weiterhin in die Analyse kommen. Ich verstand diffus, dieses Graffiti verkörperte etwas, was Sie auf keinen Fall sein wollten und wovor Sie Angst hatten, dass ich oder andere es Ihnen zuschrieben. Jedoch klar war mir das bei der ersten Erwähnung nicht.

Auszug aus dem Tagebuch: *Mein Analytiker konnte sich das Bild wohl nicht so richtig vorstellen, er fragte und sagte zwar ein wenig dazu, aber es war mehr, damit er verstand, wovon ich überhaupt redete. Dann ließ er das Thema einfach so stehen. Er fragte nicht weiter, führte das Gespräch nicht weiter, führte überhaupt nicht, und ich wusste nicht, was ich noch sagen sollte. Ich war von seinem Schweigen irritiert, denn ehrlich gesagt fand ich meine Idee, anzufangen, toll und mutig, spontan war sie obendrein, aber sie blieb dann in der Luft hängen. Ich benannte mein Nicht-weiter-Wissen sogar, aber er half nicht, wartete.*

In einer weiteren Stunde reagierte er ganz anders. Als ich beiläufig sagte, ich wisse jetzt, was das Gespenstermädchen für mich bedeute, würde aber erst später darauf zurückkommen, wollte er es sofort wissen. Ich hatte das Graffiti aus dem Gedächtnis nachgezeichnet und zog das Blatt aus der Hosentasche. Doch mein Analytiker wollte keine Skizze sehen, er wollte, dass ich ihm das Bild »beschreibe«. Es gehe ihm um das Reden, sagte er, ich solle bei ihm »reden lernen«.

Das Graffiti war Ihr Angst-Gespenst, das sich vor die Analyse stellte. Es war Ihre Angst vor der Analyse und Ihre Angst, in die Position des Graffiti-Mädchens zu kommen. Ohne diese Ängste auszubreiten und darüber zu reden und sie zu beschreiben, hätten Sie sie nicht überwinden und in der Analyse bleiben können.

Damals habe ich gefragt: »Warum habe ich mir nur nichts Leichteres für den Anfang ausgesucht?!«

Mein Analytiker schwieg, und das war gut; es gab mir Zeit. Ich fand genug Luft, konnte neu ansetzen: »Das Gespenstermädchen steht zugleich angsteinflößend und verängstigt an der Autobahn. Alle fahren an ihm vorbei. Ich möchte es in den Arm nehmen und bedecken, noch lieber wütend überstreichen. Ich will nicht, dass es da so öffentlich steht.«

»Was sagt es Ihnen?«, fragte er.

»Du bist so wie ich.«

Heute, beim Verfassen dieses Manuskripts, kann ich nicht mehr exakt nachvollziehen, ob ich diese Antwort bereits damals geben konnte. Ins Tagebuch habe ich sie geschrieben, aber habe ich sie auch ausgesprochen? Vermutlich nicht, denn, so meine Gedanken damals, wenn das Gespenstermädchen recht hat, wenn ich wirklich *so* bin, wird mich mein Analytiker dann überhaupt auf seiner Couch liegen haben wollen?

Das Mädchen oder das, was Sie aus dem Graffiti machten, war nicht wie Sie. Sie fürchten aber, ich könnte das von Ihnen denken.

Laut Tagebuch habe ich Ihnen zumindest gesagt, das Gespenstermädchen zeige mir, dass es etwas gäbe, das ich nicht verstecken könne. Ich meinte, es enttarne mich, stelle mich bloß, stelle mich als Opfer dar. Auf keinen Fall wollte ich ein Opfer sein.

Ich wollte in der Stunde ein weiteres Beispiel erzählen, von einer anderen, vergleichbaren erschreckenden Enttarnung, die nur ich allein als solche empfunden hatte, musste aber abbrechen: »Das schaffe ich jetzt nicht.« Diesmal hakten Sie nicht nach. Sie fragten stattdessen ruhig, ob ich erwäge, wegen des Gespenstermädchens einen anderen Weg zu fahren. Sie schienen die Möglichkeit als durchaus sinnvolle Lösung in Betracht zu ziehen.

Ich überlegte: »Das ginge, aber dann müsste ich früher los ... Nein! Mir von einem Graffiti die Route vorgeben zu lassen, so weit kommt das noch!« Jetzt hatte ich wieder genug Selbstbewusstsein, um Ihnen das Beispiel erzählen zu können. Für welch idiotische Sachen man sich schämt!

In der Oberstufe hat mir bei einer Grillparty eine Mitschülerin versehentlich Ketchup über die Beine geschüttet. Ich hatte Shorts an und sah auf den nackten Oberschenkeln aus wie mit Blut befleckt. Die Mitschülerin entschuldigte sich sofort, aber ich war wie erstarrt. Ich war nicht in der Lage, mich mit den Taschentüchern, die sie mir hinhielt, abzuputzen. Sie tat es. Dabei wussten alle, dass es ihr Fehler war und es sich um Ketchup handelte. Zwei Minuten nach dem Vorfall war ich wieder gesäubert, aber ich sehe die Flecken heute noch: Gespensterflecken.

Mit den »Gespensterflecken« könnte man Blut als Zeichen der Verletzlichkeit und der Fruchtbarkeit der Frau assoziieren, was Ihnen Angst einjagte.

Ja, aber vor allem habe ich mich geschämt.

Geschämt, sich als Frau zu zeigen.

Blut an den Beinen war nicht nur die Verbindung zur Monatsblutung, sondern auch zur Entjungferung.

Sie sind sehr mutig.

Heute, ja. Heute kann ich auch dieses Buch schreiben. Vor der Analyse wäre es undenkbar gewesen, dass ich so etwas überhaupt nur ausspreche.

Während der Verhaltenstherapie hatte ich – als Zeichen meines guten Willens mitzuarbeiten – ein Bild gemalt, das eine Versammlung der von mir notgedrungen akzeptierten »Persönlichkeitsteile« darstellte.

Einige Tage nachdem das Bild fertig war, entdeckte ich, dass sich in die Szene heimlich eine weitere Gestalt eingeschlichen hatte. Die Tischplatte hatte das Gesicht eines weinenden und blutenden Mädchens. Ihr Körper war der Fuß des Tisches, eine Axt steckte in ihrem Kopf. Das hatte ich gemalt und doch völlig übersehen. Meinem Verhaltenstherapeuten fiel es auch erst auf, als ich ihn darauf hinwies. Geschockt fragte er, wer das sei. Als ob Gespenster so einfach ihre Namen preisgeben würden! Sie wollen ja gerade nicht, dass man über sie redet, ihr Wesen begreift.

Damals erschreckte sie das Frausein. Auch das Aufspalten Ihrer Person in der Verhaltenstherapie gefiel Ihnen nicht, obwohl Sie das Spiel mitmachten. Sie erlebten sich durchaus als ganze Person mit verschiedenen Anteilen, auch dem Teil des Frauseins.

6. Kapitel

Das Ringen um Worte

Reden ist so eine Sache. Ob ich das kann? Nicht von ungefähr bin ich eine, die lieber schreibt. Ich stehe nicht gern im Mittelpunkt und schaffe es trotzdem, unzählige Lesungen zu machen: 90 Minuten auf der Bühne vor Klassen von kichernden, tuschelnden, Stühle kippelnden Schülern. 50 Minuten auf der Couch mit einem einzigen ruhigen Zuhörer empfand ich anfangs als kaum weniger anstrengend. Das liegt wohl daran, dass die Texte in meinen Büchern ja sui generis für die Öffentlichkeit bestimmt sind und ich professionell dahinterstehe.

An sich liegt Reden nämlich nicht in meiner Natur. Die meisten Dinge, die mich betrafen, hielt ich für nicht der Rede wert. Ich meldete mich in größerer Runde kaum zu Wort, da waren immer andere, die reden, viel reden, laut reden, selbstbewusst reden, dummes Zeug reden, andere an die Wand reden ... Ich ließ meine Freundin von ihren Problemen erzählen, weinte mich aber nicht bei ihr aus. Briefe schreibe ich nach wie vor gern. Als ich ein Kind war, bekamen meine Eltern unzählige von mir zugesteckt; als Jugendliche schrieb ich ihnen zunehmend auch, was mir missfiel, und bekam zu hören, ich hätte wieder einen meiner »gefürchteten Briefe« verfasst. Ich schrieb sogar meinem Verhaltenstherapeuten, war stolz, dass ich es schaffte, ihm meine Mitteilungen einmal vorzulesen.

Es gab aber von Anfang an keine Verweigerung der Rede (der freien Assoziation). Vielleicht haben Sie sich sehr angestrengt, den Raum mit Ihren Worten zu füllen, wenn ich schwieg. Sie konnten Schweigen nur begrenzt hinnehmen. Immer hatte ich den Eindruck, Sie wollen viel loswerden, bis hin zu dem Gefühl, ich komme nicht zwischen den Redefluss.

Reden ist anfangs für mich wie ein Lawinenabgang: ein abruptes, sich überschlagendes Herausstürzen aller Worte, dann Stille. Bin ich zum ersten Mal etwas losgeworden, bin ich anschließend oft erschrocken. So etwas habe ich gesagt?! Bin ich nicht unverschämt, undankbar oder, wie meine Mutter manchmal sagt, »einfach nur böse«? Nur gut, dass meine

Worte außer meinem Analytiker keiner gehört hat! Meine Eltern meinen, dass auch in Abwesenheit geäußerte Worte und sogar unausgesprochene Gedanken über Kraft verfügen und ihre Wirkung auf die erwähnten Personen haben.

Die Unglücksmagie der Worte, an die Ihre Eltern glauben, mag Sie auch zunächst beeinflusst haben. Sie haben nach meinem Eindruck bald gespürt, dass Reden Erleichterung bringt und den Selbstwert stärkt. Darum schlugen Sie auch als Titel unseres Buches vor: »Ich bin der Rede wert«.

Mir fällt auf, dass ich in der Verhaltenstherapie so gut wie nie meine ehrliche Meinung über meine Familie geäußert habe. Ein kritischer Blick seitens meines Verhaltenstherapeuten, ein Augenbrauenhochziehen oder Schmunzeln à la »Na ja, alle Menschen machen Fehler, das darf man nicht überbewerten« hatten gereicht und sofort war ich verstummt. Ich habe niemals »Dampf abgelassen«, geschweige denn von einem Verletztsein erzählt, von dem ich nicht sicher war, ob ich – angesichts eines Vorfalls, den die anderen als Lappalie bezeichnet hätten – überhaupt berechtigt war, mich verletzt zu fühlen. Ich wollte tolerant, souverän und sympathisch, nicht überempfindlich, zickig und »böse« wirken.

Auf der Couch konnte ich mir den guten Eindruck abschminken. Da ich mich unbeobachtet fühlte, machte ich auch schnell meiner Wut und Enttäuschung Luft. Dabei lief ich natürlich Gefahr, meinen Analytiker mit allzu vielen Schattenseiten meiner Person zu konfrontieren. Anfangs rief ich oft mit einem Gefühl zwischen Hoffen und Bangen: »Jetzt sehen Sie mal, worauf Sie sich mit mir eingelassen haben!« Oft hatte ich sogar das Bedürfnis, mich bei ihm zu entschuldigen, dass ich so schlecht über meine Familie rede.

Sie waren generell gehemmt, wenn Sie etwas Negatives, Kritisches, Ärgerliches über Ihnen nahestehende Personen sagen wollten. Sie hatten Angst, der Andere könnte böse werden und sich abwenden. Dies haben wir häufig in der Analyse, auch in der Beziehung zu mir, besprochen. Ihre Tendenz, sich schon im Vorhinein zu entschuldigen, sagte mir, Sie hatten Angst, die Zuneigung zu verlieren. Meistens habe ich in solchen Situationen gesagt: »Sie können alles sagen.« Im Laufe der Analyse haben Sie erfahren, dass auch Negatives zu sagen hilfreich ist, und dadurch nicht die Beziehung zerstört wird.

Nachdem ich zum ersten Mal auf der Couch über meine Familie gesprochen hatte, hatte ich prompt einen schlechten Traum:

Ein Familientreffen. Alle sitzen am Tisch, ich komme dazu. Meine Mutter hat sich ohne mein Wissen meinen Fotoapparat geliehen und an meinen Onkel weitergereicht, der die Bilder auf der Speicherkarte durchgesehen hat. Darauf sind private Fotos, vielleicht sogar Aktfotos. Wütend sage ich zu meiner Mutter: »Du hättest mich vorher fragen können!« Sofort kippt die Stimmung, alle sind empört über meine Beschwerde. Was ich denn für ein Problem hätte?! Der Onkel weint, die anderen schimpfen: »Unmöglich! Wir sind doch eine Familie!« Meine Mutter kommentiert: »Das kenne ich schon von der.«

Der Traum ist der Beleg dafür, dass Sie unbewusst der Annahme waren, Sie dürften sich nicht wehren und beschweren, selbst wenn die Anderen Ihnen etwas wegnahmen und Sie bloßstellten. Sie dachten, Sie müssten sich dem Wunsch der Eltern unterwerfen, und schämten sich für Ihren Widerstand.

Und wie ich mich schämte! Ich machte mir Selbstvorwürfe und dachte mir Horrorszenarien à la »Ich habe alles kaputt gemacht« aus. Diese schlechten Gefühle nach einer Wutäußerung verdrängten bald meinen ursprünglichen Ärger über andere Menschen komplett.

Beim Aufwachen aus diesem Albtraum fürchtete ich entsprechend, dass ich mich in der Stunde – ach was: mit der ganzen Analyse! – übernommen hatte. Am Morgen notierte ich in mein Tagebuch: *Habe ich überhaupt schon so viel Vertrauen zu dem Menschen, dass ich da so liegen und so offen über mich reden kann?*

Ich ahnte wohl, dass das nicht das eigentliche Problem war: Nicht *wem* ich etwas sagte, sondern *was* ich sagte, regte mich auf. Alles, was ich in den letzten Stunden über mich erzählt hatte, tat mir plötzlich weh, obwohl mir nichts davon neu war; ich hatte es nur noch nie zuvor ausgesprochen. Ich war erschrocken, dass mir so die »wilden Pferde« durchgegangen waren.

Ihr Erschrecken und Ihr Entschuldigen für Ihre Bewegtheit, für Ihre spontanen Äußerungen haben im Laufe der Analyse nachgelassen.

Anfangs war ich mächtig in Aufruhr. Es gibt ein Bild zu diesen ersten Redeerlebnissen: feuerrote Pferde, die in einer rasenden Flammenwolke, von meinem Körper ausgehend, von der Couch stürzen und den Teppichboden der Praxis farblich aufwühlen, nur der Hintergrund, in dem mein Analytiker unerschüttert und in nachspürenden Gedanken versunken sitzt und das Fenster den Blick in den Garten freigibt, behält seine zarten Blau- und Grüntöne bei.

Meine Empfehlung, die Bilder mitzubringen, hatte den Sinn, dass Sie Ihre Angst und Ihre Einfälle im Bild festhalten, um in den Stunden darüber zu sprechen. Die Vergegenständlichung im Bild erlaubt mehrfache Betrachtung. So haben Sie in der ersten Phase der Analyse mehrere Bilder über Ihre positiven wie negativen Erfahrungen auf der Couch mitgebracht. Die Bildbetrachtungen sind wie ein Hilfsmittel, Worte zu finden.

Das nahm ich gern an, denn ich dachte, meine Worte reichten nicht aus. Auch beruhigte mich das Malen sehr und ließ mich zu Hause noch einmal entspannt in Gedanken in den Raum der Analyse zurückkehren, ihn Stück für Stück, Strich für Strich ganz erfassen und so in gewisser Weise auch für mich mitgestalten. Beim völlig entspannten Malen konnte ich das Chaos, das sich da aus meinem Innern Bahn brach, ertragen und seine unkontrollierte Wucht in eine Form umlenken. Ich fühlte mich mir selbst und der Situation nicht mehr so ausgesetzt.

Damals fragte mich mein Analytiker beim Anblick des Bildes der roten Pferde: »Wünschen Sie sich jemanden, der Sie ein bisschen zügelt? Das sagt man doch so beim Pferd. Aber dann würden Sie durchgehen, oder?«

Ich erschrak. Erstens kommt seine Stimme oft als Überraschung – wir spielen uns die Sätze ja nicht in schneller Folge zu –, zweitens treffen seine Bälle schmerzhaft genau. Also, erst mal zurückrudern! »Ich weiß nicht«, piepste ich, rutschte ganz tief in meine Hasenkuhle. Er nannte mich »selbstunsicher« und das passte: ein harmloses, annehmbares Wort. Die Stunde endete mit einem guten Gefühl, aber seine Frage ging mir nicht aus dem Kopf.

Ich bin wortempfindlich. Mit »wilde Pferde beruhigen« hätte er mich nicht getroffen, doch mein Analytiker scheut vor Pointierungen nicht zurück. Als es mir während der Probestunden schwergefallen war, mich endgültig vom Verhaltenstherapeuten zu lösen, hatte er knapp kommentiert: »Scheidung!« Das war ein heilsamer Schreck, denn daraufhin fand ich den Mut, diesem klipp und klar zu sagen, ich werde keinen weiteren Termin vereinbaren. Bei der Erwähnung eines Wutanfalls – mir war zu

Hause eine Tasse zersprungen und ich hatte mir selbst eine Ohrfeige gegeben – sagte mein Analytiker cool: »Sie haben sich bestraft«, woraufhin ich wünschte, ich könne samt Couch im Erdboden versinken. Und was war jetzt mit »zügeln« gemeint, fragte ich mich, dass ich froh gewesen wäre, jemand hätte mich festgehalten und gesagt, eine zerbrochene Tasse sei nun wirklich kein Grund zur Aufregung? Ja, gab ich mir zur Antwort, aber das kann ich nie zugeben, das kann ich ihm niemals sagen.

»Zügeln« meint: Wenn die Pferde durchzugehen drohen, das Zaumzeug fest und ruhig in der Hand zu haben. So gilt es für Pferde. Bei Menschen ist es besser, von »beruhigen« zu sprechen.

Sie hatten mein Bild vor Augen, das hat auf Ihre Wortwahl Einfluss genommen.

Manche meiner Worte haben Sie annehmen können, andere nicht. Das für Sie passende Wort zu finden, war nicht immer leicht.

Oh ja, ich weiß, was Sie meinen: Meine Aufregung nannten Sie gern »Erregung«, was mich gleich noch mehr aufregte! Nur gut, dass die Stunden zeitlich so nah beieinander lagen. Nicht nur konnte ich mir das Warmreden sparen, ich musste auch nicht tagelang grübeln, wie etwas gemeint war. Fragen und Missverständnisse klärten wir, bevor sie sich zu einer belastenden Verunsicherung auswachsen konnten.

Dies ist ein wichtiger Hinweis, dass die Frequenz von drei Stunden pro Woche für Sie notwendig war.

Sie hatten mir ganz zu Anfang auch angeboten, viermal in der Woche zu kommen. Das habe ich aber nicht angenommen, weil es mir unvorstellbar viel erschien und mich auch etwas erschreckte. Später hat sich diese Einstellung gewandelt.

Ein Tagebuchauszug aus einer der ersten Stunden: *Ich konnte die Augen schließen, sprechen. Er hörte schweigend zu, raschelte zuweilen hinter mir. Manchmal sagte er auch etwas – mit seiner mir inzwischen schon vertrauten leisen, etwas heiseren Stimme. Als er wieder raschelte, musste ich mich zu ihm umdrehen: »Was machen Sie da hinter mir eigentlich?«*

Wir sahen uns an, was für beide wegen der plötzlichen Nähe überraschend war. Er lächelte ein wenig. »Ich schreib mir was auf. Stört Sie das?«

»Nein. Ich wollte nur das Geräusch einordnen. Sonst trinken Sie nur.«

»Ja, sonst trinke ich.«

Und dann – es ist immer noch komisch – habe ich mich einfach wieder auf »meine« Couch zurückgezogen und mich in das türkisblaue Kissen gekuschelt. Ohne Angst vor dem Mann, der so nah hinter mir sitzt und sich etwas aufschreibt. Und dann – das war das Allermutigste bisher – sprach ich ihn auf die Sache mit den Pferden an. Er konnte sich sofort erinnern, ganz genau an die Formulierungen, die er gebraucht hatte. Ich sagte ihm, dass ich wohl wisse, wie sehr Vergleiche immer hinkten, aber wie aufgewühlt ich dennoch deswegen gewesen sei: »Es hat mich erschreckt. Dabei wünsche ich mir durchaus jemanden, der mich festhält, weil ich mich selbst manchmal nicht festhalten kann.«

Heute weiß ich, dass der Akzent tatsächlich bei beiden Wortkonnotationen zu suchen ist: sowohl bei »beschützen« als auch bei »am Handeln hindern«.

Damals brauchte ich für diese Sätze eine Viertelstunde und meinen ganzen Mut. Gleichzeitig sträubte sich alles gegen dieses Eingeständnis: Ich war schließlich erwachsen, ich war selbstständig, ich war immer allein zurechtgekommen, also brauchte ich niemanden und traute niemandem, mit so etwas wollte ich gar nicht erst anfangen!

Bei meinem Verhaltenstherapeuten hatte ich fast jede Stunde sagen müssen: »Hören Sie mal, ich bin immer noch ich, ja?!« Am liebsten mit geballten Fäusten.

»Das macht mir Angst«, sagte ich in der Analyse ein paarmal. Ich hatte nie so wirklich realisiert, dass es auch Mut braucht, zu sagen, dass man Angst hat. Noch mehr Mut würde es erfordern, sich einzugestehen, dass man Hilfe wirklich braucht, so etwas ist, O-Ton Tagebuch: *zum Erbrechen*. Aber immerhin schaffte ich es meinem Analytiker zu sagen, dass ich meine negativen Gefühle mir selbst gegenüber manchmal nicht im Zaum halten könne – um sprachlich im Bild zu bleiben. Allein diese Aussage trieb mich wie eine Rakete von der Couch hoch. Ich saß kerzengerade mit dem Rücken zu ihm. Er fragte, sagte irgendwas, meinen Namen.

»Es ist alles gut!«, rief ich ihm zu.

»Alles gut??«

Ich sah mich zu ihm um. Er war beunruhigt. Na, daran würde er sich jetzt gewöhnen müssen!

Sie haben sicher recht, dass ich beunruhigt war, ob die Analyse Sie halten konnte. Ich begriff aber sehr bald, dass Sie Ihr Erschrecken mit dem ganzen Körper auch motorisch ausdrückten. Gleichzeitig fanden Sie aber auch Worte und konnten Ihre Erregungen in bildhaften und verbalen Symbolen vermitteln.

Wenn ich vergaß, wo ich war und wer mir zuhörte, konnte ich tatsächlich so frei reden wie sonst nie. Nur sobald mir auf einmal klar wurde, dass ich auf der Analysecouch lag und versuchen sollte, Gefühle, die ich an mir verachtete, in Worte zu fassen, geriet ich in Stress.

O-Ton Tagebuch: *»Sie sollten nichts zurückhalten«, sagt er gern. Leicht gesagt! Aber viel kann ich ihm eh nicht vormachen. Manchmal denk ich, er hört auch, was ich nicht sage.*

Ich erzählte ihm, dass ich oft nicht einschätzen kann, wo mein Platz in der Welt ist, besonders was zwischenmenschliche Beziehungen angeht. Hilfsweise frage ich zum Beispiel meinen Mann, ob mich die neue Nachbarin wirklich böse anguckt und ungern grüßt oder ob ich mir das nur einbilde. Der sagt, die Neue sei nur schüchtern. Diese ewige ätzende Angst vor Ablehnung!

»Geht Ihnen das bei allen Menschen so?«, fragte mein Analytiker.

»Ich befürchte, ja.« Ganz leise sagte ich das, dann waren wir still und zum ersten Mal hatte ich dort Tränen in den Augen. Zum Ende der Stunde sprach ich's sogar aus, mir sei zum Heulen.

Sprechen ist und bleibt: raussprudeln, stocken, nicht mehr weiterwissen. Mein Analytiker will oft Beispiele hören, aber manchmal fallen mir keine ein; mein Kopf ist wie leergefegt, ich bin angestrengt, bin nach 50 Minuten auf der Couch körperlich völlig fertig.

Ich erinnere mich gerade, dass er mich gestern schon gefragt hat, wie es »hier«, bei ihm, sei mit meiner Angst vor Ablehnung. Gestern hab ich geantwortet: bei ihm hätte ich sie nicht, heute: ich hätte sie bei allen Menschen. Ein Widerspruch? Nein! Dass ich bei ihm die Angst noch nicht hatte, ist wahr. Aber ich kenne ihn erst sehr kurze Zeit, die kann jeden Moment noch auftauchen.

Und das tat sie.

Schon zwei Stunden später wurden die Gesprächsinhalte ernster und damit begann für mich der Kampf. Beim Fechten gibt es Angriffsrecht, in der Analyse kämpfte ich um mein Rederecht. Meine Gegnerin war ich selbst, ausgestattet mit einem Brustschutz gegen jede Form von schmerzhaften Wahrheiten, Misstrauen und einem messerscharfen Florett, das mit dem Schlachtruf »Peinlich!« einen Treffer nach dem anderen setzte.

Ich trat mit den Füßen, kratzte mich, schoss von der Couch hoch. Das Ringen um Worte ergriff meinen ganzen Körper. In dieser Phase war sein am häufigsten gebrauchtes Wort: »Affekte«. Affekte pflasterten meinen Weg. Sie begleiten mich wie die Wolken am Himmel.

Es war die stürmisch erlebte und hier ausführlich beschriebene Anfangsphase, die sich über viele Stunden erstreckte. Bei aller Verunsicherung blieb bei mir doch das sichere Gefühl, wir werden die Erregung tragen können, auch wieder in ruhigere Wetterlagen kommen.

Da erinnere ich mich an einen für Sie womöglich belanglosen und längst vergessenen, für mich aber sehr wichtigen Moment. Während einer unserer Stunden klapperte draußen etwas im Wind. Ich fragte Sie nach dem Geräusch. Sie antworteten: »Der Wind braust ums Haus.« Das fand ich wunderschön. Es war ein Satz wie aus einem altmodischen Bilderbuch, er hatte so etwas wärmend Gemütliches. Sie sprachen von einer losen Plane auf der Terrasse, ganz ruhig und entspannt war das; ich lag in meiner Kuhle wie in einem Bett und hörte zu. Das Toben, das bisher in mir gewesen war, war nun draußen und konnte nicht mehr in die Analyse hineingelangen.

Aber noch sprechen wir von den ersten, den stürmischen Stunden.

Es war ja nun das erste Mal, dass ich mich jemandem seelisch so öffnete, da hat mich allein das Wort »öffnen« schon aufgeregt.

Ich war derart mit mir selbst beschäftigt – der Raum drehte sich, weil mir schwindelig war –, dass ich gar nicht merkte, wie auch mein Analytiker zunehmend auf seinem Sessel herumrutschte. Er bot mir mehrfach an, im Sitzen fortzufahren, aber das Liegen war nicht der Auslöser, das Sprechen war das Problem, das wusste ich sicher, denn in der im Sitzen geführten Verhaltenstherapie war es ähnlich gewesen: Ich hatte Arme und Beine verdreht und den ganzen Raum zum Ausstoßen der Worte gebraucht. Hätte ich im Reden über mich nicht geübter sein müssen? Ich spürte nicht viel davon. Die wenigsten Themen wiederholten sich, obwohl es sich doch um das gleiche Leben handelte.

Wenn ich meine Biografie als Landschaft vor mir ausbreiten würde, näherte ich mich jetzt – in der Analyse – dem Dorf zu Fuß auf Trampelpfaden, während ich mich zuvor – in der Verhaltenstherapie – mit dem Helikopter direkt vor Ort hätte absetzen lassen. Es war jedoch nicht so, dass ich mit meinem Analytiker gebummelt hätte und unterwegs in jedes Kaninchenloch gekrochen wäre – dann wäre ich kaum so aufgeregt gewesen! Und fand ich mich doch mal in einem Kaninchenbau wieder, so war es unter Garantie einer, dessen unterirdische Gänge bis ins Sperrgebiet führten. Unerwartet kam ich dort an die Oberfläche, wo mich auf direktem Weg keine zehn Pferde hingebracht hätten.

Den Sprachraum in der Analyse zu füllen, wenn es kaum Vorgaben, kaum feste Themen, kaum Fragen des Gegenübers gibt, führt in der Regel, wenn die Angst überwindbar ist, zu den Kernproblemen. Die sind natürlich verschieden und doch universell. Ein Kernproblem bei Ihnen war das Jugenddrama.

O-Ton Tagebuch: *Ich beschrieb die Straße meiner Kindheit, redete zunächst ruhig und flüssig. Dann sagte ich etwas, das mir beim Aussprechen sehr wehtat, weil es um das Jugenddrama ging. Ich lag auf dem Bauch, den Kopf im Kissen vergraben. Und da sagte er, so kalt und schneidend, dass es mich sehr erschreckte:*

»Wenn Sie in das Kissen sprechen, verstehe ich Sie nicht!«

Ich fuhr hoch. Mein Gott, er ist so ein empathiefreier Eisklotz!

»Sind Sie mir böse?«, fragte ich und sah ihn an. Ich weiß nicht, was er antwortete. Ich denke, er verneinte, aber nicht so direkt, er zuckte nur ein bisschen.

»Wenn Ihnen das unangenehm ist, wie ich mich aufrege und benehme, wenn Sie mich loswerden wollen, dann können Sie es jetzt noch sagen!«

Und er hat nichts Besseres zu tun, als mir die Frage zurückzuschleudern:

»Möchten Sie die Therapie abbrechen?« Er lächelte auch noch dabei!

»Drehen Sie mir nicht das Wort im Mund herum!«, rief ich. »Kommen Sie mit mir zurecht?«

»Ich hoff's«, antwortete er ehrlich.

Und wenn nicht?

Diese Szene war sehr heftig und zeigt mir auch im Nachhinein, wie hilfreich es für die Entwicklung unserer therapeutischen Beziehung war, sich auf Ihre spezielle Art der verbalen und motorischen Inszenierung des Anfangs einzustellen und konsequent selbst zu verbalisieren.

Mehrmals musste ich Ihnen bei Ihrer Skepsis und Ihrem Misstrauen, ob ich die Analyse weitermachen wolle, versichern, dass ich unsere Vereinbarung nicht brechen werde. Das war nicht nur so gesagt, sondern meine feste innere Überzeugung.

Das war unglaublich wichtig für mich. Aber hat ein Analytiker nicht auch manchmal Zweifel, ob der Dialog mit dem Patienten gelingt? Überkommen einen da hinten im Sessel nicht auch ganz menschlich die Affekte? Ist man nicht auch zumindest kurzzeitig ungeduldig und empfindlich?

Zumal das Missverständnis ja hier auf der Hand lag: Sie hatten mir zwar gleich zu Anfang gesagt, dass Sie ein Hörgerät tragen, aber daran hatte ich meistens nicht gedacht. Darauf konnte ich auch keine Rücksicht nehmen, denn ich wollte meine Worte selbst nicht hören, deshalb brummelte ich sie nur ins Kissen. Ihnen blieb gar nichts anderes übrig, als nachzufragen.

Am Wochenende nach dieser Sitzung zeichnete ich mich völlig erschöpft mit geschlossenen Augen auf der Couch liegend und meinen Analytiker als Eisberg hinter mir. Um uns herum der Ozean, über uns der nördliche Nachthimmel: Papageientaucher, Polarlichter.

Ich war so wütend, ich schimpfte wie ein Rohrspatz, hatte aber vor allem Angst davor, dass er es schon bereute, mir die Analyse angeboten zu haben. Am folgenden Montag, an dem wir uns aussprachen, fragte ich ihn direkt:

»Wollen Sie lieber abbrechen? Haben Sie Angst, ich mache Ihnen mit meinem Bewegungsdrang Ihre Couch kaputt?«

Da sah er mich fast mitleidig an.

Ich konnte Ihnen nur immer wieder und ohne inneren Zweifel mitteilen, dass ich an unserer Vereinbarung festhalte, für mich getragen von dem Band zwischen uns, das ich gespürt habe, und von dem Prinzip Hoffnung. Wenn ich mir im Nachhinein diese Szene und meine unempathische Reaktion vergegenwärtige, hätte es auch eine enttäuschte Hoffnung werden können. Manchmal hängen analytische Beziehungen auch am seidenen Faden.

Meine Träume, unter denen ich sonst so litt, waren mir endlich mal eine große Hilfe. Schon am Wochenende, direkt nach der Auseinandersetzung, träumte ich, von der Couch stiegen gelbe Luftballons auf: ein gutes Zeichen. Sie schlichen sich dann auch gleich in mein Eismeer-Bild. Einen gelben Ballon halte ich darauf in der Hand. Er leuchtet im Dunklen wie eine Laterne.

Meine Hoffnung hatte sich offensichtlich auf Sie übertragen.

Nur wenige Tage später schrieb ich ein hoffnungsvolles Gedicht:

Laternchen

Des Nachts brennt wohl in mir ein Licht,
hab's lange übersehen;
sehr hell ist es auch grade nicht,
kaum reicht's, danach zu gehen.
Vom Löwenzahn ein Blütenblatt,
nur eins und dünn vom Wehen,
von Sturm und Regen blass und matt,
mit Straßenstaub vermischt.
Doch scheint's! Ich hätt's vergessen glatt –
hätt's nicht wer freigewischt.

Ich denke heute, ich habe am Anfang alles rausgelassen, so als hätte ich mich entgiftet. Nachdem dieser Kraftakt gelungen, die Hürde genommen war, war alles gut.

Die Entgiftungsphase war die Basis für eine gedeihliche, förderliche Zusammenarbeit, in der noch manche Krise folgen würde.

Diese drei Fundsachen aus dem Tagebuch zeigen eindeutig, dass ich nun in der Analyse und bei Ihnen angekommen war:

Mein Mann sagt, ich käme anders von den Stunden nach Hause. Es mache mir wohl Spaß. Da sei mehr Funkeln von Freude in meinen Augen, ich sei nicht so verkrampft und unglücklich wie nach den Stunden bei meinem Verhaltenstherapeuten.

Rosenmontag. Beim Reinkommen sagte ich keck: »Na, Sie sind ja doch da! Ich dachte, Sie seien zum Umzug nach Köln gefahren!«

Er, definitiv kein Jeck, reagierte automatisch mit seiner beliebten Gegenfrage: »Wären Sie jetzt gern beim Karneval?«

»Quatsch, das war Spaß«, sagte ich und lachte ihn extra an, um seine harte Analytikerschale zu knacken. Dafür ist der Rosenmontag schließlich da!

Tatsächlich lächelte er auch, zeigte dann jedoch wortlos auf die Couch. Die Stunde fängt pünktlich an, aber nicht mit Scherzen.

Das Thema machte mich fuchsteufelswild. Er merkte es, wollte mich unterbrechen, aber ich rief: »Ich muss das jetzt erzählen!«

»Jetzt regen Sie sich auf.« Er lachte, denn ich begann, mit den Fäusten auf die Couch zu trommeln. »Wenn Sie sich aufregen, schießen Sie sofort hoch.«

Oh, wie wir lachten! Das erste Mal! Er und ich lachen so richtig zusammen.

Diese Szenen aus dem Tagebuch belegen, wie lebendig unsere Kommunikation von Anfang an war. Ich habe es in der Anfangsphase immer als Ihre »Lebendigkeit« bezeichnet, um den Aufregungen eine positive Wendung zu geben. Ich hatte aber zeitweise auch die Sorge, es könnte daraus ein Sich-nicht-mehr-steuern-Können entstehen und Sie könnten die Stunde abbrechen, weil es Ihnen zu viel wurde. Es ist nie geschehen. Aus dieser Sorge ist der Ausdruck »zügeln« entstanden.

Couchwindungen

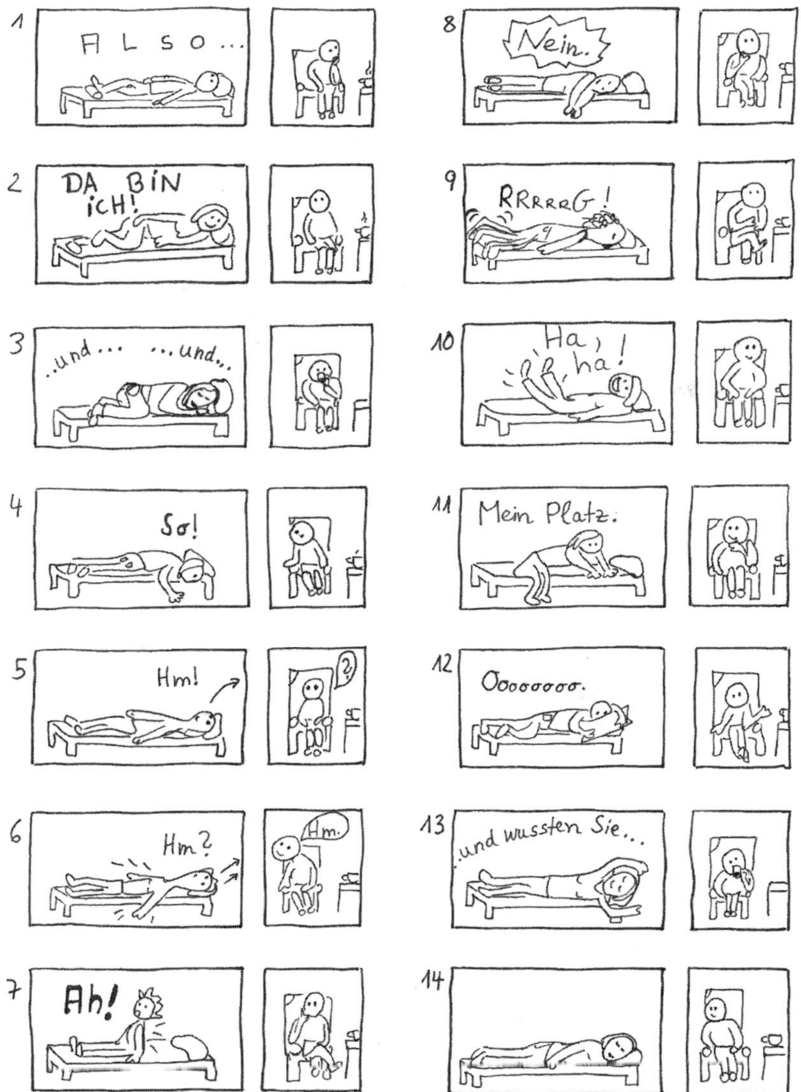

7. Kapitel

Das empfindsame Kind

Denke ich an die Menschen meiner Kindheit, sehe ich mich aufgeregt durch den Garten laufen, im vergeblichen Versuch, die Gänseblümchen vor meinem den Rasen mähenden Onkel zu beschützen; ich sehe das mir völlig unbekannte gleichaltrige Mädchen vom Ende der Straße, das mir mit den Worten »Schönes Wetter heute« unerwartet die Murmeln aus der Hand schlägt; und ich sehe den crèmefarbenen Wohnzimmerteppich, auf dem die Katze ein stinkendes Häufchen Durchfall hinterlassen hat. Ich ducke mich weg, als mein Vater das »Mistvieh« sucht, her schleift und wütend Schnurris Nase in die braune Matsche tunkt: die Gewalt, das Gefauche und Geschrei – ein Schreckensmoment, der sich mir einprägt.

Ich sagte meinem Analytiker, ich wüsste nicht, ob ich nicht immer schon zu empfindlich gewesen sei. »Durchlässig« nannte er mich ja oft, wieder so ein komisches Wort. Ich musste an ein Dach denken, durch das es hineinregnet, wahrscheinlich sagt man daher auch »nicht ganz dicht«.

Das Wort »durchlässig« entstammt der Bildsprache der Biologie. Es gibt Membranen und Zellen oder Organe, die mehr oder weniger durchlässig sind. Die Haut ist ein solches Organ beim Menschen. Die Seele hat auch eine Membran, die uns schützen soll, wie die Haut das Innere des Menschen schützt. Diese Membran kann für Erlebnisse, Erfahrungen, Fantasien durchlässiger oder weniger durchlässig sein. Sie haben stark bewegende Szenen geschildert, an manche von ihnen haben Sie sich erst wieder in der Analyse erinnert.

Meine Seele stellte ich mir so löchrig wie ein Nudelsieb vor, denn, so meine Überlegung, in meiner Kindheit war absolut nichts Gravierendes passiert.

Vielleicht nicht in den Handlungen, die Sie erinnern, aber in vielen belastenden Geschichten. Mir fällt da die Beziehung zu Ihrer Mutter, die Erzählungen der Großmütter, deren Vertreibung, die Gespenster ein …

Gespenster sehen ja auch nur die Durchlässigen. Es schauerte mich, wenn ich, auf der Couch liegend, die ärgerliche Stimme meiner Mutter nachahmte: »Jetzt gibt's aber gleich ein Donnerwetter!«, oder das bedrohliche »Au, warte!« meiner Omma. Ich sah Omma zornig auf mich zustürzen – aber eben nicht mehr als das. Abgesehen von gelegentlichen Ohrfeigen und vierzehn Tagen Stubenarrest sind mir bis heute zum Beispiel keine Bestrafungen im Gedächtnis. Reichten Worte wirklich, um mich in Panik zu versetzen, oder ist meine Erinnerung wie die Scheibe in der Wohnzimmertür, die meine Eltern am Heiligabend mit Trockentüchern zuhängten?

Es ist wirklich so, dass Sie für Worte, Bilder und Stimmungen durchlässig sind. Diese können Sie in Panik versetzen. Sie erinnerten sich an viele Beziehungsszenen aus Ihrer Lebensgeschichte, positive wie negative.

Lieber kehre ich hier zurück zu den glücklichen Momenten. Da eignet sich Weihnachten am besten. Heiligabend standen sie alle mit Wunderkerzen zusammen, sangen und hatten einen Schwips, was gut war; ich liebte es, wenn meine Familie einen Schwips hatte. Das Feierliche machte sie zu ganz anderen Menschen. Meine Mutter konnte den Tag über kränklich, übellaunig, traurig und unlustig sein: Legte sie Make-up auf – stets im letzten Moment, wenn die Gäste vor der Tür standen –, machte sie eine wundersame Verwandlung durch.

Liebte es Ihre Familie nicht, Konflikte unter den Teppich zu kehren, schön Wetter zu machen oder eine Maske aufzusetzen? Das ist zwar menschlich, aber Sie versuchten ja doch dahinter zu schauen.

Ich lasse die Erinnerungen kommen: Die sonntäglichen Waldwanderungen mit der ganzen Familie. Meine Eltern fochten auf jeder Tour mit abgebrochenen Ästen, schreiend und keuchend schlugen sie die Stöcke gegeneinander; es krachte laut und brach ein Ast entzwei, mussten sich alle ducken. So spaßig das für meine Eltern gewesen sein mag – wobei sie auch Streit *ausgefochten* haben –, ängstigte es mich auch.

Omma schleppte alles Mögliche aus dem Wald mit, worüber mein Vater jedes Mal ausgiebig schimpfte, aber beim gemeinsamen Abendessen aß er die Holunderbeeren und Hallimasche. Meine Mutter animierte mich, mit ihr »Pferde« zu spielen. Ich folgte ihr wiehernd die Böschung hinauf, nur, als ich ihr und meinem Vater über einen umgestürzten Baumstamm folgen sollte, der über einem trocknen Bachbett lag, schaffte ich es nicht. Selbst als sie mir erst ein Leberwurstbrot, dann eine Packung Playmobil boten, war ich nicht dazu zu bewegen. Und dabei wäre ich so gern das mutige und geschickte Mädchen gewesen, das sich meine Mutter wünschte!

Einmal fiel mir ausgerechnet ihr »teurer Rosshaarpinsel« in die Dachrinne. Ach, du Schreck! Dieser Pinsel war ihr bestes Stück! Sie malte im Garten, schickte mich rauf, den Pinsel holen, ich, eifrig, hielt ihn am ausgestreckten Arm aus dem Fenster: »Den hier?« – schon war er weg. Oh nein! Noch hatte sie's nicht gemerkt. Ich versuchte, meinen Arm langzumachen. Ich müsste wie Katze Schnurri hinausklettern! Ich stemmte mich hoch, zögerte.

Diese Szene zeigt mir, wie viel Angst Sie vor Ihrer Mutter hatten, sie könnte Sie bestrafen wegen der Ungeschicklichkeit mit dem Rosshaarpinsel. Sie hatten Angst, ihre Liebe zu verlieren, und wollten deswegen wie eine Katze sein, die natürlich besser klettern kann als Sie. Ich hoffe, Sie haben nicht versucht, den Pinsel aus der Rinne zu holen und sich wie eine Katze auf dem Dach zu bewegen!

Ein Instinkt muss mich vom Klettern abgehalten haben, da mir räumliches Sehen fehlt.

Die vier Schieloperationen im Vorschulalter empfand ich als Qual: Ich wollte nicht wegmüssen, nicht wieder allein sein. Meine Eltern spielten mit mir im Wartezimmer ein Brettspiel – ich wusste genau: Das tun sie, weil sie mich diesmal wieder hierlassen würden. Ich sah, wie sie immer wieder zur Uhr schauten, und konnte nur daran denken, dass ich gleich allein sein würde. »Wie lange sind vierzehn Tage, Mama?«

Einmal erkältete ich mich und durfte wieder nach Hause, was aber nur hieß, dass das Ganze verschoben war. Ein anderes Mal war ich mit einer netten Frau auf dem Zimmer, die nachts, wenn ich Albträume hatte, an mein Bett kam und mich beruhigte.

Ich erinnere mich an die ruppige Art der Krankenschwester, mich zu baden und mir die Wimpern abzuschneiden; wie schwierig es war, wegen der Wunde am Auge nicht zu weinen, obwohl ich unbedingt weinen wollte; wie es sich anfühlte, die weißen Fäden aus dem Watteverband am Auge zu zupfen; wie egal es mir war, wie ich aussehen würde, wenn ich mal heiraten würde; an die Angst vor der Spritze und die erschreckende

Narkose, die erst im Operationsraum erfolgte. Als ich mit meinem Analytiker einmal darüber redete und er den Anästhesisten nachahmte und »Tief einatmen« sagte, schoss ich wie eine Rakete von der Couch hoch.

Die Schieloperationen und die Krankenhausaufenthalte, verbunden mit der Trennung von den Eltern, waren nach meiner Ansicht eine der traumatischen Situationen Ihrer Kindheit, die die Entwicklung Ihres Selbstbildes bis heute beeinflusst haben.

Nur die kleinen Geschenke, die meine Eltern mir mitbrachten, waren eine Freude.

Es war eine sehr aufregende und belastende Situation für Sie. Ihre Eltern haben es wohl auch gespürt, konnten aber nichts daran ändern.

Meine Mutter musste ich als Kind beim Gutenachtsagen immer, auch zu Hause, mit beiden Armen lange festhalten. Wenn ich sie losließ, fürchtete ich, wäre sie weg.

Sie mussten ihre Anwesenheit spüren und hatten noch kein inneres Bild von ihr und nicht das sichere Gefühl, sie kommt wieder.

Jahrelang hat mich die drohende Ankündigung, eine fünfte Operation müsse erfolgen, wenn ich ein Teenager sei, geängstigt. Ich ließ sie dann auch nicht machen. Ich bin so geblieben, wie ich bin, und wurde, wie mein Mann mir versichert, gerade deshalb geheiratet.

Als erwachsene Frau fürchte ich nach wie vor einen Besuch beim Augenarzt am meisten, Wimperntusche und Eyeliner nutze ich nie.

8. Kapitel

Meine ersten Erzählungen

Die erste, von mir achtjährig mit krakeliger roter Schrift in ein Heft mit Hilfslinien für Schreibanfänger geschriebene Geschichte nannte ich *Flimmerauge*. Die Mutter tot, der Vater verschwunden, wird das kleine Mädchen von zwielichtigen Detektiven gejagt, die glauben, wegen ihrer ungewöhnlichen Augen entgehe ihr nie ein Hinweis, sie könne für sie jeden Fall lösen. »Flimmerauge« flieht vor ihnen in ein Hochhaus, fährt mit dem Aufzug aufs Dach und stürzt sich vor Angst von dort ins Meer. Dennoch wird am Ende alles gut: Sie überlebt den Sturz unverletzt, der verschollene Vater taucht auf, gibt ihr das ersehnte Zuhause und beschützt sie vor den Detektiven.

Aus der Schwäche Ihrer Augen machten Sie in der Geschichte eine Stärke, die andere beneiden, Sie sind das »allsehende« Flimmerauge. Sie überleben, die Bösen können Ihnen nichts anhaben und Sie finden Ihren Vater wieder, der sie rettet. Sie lieben dramatische Geschichten, in denen es um Leben und Tod geht. Das ist bis heute in abgeschwächter Form so.

Ihre Sichtweise überrascht mich immer wieder! Ich weiß zwar nicht mehr, wie ich als Kind zu *Flimmerauge* stand, aber ich bin sicher, dass ich beim Wiederlesen des Textes in den letzten Jahren darin nur die Schwäche, das Abnormale gesehen habe. Dabei hatte ich mit dem Schreiben etwas Wichtiges für mich entdeckt. Ich erinnere mich an das Glück, das ich empfunden habe, als ich mir in der großen Pause auf dem Schulhof dachte: »Heute Nachmittag kannst du weiterschreiben!« Und das tat ich von nun an. Ich schrieb über Waisenkinder, Kinder, die fortlaufen, mörderische Onkel und manchmal auch einfach über Glasmurmeln.

Die Murmeln aus dem Murmelmeer lasen nicht nur meine Mutter und Oma Lucie, sogar mein Vater war diesmal neugierig. Ich trug ihm den Text vor. Er nahm meine Stimme auf Cassetten auf und unterlegte sie mit Musik aus einem Märchenfilm. Ein Wochenende lang bastelten er und ich am »Murmelmeer-Hörbuch«: eine glückliche Zeit.

Die Geschichten waren nicht nur Verarbeitungen inneren Befindens, sondern hatten offensichtlich auch die Funktion, Ihre Eltern auf sich aufmerksam zu machen.

Mein Hauptthema war: ein Zuhause und einen Beschützer zu finden. Wenn ich die Geschichtchen heute lese, finde ich sie oft kitschig und auch traurig, weil diese Kinderschrift so deutliche Worte findet für die Sehnsucht des Mädchens, das ich mal war.

Viele Ihrer Geschichten, die Sie mir erzählten, haben Figuren wie »den bösen Onkel« und den »guten männlichen Retter«. In der Psychotherapie wie auch später in der Anfangsphase der Psychoanalyse suchten Sie den Retter. Als junges Mädchen war dieser Wunsch noch stärker. Jetzt sind Sie nicht nur eine erwachsene Frau, sondern auch zunehmend selbstsicherer geworden.

Mein Psychoanalytiker: mein Retter? Also, bitte! Jetzt muss ich aber doch lachen. Sie haben mich ja nicht nachts unter Einsatz Ihres Lebens von einer Brücke geholt. Andererseits: Retten kann man einen Menschen auch ohne dramatische Handlungen, ohne Berührung, Leidenschaft, große Worte und Taten. Richtig ist auch: Mit Ihnen in der Hauptrolle hat es tatsächlich die ein oder andere spannende Fantasie gegeben ...

Anfangs mussten Sie mir in der Fantasie wirklich mein Leben retten: Sie holten mich aus Kälte und Regen ins Warme, beruhigten mich, wenn ich Angst hatte, überzeugten mich, dass Sie mir nichts Böses wollen, was ganz wichtig war, und nahmen mich in Schutz, wenn andere Leute sich über mich lustig machten. Solche Fantasien erzählte ich Ihnen sogar irgendwann in der Analyse, obwohl sie mir ausgesprochen peinlich waren.

Die Fantasien waren förderlich für unseren psychoanalytischen Prozess, weil Sie mir den Zugang zu Ihrer Seele erlaubten.

9. Kapitel

Die Annäherung im Traum

Zu Beginn der Analyse fragte ich mich, ob nach dem Wechsel der Therapieform die Angstträume, die sich auf den Termin bezogen, das heißt das Träumen vom gefährlichen Weg zur Praxis und vom schauerlichen Nichtankommen-Können, aufhören würden.

Ich träumte: *Ich will zur Analysestunde, bin spät dran und auf der Autobahn reiht sich ein Stau an den nächsten. Mein Mann bietet an, mich zu fahren, er kenne eine Abkürzung. Auf der Fahrt sehe ich plötzlich ein Schild »Psychotherapie« an einem mir unbekannten Haus und darunter den – allerdings falsch geschriebenen! – Namen meines Analytikers. Ist er das? Bin ich da? Wie so oft in Träumen argwöhne ich, dass hier etwas faul ist, und bitte daher meinen Mann, im Auto auf mich zu warten und die Nummer meines Analytikers anzurufen. Ich schaue mir den mysteriösen Namensvetter an: einen dicken Mann mit Vollbart, den ich noch nie gesehen habe. Er allerdings erwartet mich, zeigt auf eine riesige schwarze Ledercouch und legt sich selbst darauf. Ich frage, wo ich denn sitzen solle. Er deutet neben sich, sagt grinsend: »Wir werden zwei Flügel einer Seele sein.« – »Sie sind nicht der Richtige«, rufe ich und flüchte ins wartende Auto. Mein Mann sagt, er habe meinen Analytiker – den richtigen – eben erreicht. Es sei kein Problem, dass ich wegen des Staus heute nicht pünktlich kommen könne, die Stunde würde einfach später beginnen.«*

Ich kann gar nicht beschreiben, welche Erleichterung ich beim Erwachen empfand.

Bis heute haben sich alle Träume, die ich von meinem Analytiker und seinem Haus hatte, durch helle Farben ausgezeichnet. Sie waren manchmal ein bisschen aufregend, aber nie erschreckend, sie endeten gut und gaben mir ein sicheres Gefühl. Auch wenn ich tagsüber mal wieder fürchtete, er bereue insgeheim, mich als Patientin angenommen zu haben, konnte ich ihn und die Analyse im Traum stets erreichen.

Sie hatten am Anfang Angst, da Sie mich noch nicht kannten und Sie mit der analytischen Situation nicht vertraut waren, an einen Analytiker, einen Mann, zu geraten, der Ihre Bereitwilligkeit, sich zu öffnen und auch der Couch zu überlassen, ausnutzt.

Sicherlich lasse ich generell in der Begegnung mit Männern Vorsicht walten, aber ich fürchtete Sie als Mann nicht. Auch hatte ich im Traum das Gefühl, bei Ihnen ankommen zu können, was jedoch nicht hieß, dass ich von jeglichen Ängsten befreit gewesen wäre. Hatte ich während der Verhaltenstherapie überhaupt niemanden erreichen können, stellte sich mir nun häufiger ein für mich falscher Therapeut in den Weg.

Ein weiterer Traum: *Ich bin mit anderen Frauen in einer psychotherapeutischen Modeberatung. Wir werden geschminkt und wie Models angezogen. Ich bitte darum, wieder zu meinem Analytiker gehen zu dürfen.*

Sich zu schminken und wie ein Modell gekleidet zu werden, bedeutet, sich attraktiv zu machen. Sie hatten davor Angst?

Modell zu sein, passt nicht zu mir. Ich hatte wohl auch Angst, mich für einen männlichen Analytiker zu attraktiv zu machen. Zu attraktiv zu sein, könnte nämlich auch bedeuten, die Analyse zu verlieren.

Noch ein Traum: *Mir stellt sich ein neuer Therapeut vor, der mit einer Art Rhönrad aus Holz arbeitet. Man legt sich hinein und lässt sich von den gemalten Gesichtern inspirieren, die innen angebracht sind. Das Gerät ist sehr dreckig. Ich ekele mich, sage, ich bliebe lieber bei meinem Analytiker.*

Sie lieben das Besondere und Ausgefallene, blieben aber doch lieber bei der klassischen Analyse, da Sie sich angenommen fühlten und zunehmend Sicherheit erfuhren, nicht nur bei der Person, also mir, sondern auch auf der Couch.

Ganz unbegründet war meine Furcht, die Analyse wieder aufgeben zu müssen, ja in der Realität nicht: Die Krankenkasse hatte meinen Antrag zuerst nicht bewilligt und mich aufgefordert, zu jemand anderem zu gehen, meine Freunde hatten auf meine Analyse mit Befremden reagiert und mein Verhaltenstherapeut mich überreden wollen, bei ihm zu bleiben.

Jetzt, da ich ihn nicht mehr brauchte, tauchte er plötzlich in meinen Träumen auf: *Ich gehe am Haus meines Verhaltenstherapeuten vorbei. Er sieht mich, winkt mich hinein. Es wäre unhöflich, nicht wenigstens »Hallo« zu sagen. Ich gebe aber gleich an, überhaupt keine Zeit zu haben.*

Die Analyse war zunächst sehr anstrengend für Sie. Wollten Sie doch zurück zu Ihrem Verhaltenstherapeuten?

Nein. Zwar ging es in meiner Analyse viel mehr zur Sache als in meiner einlullenden Alles-halb-so-wild-Verhaltenstherapie, aber ich wusste schon nach wenigen Stunden, dass ich den Wechsel keinesfalls rückgängig machen wollte. Vielleicht war der Mann mit der schwarzen Ledercouch auch ein hässliches Zerrbild meines Verhaltenstherapeuten. Mit ihm gab es den ein oder anderen Flirtmoment und ihn hatte ich, so hat er es bestimmt gesehen, nicht für eine andere Methode, sondern für einen anderen Mann verlassen.

»Zwei Seelen« waren in Ihrer Brust, eine, die unbedingt die »gute« Analyse weitermachen wollte, und eine, die Angst vor anstrengender Nähe hatte und davor, was da so alles an Wünschen in der Beziehung auftauchen könnte. Im Verlauf des Prozesses haben wir es erreicht, dass die erstgenannte »Seele« stärker geworden ist.

Anstrengend war es. Sie sind mir seelisch nahegekommen wie noch nie jemand zuvor und es war schon nicht leicht, sich daran zu gewöhnen. Aber dass ich mir auch selbst so nahegekommen bin, das war mehr als nur ein Gänsehautschauern, das war zuweilen eine echte Achterbahnfahrt. Hatte ich deshalb das starke Bedürfnis, über meine Analyse zu schreiben?

Es ist die zentrale Frage, warum Sie von Ihrer Analyse, die Sie als Achterbahnfahrt bezeichnen, erzählen wollen, obwohl Ihnen bewusst ist, wie risikoreich die Offenheit außerhalb der Analyse sein kann. Ich nenne Ihr Motiv, das Sie mir nannten: Sie möchten den Lesern vermitteln, dass die überwiegend negative Darstellung der Psychoanalyse in der Presse nicht zutreffend ist. Manche dieser Zeitungsartikel brachten Sie mit. Sie möchten sich ebenso wie ich für die Analyse einsetzen.

Dazu fällt mir ein, dass ich in den ersten Monaten häufig Tagfantasien hatte, in denen ich mir selbst darüber Rechenschaft ablegte, wie in aller Welt ich nur »auf die Couch« gekommen war und warum ich jetzt auch noch dableiben wollte.

Ich stamme aus einer Familie, in der Heimlichtuerei höchstes Gebot ist. Gleichzeitig verbreiten sich »im Vertrauen« erzählte Nachrichten wie Lauffeuer. Körperliche und erst recht psychische Schwächen zuzugeben, ist absolut tabu.

Die Heimlichtuerei Ihrer Familie mag ein Modell dafür gewesen sein, über Peinliches nicht zu sprechen und die Entscheidung, die Analyse zu wählen, geheim zu halten. Obwohl Sie einerseits von der Richtigkeit Ihrer Entscheidung überzeugt waren, gab es auch – genährt durch die Skepsis Ihrer Freunde – Zweifel. Im Laufe der Analyse haben Sie die Zweifel überwunden.

In den Nachtträumen war ich klüger als am Tag. Im Traum hatte ich nie Zweifel, ich habe mir meinen Weg zu Ihnen gesucht. Am Ende jedes Traums habe ich Ihren Namen ausgesprochen: Zu sagen, dort will ich hin, zu Herrn Janssen, gehörte unbedingt dazu. Damit endete der Spuk, dass ich gedrängt werde, Sie einzutauschen oder aufzugeben: also ein verstörendes Gefühl mit einem guten Schlusswort.

Auch in den ebenfalls in der ersten Phase der Analyse sehr häufig auftretenden Träumen, die den Inhalt hatten, dass ich mich umbringen – ertränken oder vom Turm springen – wollte und mich jemand – oft meine Mutter – zurückhielt, bat ich explizit darum, dass Sie angerufen werden sollten.

Das war die gute und positive Seite Ihres Selbst, die sich im Traum meldete. Ich war wie Ihr Retter, der sich für Ihr Leben einsetzt, Ihre negative, destruktive Seite wollte Sie und die Analyse zerstören.

Besser zu ertragen war im Traum das gewohnte Szenario, wenn nicht ich mir schadete, sondern andere mich attackierten: *Ich werde von Mördern in Einzelteile zerhackt. Ich denke lakonisch: Mich kann auch mein Analytiker nicht wieder zusammenflicken.*

Es war in Ihnen auch eine Bereitschaft, sich zu schaden und mir zu vermitteln, auch ich könne Ihnen nicht helfen. Diese Tendenz hat aber glücklicherweise nicht die Oberhand bekommen.

Es dauerte zwei Jahre, bis die falschen Therapeuten meine Träume verließen und meine selbstschädigenden Gedanken abnahmen. Was blieb, war das Wichtigste: die »Ich-bin-da-Träume«. Darin tauchte mein Analytiker kurz auf, spazierte am Rande durch die – dann immer harmlose – Szenerie, nickte mir zu und war wieder verschwunden. Ich traf ihn im Schwimmbad, Flughafen, im Wald, vor seinem Haus. Oft saß er einfach nur in seinem Sessel und einmal trug er den gleichen Pullover, den mein Mann hatte, das machte mich beim Erwachen froh.

Ich glaube, dass mein Aufrechterhalten unserer Vereinbarung zu dem Setting und meine Interventionen »Ich bin da« Ihnen nach und nach ermöglichten, Ihr Misstrauen, ob Sie beim »richtigen Analytiker« waren, zu überwinden.

Ein Gedicht aus dieser Phase der Analyse:

> Wie gut es bekommt anzukommen,
> wo mein Aufruhr auf Ruhe trifft,
> ich mir zutraue zu vertrauen
> und mich ungeschützt geben kann –
> unter Schutz.
>
> Wie angenehm, angenommen zu sein,
> wo meine Vorsicht zur Zuversicht wird,
> ich Verständnis erlebe, Erlebtes verstehe
> und mir Freundlichkeit Freundschaft ermöglicht –
> mit mir.
>
> Wie gelassen ich mich fallen lasse,
> wo ich nicht fallen gelassen werde,
> wo mir Hingabe als Gabe erscheint,
> Zuhören zu Unerhörtem führt,
> ich Halt aushalte
>
> und den Dreh finde, Verdrehtes zu lösen –
> gelöst.

Ich habe damals das vorgetragene Gedicht »die Hymne« genannt.

10. Kapitel

Familiengeschichte

Denke ich zurück an die Geschichten meiner Kindheit, höre ich vor allem die Stimmen meiner Großmütter. Omma Marianne liest nicht vor, sie erzählt von früher. Meine Urgroßeltern waren Müller in einem Dorf in Mähren; der Mühlbach floss unter dem Wohnhaus hindurch und ihr Schulweg führte am Bach entlang durch den Wald. Ich dagegen kannte echte Bäche, in denen man plantschen konnte, nur von Sonntagsausflügen. So erschien Ommas »Daheim«, das längst einen anderen Namen tragende, ehemalige deutsche Waldheim im Oskautal, auch mir als verlorenes Paradies.

Niemand kann Omma sagen, ob es den Kirschbaum noch gibt, in dessen Krone sie sich vor den älteren Schwestern versteckt und Bücher gelesen hat. Niemand geht mehr zum Grab des Bruders oder weiß, wo der Vater verscharrt wurde. Dass sie ihn »erschlagen haben wie einen Hund«, erfuhr ich schon früh. Seinen letzten Brief aus dem »Lager« (in das die Tschechen 1945 die auszusiedelnden Deutschen brachten) las Omma mir zwar erst vor, als ich größer war, doch schwangen Schmerz und Verlust immer mit, wenn sie mir ihre Kindheitserinnerungen mitteilte.

Und meine Fragen klangen auch bange: Durfte denn nicht wenigstens eines von den süßen Zicklein, mit denen sie spielte und kuschelte, groß werden? Dass ein Schwein geschlachtet werden muss, sah ich ein – damals aß ich noch brav, »was auf den Tisch kommt«, erst mit vierzehn wurde ich Vegetarierin –, aber ich wusste auch, dass ich weder das fürchterliche Quieken ertragen hätte noch beim Blutwurstmachen hätte helfen wollen.

Große Augen bekam ich auch bei der Geschichte vom Krampus. Am Nikolaustag war in Ommas Dorf nicht nur der freundliche, Leckereien bringende Weihnachtsmann zu den Kindern gekommen, sondern auch sein von allen gefürchteter Knecht, vor dem sie und ihre Geschwister sich unter dem Küchentisch versteckten. Wie unheimlich es gewesen sein musste, wenn der Mann mit dem mit Kohle geschwärzten Gesicht ans Fenster gehämmert und draußen mit seinen Ketten gerasselt hatte! Einmal habe er Omma unter dem Tisch hervorgezogen, gepackt, in seinen

Sack gesteckt und bis tief in den Wald verschleppt. In den schaurigen schwarzen Tümpel habe er sie werfen wollen! Wochenlang habe man die Abdrücke seiner Hände auf ihren Armen gesehen! Ob da immer noch Spuren sind, fragte ich und bat sie, mir ihre Arme zu zeigen. Nein, lautete die Antwort, jetzt nicht, jetzt werde geschlafen.

Einmal neugierig auf Geschichten geworden, drängte ich auch meine andere Oma, von früher zu erzählen. Oma Lucie behagte diese Bitte nicht, denn Unbeschwertes fehlte in ihren Kindheitserinnerungen völlig. Ihre Mutter hatte die Schwester bevorzugt und Oma »die Dicke« genannt. Als sie fünf Jahre war, war ihr Vater an Leukämie gestorben. Deshalb drückte sie mir oft bewegt ihr einziges gemeinsames Foto mit ihm in die Hände – immer mit der beschwörenden Mahnung, mich nie mit meinem Vater zu streiten, sondern dankbar zu sein, dass dieser noch da sei: Nie wisse man, wie lange noch!

Kam der Krieg in Omma Mariannes Erzählungen nur als kurze Erklärung für den Verlust der Heimat vor, als schmachvolles, weitere Fragen versagendes »Wir haben ja den Krieg verloren«, war er in den Geschichten Oma Lucies allgegenwärtig. Ich erfuhr, wie sehr sie im »Landjahr« unter dem Drill litt, und hoffte inständig, dass ich nie zu so etwas, was auch immer das gewesen sein mochte, gezwungen würde. Ich bekam mit, welche Ängste sie bei Bombenangriffen im Bunker ausgestanden hatte, und verstand, warum sie sich immer die Ohren zuhalten musste, wenn Sirenen zu hören waren. Ich betete mit ihr für ihre kleine Schwester, die sich in einer dieser Nächte, in der sie schnell aus dem Bett in den Keller gemusst hatten, eine Lungenentzündung geholt und nicht überlebt hatte. Ich litt mit, wenn sie erzählte, wie sie an Scharlach und Diphtherie fast gestorben wäre, und bekam eingebläut, dass es unglaublich gefährlich sein könne, seinen »eigenen Kopf« zu haben. Hatte doch Oma Lucies kleiner Bruder einmal in seinem Schulheft ein Hakenkreuz durchgestrichen und stattdessen das christliche »PX« hineingemalt, mit dem Zusatz: »In diesem Zeichen sollst du siegen!«, woraufhin die Uroma auf die Wache bestellt worden war und die ganze Familie Todesängste hatte ausstehen müssen. Nie wurde mir dieser kleine Bruder, der die Leukämie seines Vaters erbte und früh starb, als widerständiger, aufrechter Held vorgestellt; nein, es waren seine Unvorsichtigkeit und Ungezogenheit, die Oma noch Jahrzehnte später erschauern ließen und mir eine Lehre sein sollten. »Wer sich in Gefahr begibt, kommt darin um« lautete einer ihrer Lieblingssprüche und ihre Angst bestimmte mein Leben mit ihr.

Da meine Mutter keine Babypause einlegte, sondern gleich wieder arbeitete und Omma Marianne in der Werkstatt gebraucht wurde, lag es an Lucie, sich unter der Woche um mich zu kümmern, sodass ich bis zur Einschulung sehr viel Zeit mit ihr verbrachte. Ich wäre lieber bei meiner Mutter gewesen, denn das Verlassenheitsgefühl, das ich in meinen Bilderbüchern wiederfand, hielt ich kaum aus. *Das kleine Blau und das kleine Gelb* brachte mich zum Weinen, erkennen doch die Eltern ihr Kind nicht wieder. *Pinocchio*, *Heidi*, Märchen – nichts ertrug ich, wenn überhaupt, mochte ich die *Bremer Stadtmusikanten* hören.

Da ich ständig krank war und kaum in den Kindergarten ging, der ja auch nicht in unserem Viertel lag, sondern dort, wo Oma Lucie wohnte und ich kein Kind kannte, zerriss sie sich vor Sorge um mich. Wegen des Augenfehlers war ich zudem, was Orientierung im Raum angeht, reichlich ungeschickt. Ich sehe mich an ihrer Hand über Vorgartenmauern balancieren. Sie zittert und zetert, gleich werde ich sicher fallen! Wusste sie nicht, dass meine Eltern gerade Wagemut und Geschicklichkeit von mir forderten? Manchmal denke ich, dieser Zwiespalt zwischen Mut und Angst ist noch heute da, ich wechsle ständig zwischen beiden Extremen hin und her.

Oma Lucies Ängste waren unermesslich und überall. Während Opa sich in der Finsternis des Schlafzimmers schnarchend von der Nachtschicht erholte, wich ich mit ihr im Hausflur und auf der Straße Nachbarinnen, »komischen Leuten«, der Polizei und jeder Art von Hunden aus. Ich fürchtete mich mit ihr auf Friedhöfen vor dem Tod, in Parks vor giftigen Beeren, an Ampeln vor Autos, an Bushaltestellen vor Dieben, im Café vor Kuchen, der uns nicht bekommen könnte, und im Laden davor, plötzlich kein Geld im Portemonnaie zu haben; ich fürchtete mich mit ihr vor ihrer angeblich immer noch hübscheren, eloquenteren und weltgewandteren Schwester, vor Verwandten, mit denen wir nicht mehr reden, vor Obdachlosen, Krankenwagensirenen, Schwindelanfällen, Herzinfarkten. Meine Hand in ihrer schmerzhaft fest gedrückt, hörte und spürte ich ihre Ängste. Beim Tod ihrer Mutter war ich sieben und wurde – alle anderen weigerten sich – mit ihr an den offenen Sarg genommen, wo sie zusammenbrach und niemand da war, außer mir, ihrer einzigen Stütze.

So sehr Oma Lucie mich behütete, beschenkte und mit großen Schalen gezuckerter Erdbeeren verwöhnte, so sehr ich ihre Liebe spürte – am Abend wartete ich auf meine Eltern, wartete, dass sie mich abholen, zurück in das unaufgeräumte, laute Kindheitshaus; ich wartete, die Nase ans

Fenster gedrückt: Ob sie noch kommen werden? Ich hoffte so intensiv, wie Oma sich wünschte, dass niemand käme und sie das Kind behalten könne. »Wäre es nicht schön, wenn du für immer bei mir bleiben könntest, mein Schatz? – Antworte mir! Du bist doch mein Schatz?!«

Glücksmomente: die Heimfahrten am Abend. Schläfrig auf der Rückbank liegen, meine Mutter streckt die Hand nach hinten: »Schläfst du?« Auch liebte ich es, wenn meine Eltern mir »Wir nehmen unser Baby immer mit« vorsangen, und verlangte nach diesem Versprechen.

Meine Großväter erzählten mir so gut wie nie etwas. Zumindest nicht so, wie man es sich vorstellt, dass man ein Kind mit einer Gutenachtgeschichte beglückt. Mariannes Mann war mir sowieso unheimlich und aus Lucies war nur herauszubekommen, dass sein Vater eine verkrüppelte Hand hatte, mit der er ihn besonders hart habe schlagen können. Seine Geschichten blitzten erst auf, als ich älter geworden war. Zumindest hoffe ich, dass er sich zusammengenommen hat, als ich noch klein war! Da ich aber weiß, wie sehr ihn die Kriegserlebnisse bedrängt haben, ist mir auch klar, wie unwahrscheinlich das ist.

Der Wucht, mit der die Erinnerungen aus ihm herausbrachen, konnte Oma Lucie mit ihren hastigen, angstvollen »Sei still!«-Rufen kaum beikommen. Es ging – wahrscheinlich fand er das kindgerecht – viel um Läuse. Aber auch um Minen, vor seinen Augen sterbende Freunde, Russland, vergewaltigte Frauen, Kälte, Verräter, seine Liebe zum Gewehr … Manchmal musste er plötzlich die Hacken zusammenschlagen, musste mir das jetzt unbedingt vormachen, egal, wie sehr Oma Lucie jammerte und bat, er solle es lassen.

Als Jugendliche verfasste ich eine Fantasygeschichte, in der die Figuren ein Amulett tragen müssen, »das Zeichen Hagal«. Ich war überzeugt, mir den Namen wie alles andere ausgedacht zu haben, bis ich in einem Geschichtsbuch las, dass die SS eine gleiche Rune dieses Namens hatte.

Hatte Opa, der ja zur SS dazugehört hatte, mir das erzählt? Ein Fotoalbum mit dem Titel »Meine schönsten Erinnerungen an die SS-Zeit« habe ich als Kind auf jeden Fall durchgeblättert. Das stand allerdings im Bücherschrank meines anderen Großvaters … Dass ich ein Enkelkind von Tätern bin, würde ich lieber verschweigen.

Sie haben spät in der Analyse über die Nazi-Geschichte Ihrer Familie gesprochen. Die Großeltern hatten Ihnen die Kommunikation verweigert und geschwiegen.

Das lag daran, dass Marianne jede Frage und jeden Einwand mit einem barschen »Ihr wart nicht dabei, ihr könnt das nicht beurteilen!« abbügelte und Lucie alle durch ihre Angst in Schach hielt. Wenn ihr Mann in einem Redeausbruch so gar nicht zu stoppen schien, musste sie »laufen gehen« und schnell die Fenster schließen. Niemand wollte mehr von Opa irgendetwas hören, da es Oma doch so quälte.

Aber vielleicht haben Sie doch etwas gespürt und als fantasiebegabtes Kind ausgebaut. Mancher Albtraum könnte damit in Verbindung stehen.

Die Erzählungen habe ich sicher aufgesogen wie ein Schwamm. Vielleicht spürte ich auch hinter Opas freundlicher Fassade die Aggressivität, Wut und Enttäuschung darüber, dass er, wie er immer sagte, »um seine Jugend betrogen« worden war. Wenn er noch mal jung wäre ... Wenn er noch mal könnte ... Wenn alles anders gekommen wäre ... Oft stieß er frustrierte Satzanfänge aus, und ich ahnte eine ungeheure Gewalt in ihm. Reue? Zeigte er eher nicht. »So wie du die Kartoffeln schälst, wärst du bei uns sofort erschossen worden!« ist ein Satz, den ich oft hörte und mit ihm so eng in Verbindung bringe wie seinen Appetit auf Schokolade.

Allerdings muss ich zugeben, dass er mir gegenüber sehr freigiebig war: Taschengeld bekam ich immer mehr, als ich annehmen wollte. Nicht, dass ich Taschengeld im Überfluss gehabt hätte! Daher war es ziemlich grotesk: Ich wollte sein Geld nicht und er schimpfte, ich sei ja verrückt.

Oma Lucie und ihr Mann starben früh. Bei Omma Marianne zog ich als Studentin wieder ein, unters Dach, wo in meiner Kindheit mein Onkel gewohnt hatte. Ihr Mann lebte auch noch, aber sein Gehirn hatte durch zu viel Alkohol und ungeschütztes Einatmen von Gasen beim Autolackieren so verheerenden Schaden genommen, dass er seit Jahren nur noch brüllen konnte, wenn er aus seinem Dämmern kurz erwachte – aber dann brüllte er so laut und wild, dass es noch zwei Stockwerke drüber meine Freundinnen ängstigte und in die Flucht schlug.

In dieser Zeit wurden Omma und ich enge Vertraute. Sie wartete im Nachthemd, ihren Rücken wärmend, vor der Heizung sitzend auf mich, bis ich aus der Disco kam, teilte die Reste von Opas Grießbrei mit mir und klingelte mich am nächsten Morgen um sechs gnadenlos aus den Federn: Opa musste am Kran aus dem Bett gehoben, gewaschen, gewindelt, gefüttert werden. Wollte er nicht, krampfte er und machte sich zum unbeweglichen Klotz. Brüllte er, war ich wenigstens wach. Ich bezahlte meine

Miete für die Dachwohnung bei ihr mit dieser Arbeit, Geld für eine Wohnung hatte ich auch nach vier Buchveröffentlichungen nicht. Aber Omma wusste, dass sie mir weder den brotlosen Beruf noch meine schwierige Liebesbeziehung würde ausreden können.

Eines nachts holte sie die Liebesbriefe ihres Jugendfreundes aus dem Versteck im Keller und las sie mir am Küchentisch vor. Sie habe geglaubt, ihr Freund sei gefallen, und als sie – einige Jahre nach dem Krieg – erfuhr, dass er noch lebte, waren sie beide schon mit anderen Partnern verheiratet gewesen. Dieser besondere Moment: Ommas bebende Stimme kennt jede Zeile. So flüchtig und blass die Tinte geworden ist, es glimmt noch die Leidenschaft darin. Sie hatte ihr Leben mit diesem anderen Mann aus ihrem Dorf verbringen wollen, er war die Liebe ihres Lebens – das ist ein Geheimnis, das sie nur mir anvertraut.

Meine Omma hat Anteil daran, dass ich gegen jede Vernunft den Mann geheiratet habe, den ich liebe. »Du wirst immer vergleichen«, hat sie mir hundertmal gesagt, »du wirst nie vergessen und immer nur vergleichen.« Da Omma und ich diese enge Bindung hatten, tat ich ihr dann auch den Gefallen, zu dem ihre drei Kinder nie bereit waren: Als einzige fuhr ich mit ihr zur Mühle, nach »daheim«. Mit Erzählungen von »unserem Haus, unter dem der Bach floss«, hat das Erzählen schließlich auch für mich angefangen.

11. Kapitel

Impressionen vom Setting

Um Ihre Impressionen von dem Ort der Analyse besser verstehen zu können, halte ich es für sinnvoll, einige äußere Realitäten zu beschreiben. Ich vertrete die Auffassung, die innere Welt wird durch die äußere Welt und umgekehrt beeinflusst. Die äußere Welt des Analyseortes war ein freistehendes Einfamilienhaus, ein Backsteinbau, der in einer Siedlung mit ähnlichen Häusern steht. Sie sind vor circa 50 Jahren gebaut worden. Ein solches Haus hatte ich bei der Übernahme der Funktion des Direktors der Psychiatrischen Klinik erworben. Für einen unabhängigen Arbeits- und Analyseraum mit eigenem Eingang hatte ich einen Anbau eingerichtet, der auch vom Wohnhaus aus zugänglich war. Dieser Raum wurde nach der Pensionierung und nach der Aufgabe der Praxisräume in der Stadt zu meiner Privatpraxis. Neben dem größten Teil meiner Bibliothek beherbergte dieser Raum meine Couch, meinen Schreibtisch mit Laptop und Praxistelefon und eine Sitzgruppe für Gespräche.

Vor dem Haus: ein Gärtchen mit Rosen und Amseln. Amseln liebe ich, weil sie als erste in der Frühe singen. Oma Lucie schlief mit heruntergelassenen Rollläden im völlig Finsteren, was mich ängstigte, wenn ich dort übernachtete. In der Schwärze wartete ich auf den Gesang der sonnengelben Schnäbel. Amseln beruhigen mich. Gern bilde ich mir ein, sie gäben auf mich acht. Mein Analytiker ist etwas irritiert, als ich ihm einmal mitteile, der Amselmann auf seinem Dachfirst habe dort Platz genommen, um auf mich aufzupassen. Klar, ein gefiederter Beschützer ist ja während der Psychoanalyse nie nötig gewesen!

Vor der Tür wächst zu meiner Freude Moos auf dem Waschbeton des Mülltonnenhauses. Moos wuchs auch und blühte zaghaft auf dem Gummirand meines Schiebedachs, worüber sich mein Vater aufregte, wie er sich gern darüber mokierte, dass ich Gegenstände nicht pfleglich genug behandele: »Keine Schokoladenflecken auf den Rücksitz! Nicht die Wagentür zuwerfen! Nicht über die Treppe springen! Sich nicht auf den Waschbeckenrand lehnen! Du machst noch unseren ganzen Hausrat kaputt!« Als ob ich Leichtgewicht wirklich hätte Schaden anrichten können. Moos durfte mein erstes eigenes Auto krönen. Mit meinem Es- möge-eine-Wiese-wachsen-Mobil kurvte ich von zu Hause fort.

Aus dem offenen Fenster dringt der Duft von Mittagessen, der mich an Tage bei Omma Marianne erinnert: Möhren, Knödel, Scheiterhaufen. Die Nachbarin des Analysehauses trägt eine Schürze wie Omma, doch bei der stand immer ein Topf auf dem Fensterbrett, alle möglichen Leute wurden versorgt sowie die Vögel. In guten Momenten aßen wir im Hof, und das Haus schlang sich duftend und schützend um mich wie Ommas breite Arme. Das Analysehaus hat nur eine einzige flache Front. Es ist ein anderes Zuhause, birgt eine fremde familiäre Intimität, die mich oft schlucken lässt und die Nase fest verschließen, weil ich sie nicht so nah riechen will. Und als mir doch einmal unbedacht meinem Analytiker gegenüber rausrutscht, wie sehr es heute bei ihm nach Mittagessen röche, pariert er sofort: »Haben Sie Hunger? Wollen Sie mitessen?« Den Schrecken musste ich erstmal verdauen.

Die Couch liegt flach, schlicht und grau da wie ein sonnenbeschienener alter Felsen, der Stoff ist rau und fest, die weiche, crèmeweiße Decke darüber mit Kästchenmuster bestickt. Meine Finger fahren die Erhebungen entlang, während ich meine Startposition suche, die zuerst in Seitenlage sein muss. Später kann ich auch auf dem Rücken liegen – wie zu Hause im Bett: Ich schlafe auf der Seite ein und träume auf dem Rücken.

Das Kopfkissen ist groß und blau und wird von mir gern launisch »Seufzerkissen« genannt. Nicht so gern mag ich das Papiertuch, das obendrauf liegt. Hin und wieder vergisst mein Analytiker, es auszutauschen, dann ist es zerknittert und zerfurcht von schweren Köpfen, die vor mir dort rauchten. Wie die Erdkrümel fremder Schuhe erinnert es mich daran, dass hier noch andere Leute liegen. Es passiert, dass ich das Tuch beim Aufstehen nach der Stunde zerknülle; einmal streckt er schon die Hand aus, um die Kugel entgegenzunehmen, aber ich will sie selbst draußen in die Mülltonne pfeffern, mit Genugtuung.

Über der Couch hängt ein kleines Ölbild, das eine Berghütte in den Alpen bei Sonnenuntergang zeigt. Ich schaue manchmal hin, sage aber nie etwas dazu. Einmal lese ich, dass Psychoanalytiker gern auffällige Bilder über der Couch platzieren, damit sie beim Betrachter aufschlussreiche Kommentare und Assoziationen auslösen. Diese Wirkung hat sein Bild definitiv nicht.

Höchstens in Redepausen blinzle ich in den Sonnenball, als sei ich auf einer langen Wanderung und streckte zwischendurch die Beine aus. Brauche ich innerlich Distanz von meinem Analytiker, belächle ich das Bild schon mal als »alten Schinken«. Doch kaum ist es eines Tages fort, fehlt es mir. Ich habe das Harmlose der Fernwehidylle liebgewonnen und frage nach seinem Verbleib.

Er, hocherfreut: »Gefällt Ihnen das Bild auch?«

Zum Glück kann ich das mittlerweile reinen Herzens bejahen. Er hängt, damit der Raum weiterhin wohnlich aussieht, bald ein Neues auf, diesmal abstrakt, viel mehr mein Geschmack als die Berge, dennoch vermisse ich diese. Sie haben mir deutlicher gezeigt, mit wem ich hier zur Redekur aufbreche, durch die Höhen und Tiefen meiner Welt wandere.

Hinter mir: Sesselknarren, das Geräusch des Trinkens in kleinen Schlucken. Der Kaffee ist heiß und mein Analytiker kein Runterstürzer. Er, der sich vor dem Setzen an den Sessellehnen abstützt, wirkt schmal und schwach, aber das täuscht.

Im Notfall schultert er mich auf schaukelnden Wortbrücken über jeden tiefen Schlund. Er wartet ... wartet auf mich, auf mein Reden, wartet außerhalb meines Blickfeldes, dennoch präsent. Sein Trinken ist schon Kommunikation. Meine Antwort: Bauchgeräusche. Kaum in der Waagerechten angelangt, gluckert es in meinen Eingeweiden, als ob dort das Unaussprechliche gäre, hinaufdränge.

Zu so einer Auszeit im Liegen habe ich sonst wenig Gelegenheit. Viel zu selten räkle ich mich morgens, während die Decken lüften, kurz auf dem Bett oder strecke mich nach dem Schwimmen auf dem Wasser aus; »toter Mann« spiele ich dann, dabei ist das ein sehr bewusstes Bei-sich-Sein, denn es sind ja unsere Atmung und die kleinen kreisenden Handbewegungen, die uns nicht untergehen lassen. Am schönsten ist das im See unter freiem Himmel: sich beim Wolkengucken treiben lassen, Formen finden, darin ganze Geschichten lesen.

Die Zeit: »Haben wir noch ein paar Minuten?«, frage ich nach hinten.

»Ja, noch zehn Minuten, nein: acht.«

Meine Psychoanalyse bewegt sich exakt im immer gleichen Rahmen. Sie dauert genau 50 Minuten, keine Minute mehr, keine weniger. Sie beginnt zur vollen Stunde mit einem auffordernden, aufsteigenden »Ja!« und endet um zehn vor mit einem absteigenden, abschließenden »Ja.« Dazwischen liegt der präzise abgezirkelte Zeit-Raum, der mir gehört.

Zwischen den zwei »Jas« bleibt das Nein außen vor, es gibt keine Ablehnung und keine Tabuthemen, zwischen den »Jas« ist er uneingeschränkt bereit, mir zuzuhören. Sein Startzeichen gibt er nie, solange ich noch stehe, sitze oder in der Bewegung des Sichhinlegens bin. Er sagt es auch erst, nachdem er es sich ebenfalls in seinem Sessel bequem gemacht, sein Rückenkissen aufgeschüttelt und die Kaffeetasse in Reichweite gerückt hat. Haben wir es beide gemütlich?

»Ja!« – ein Zeichen wie ein Notenschlüssel. Jetzt ist mir alles möglich, alles denk- und aussprechbar. Themen, Tonlage, Tempi und Lautstärke bestimme ich. Davor und danach sind wir beide eher still. Frage ich mal beim Reinkommen: »Wie geht's?«, antwortet er, beinahe empört: »Das muss ich Sie fragen!«

Dabei ist das keine Frage, die er mir für gewöhnlich stellt. In den ersten Wochen irritiert es mich, dass er nicht versucht, mich mit Floskeln aufzuwärmen. Von meinem Verhaltenstherapeuten bin ich sowohl Small Talk als auch Gleitzeit gewöhnt. Es wurde dauernd überzogen, und es durfte auch mal eher Schluss sein.

Hier heißt es, wenn ich erschöpft bin, behaupte, gehen zu wollen: »Wir haben noch eine Minute!« Lege ich mich also, obwohl schon aufgestanden, für eine Minute wieder hin. Gewöhne mir ab, selbst zur Uhr zu schielen, überlasse es ihm, seinen altmodischen, goldumrandeten Wecker im Blick zu behalten.

Ich wundere mich im Nachhinein, dass ich nicht rebelliert habe. Regeltreue und Penibilität regen mich normalerweise sehr auf, außerdem lasse ich mir ungern etwas sagen. Ich muss, wenn's irgend geht, selbstbestimmt bleiben. Mein Analytiker wirkt klein in seinem Sessel. Kinn auf die Hand gestützt, beobachtet er mich gelassen und genau zugleich. Er weiß, was er will, aber er hat nichts Bedrohliches an sich. Es bleibt ein Angebot – zu seinen Konditionen –, aber ich bin frei, es auszuschlagen. In gewisser Weise nehme ich es jede Stunde von Neuem an.

Im Verlauf der Monate gelingt es mir hier und da, sein striktes analytisches Kommunikationsprinzip etwas zu unterhöhlen. So kommt es gar zu Eingangsdialogen wie:

Ich: »Na, schönen Urlaub gehabt?«

Er: »Ja, hmm, war schön.«

Man braucht diese Normalität doch, oder?

Anfangs dachte ich, dass der Zugang zur Redezeit mit Vorabplaudern einfacher wäre. Mittlerweile habe ich meine Meinung geändert: Ich musste mit ihm nicht so plauschen wie mit dem Hausarzt. Ich musste nicht wissen, wo er seinen Urlaub verbracht hatte, nicht nur, weil er mir das nicht verraten wollte, sondern auch, weil es völlig unwichtig war. Das für mich Wichtige über sein Wesen habe ich sowieso zwischen den Zeilen herausgehört und -gefühlt. Über Nebensachen wie Urlaubsvorlieben stellte ich manchmal aus Spaß Vermutungen an: Er mag Wanderungen, Berge und Souvenirläden. Ich behaupte sogar kühn, dass ich mit ihm gut vertraut bin, obwohl ich kaum Fakten über ihn kenne.

Im Laufe der Zeit entdecke ich auch Gutes am zuerst als starr empfundenen Zeitrahmen. Er ist eine der zuverlässigen Konstanten in der Analyse wie die, dass er immer lächelt, wenn er die Tür öffnet, dass er mich nie warten lässt und mir zum Abschied immer – leicht fragend, als wolle er sich versichern, ob ich bei meiner Zusage zur Psychoanalyse bliebe – die Zeit der nächsten Stunde nennt.

»Montag?«, fragt er oder: »Morgen?«

Jetzt ist es an mir, »Ja!« zu sagen, worauf wir beide freudig lächeln, als hätten wir gerade erst beschlossen, zusammenzuarbeiten.

Das fehlende Plappern von Belanglosigkeiten beim Kommen und Gehen schafft Platz im Kopf. Nichts Überflüssiges lenkt von der Zeit zwischen den »Jas« ab. So kann diese besondere Zeit sich vom permanenten Einheitsbrei-Gequassel, das uns umgibt, abheben. Ein Konzert beginnt ja auch erst, wenn es im Publikum ganz still geworden ist und die Türen den Zuspätkommenden versperrt sind. Dann hebt der Dirigent seinen Stab, ein aufschwingendes »Ja!«.

Manchmal, besonders wenn wir über das Jugenddrama redeten, war ich zwischendurch so aufgewühlt, so über meine Worte erschrocken, verunsichert, wütend, traurig, beschämt, dass ich nicht einfach – nur weil jetzt gerade die Zeit um war – auf die Straße hätte gehen, geschweige denn über die Autobahn nach Hause hätte fahren können. Anfangs machte es mir enorme Angst, eines Tages mal gefühlsmäßig so aufgerissen zu sein und dann unversorgt in die Welt hinauszumüssen.

Zum Glück konnte ich das ansprechen. Schnell trafen wir eine gute Vereinbarung hinsichtlich meiner Sorge: In stürmischen Stunden warnte er mich vor, sagte Bescheid, wenn die letzten fünf Minuten anbrachen, half mir, mich dann zu beruhigen. Im Notfall habe er natürlich auch mal ein paar Minuten mehr für mich, das versprach er mir fest. Gebraucht habe ich diese Zugabe jedoch noch nie.

Sie beschreiben treffend unsere psychoanalytische Arbeit in einem bestimmten Setting. In der Analyse geht es nicht um Alltagskommunikation, sondern um Ihre Selbsterkenntnis, um Ihre Reflexion des Gewordenseins und der Beziehungen zu signifikanten Anderen und zu mir. Die Basis dazu war, Sicherheit in der therapeutischen Beziehung zu erleben. Sie haben diese Sicherheit in der ersten Phase der Analyse erreicht.

Teil 2

Die Arbeit am Widerstand

12. Kapitel

Mutproben

Im ersten Schuljahr saß ich neben einem Jungen, Peter, der während des Unterrichts vor sich hinschaukelnd am Daumen lutschte und in den Pausen für fünfzig Pfennig hinter der Torwand seine Hose herunterließ. Unserem Lehrer wollte er mit bewundernswertem Trotz weismachen, dass er sehr wohl die gestellte Aufgabe erfüllt und sein Lieblingstier gemalt habe: Der leere Kreis auf dem ansonsten leeren Blatt sei eine Schildkröte, Kopf und Beine gerade eingezogen!

Peter blieb gleich im ersten Schuljahr sitzen, wohnte aber zu meinem Glück in der Straße, in die ich mit meinen Eltern in ein Reihenhäuschen zog. Er verliebte sich in den Duft meines eben aus der Waschmaschine gekommenen Teddybären und zeigte mir im Wäldchen, in das wir nicht durften, die seiner Meinung nach von Elefanten umgestoßenen Bäume.

Peter wurde mein bester Freund für die gesamten Jugendjahre. So verkrampft ich mich vormittags in Gesellschaft meiner Klassenkameraden fühlte (ich war ein zu stilles Mädchen mit zu guten Noten), so ausgelassen war ich nachmittags mit Peter. Uns verbanden Fantasie und Abenteuerlust. Mit den Nachbarskindern stromerten wir über das stillgelegte Industriegelände, kletterten in Maschinenräume und Keller. Spielten wir Verstecken, dauerte es lange, bis alle gefunden waren.

Balancierten wir über die Mauer um die ehemaligen Klärteiche und es fiel einer von uns hinein, färbte sich das Wasser um ihn leuchtend rosa. Einmal besuchte mich ein Mädchen aus meiner Klasse – in völlig unpassendem weißem Röckchen und Ballerinas. Nachdem wir sie zu einem Ausflug durch unser »Revier« mitgenommen hatten, erkannte ihr Vater sie kaum wieder. Kein zweites Mal fuhr er sie zu uns.

So eine richtig enge Freundin hatte ich nie, mit den über Pferde plappernden Mädchen meiner Klasse wusste ich wenig anzufangen. Ich nahm keine Reit- oder Klavierstunden, aber ich hatte ein Schwert, das mal ein Ölmessstab gewesen war und das ich im Zuge einer Mutprobe vom Dach eines Tankwagens erbeutet hatte, außerdem ein schwarzes BMX-Rad, das ursprünglich einem der gefürchteten Großen gehört hatte: Damit traute ich mich auf die Schlackenhalde und über die Höllensprungschanze.

Bei diesen Spielen begaben Sie sich in Gefahren, die Sie erst im Nachhinein wirklich erkannten. Sie nutzten Ihre Erfahrungen und verarbeiteten sie, indem Sie spannende und schaurige Geschichten schrieben. Ich glaube, Sie liebten diese Inszenierungen, weil Sie damit Ihren Mut und Ihre Stärke zeigen konnten.

Für unsere Eltern war unser wildes Spielen in Ordnung, wir durften uns stundenlang herumtreiben. Hin und wieder kam ich mit einem blauen Auge oder kaputter Brille nach Hause. Ich erschien den Jungs von der Sonderschule für Erziehungsschwierige, mit der sich unsere Grundschule den Hof teilte, augenscheinlich als leichtes Opfer, erwies mich dann aber als recht wehrhaft. Was nicht heißt, dass ich keine Angst gehabt hätte.

Es gibt so etwas wie die Angstlust. »Angstlust« bedeutet zu erleben, wie weit man die Angst erträgt oder sie auch bewältigt und beweisen kann, dass man ein wehrhaftes, tapferes Mädchen war und heute eine mutige Frau ist.

Also erzählte ich in der Analyse zunächst nicht ohne Stolz von dieser Zeit. Doch kamen auch Zweifel auf, ich dachte: Mein Analytiker, der seine Praxis ans Privathaus angebaut und von dessen Wohnsituation und Leben ich daher einen Eindruck hatte – rundum ordentlich –, hätte sein Kind – so wie der Vater meiner Mitschülerin – ungern mit mir spielen lassen. Vielleicht wünschte ich mir im Nachhinein, ich wäre von meinen Eltern etwas mehr behütet worden, zumal Peter sich in entscheidenden Situationen doch als Feigling erwiesen und die Freundesclique später gegen G gar keinen Schutz geboten hatte.

Hier deutet sich wie in manchen anderen Episoden in der Psychoanalyse Ihr Ringen um Vertrauen versus Misstrauen an: Hätte mein Analytiker seine Tochter mit mir »Schmuddelkind« spielen lassen? Es ist eine qualvolle Fantasie, in der Ihre Erfahrung mit dem Vater der Schulfreundin auf mich übertragen wird. Ihre Fantasie bestätigt die tief verankerte kritische bis abwertende Einstellung sich selbst gegenüber, sie wurde aber, da Sie diese Einstellung bewusst erlebten und verbalisieren konnten, in der neuen Erfahrung mit sich, mir und anderen korrigierbar.

Ich war ein Mädchen, das gut klettern, rennen und Crossrad fahren konnte, nur eine erfolgreiche Teilnahme an Ballspielen hat mein fehlendes räumliches Sehen so gut wie unmöglich gemacht. Da meine Eltern weder mich noch die Lehrer über meine Seheinschränkungen aufklärten, saß ich, wenn im Sportunterricht Mannschaften gewählt wurden, bis zuletzt auf der Bank. Ich durfte froh sein, dass ich, wenn wir nicht ausnahmsweise ein Halbjahr Schwimmen oder Leichtathletik hatten, in Sport eine Vier schaffte. Leider war genau dieses Fach das einzige, in dem man in meiner Klasse gut zu sein hatte, um beliebt zu sein.

Zuhause hörte ich, wenn ich den zugeworfenen Autoschlüssel wieder nicht fing oder bei Tisch das Wasser neben das Glas goss, von meinem Vater: »Wie blöd bist du eigentlich?!«

»Wie blöd bist du eigentlich?!« wurde zum Kennzeichen für meine Person. Meine Mutter zeigte durch ihr unzufriedenes Lippenkräuseln, dass sie sich die gleiche Frage stellte, meine Großeltern bestätigten es ungewollt durch ihr Mitleid. Selbst Peter übernahm diese Sichtweise und noch heute höre ich den Satz mit quälender Deutlichkeit in meinem Kopf; es gibt Momente, in denen ich immer noch glaube, dass er stimmt, ich ein »Trampeltier« sei.

Ihr Selbstwertgefühl und Ihre Selbstsicherheit waren durch das somatische Handicap mit Ihren Augen gestört. Sie fanden zwar Ersatz in der Fantasie und in Ihrer erzählerischen Begabung, aber im körperlich-sportlichen Leben konnten Sie nicht die Selbstsicherheit finden, die Sie zum Beispiel später beim Schwimmen erworben haben. Die Selbstkritik, die Sie an sich und Ihren Fähigkeiten hatten, hat in der Analyse stets eine große Rolle gespielt und ich war sehr erfreut, als Ihre Selbstsicherheit zunahm und Sie sich nicht mehr, wie die Eltern es taten, abwerten mussten.

Sie können sich gar nicht vorstellen, wie schwer ich mich mit dieser Entwicklung getan habe und wie viele Rückschläge es gab und manchmal noch gibt. In der Kindheit war das Gefühl der Selbstverachtung noch gar nicht so stark. Ich nahm hin, was ich nicht ändern konnte, stromerte nachmittags mit Peter herum und schrieb abends zwischen die tintenblauen Blümchen der Tapete in meinem Zimmer schützende Lieblingssätze an die Wand; die Schrift in gleicher Farbe fiel lange niemandem auf. Ohne Schreibzeug ging ich nirgendwo hin. Die Familie belächelte mich, die Freunde gewöhnten sich daran.

Schreiben und das Festhalten Ihrer Erfahrungen in lebendigen Schilderungen wurden schon im Kindesalter eine Möglichkeit, die Selbstentwertung zu überwinden und sich als »Heldin« zu erleben.

»Heldin« hört sich so stark an, das ist ein zu großes Wort. Ich habe bloß versucht, einen Ausgleich, eine Balance zu schaffen. Mache ich mich in unserem Buch auch zu einer Art »Heldin«?

Sie sehen sich im Buch viel differenzierter als früher, mit positiven und negativen, mutigen und ängstlichen Seiten. Sie sehen sich wahrhaftiger.

Heute bin ich voll Freude auf und zugegebenermaßen auch Furcht vor dem Buch. Wobei die Freude deutlich überwiegt! Aber ist es nicht wieder so, als würde ich über die brüchige Mauer um die Klärteiche balancieren: Da sind Spaß, Nervenkitzel, Erfolgserlebnis – und zum anderen: Was ist, wenn ich falle? So etwas hat sich noch niemand getraut! Wie tief ist das Wasser? Wie giftig kann der Spott sein?

Schon als die Idee zu dem Buch entstand, wollte ich damit etwas gegen das verunsichernde Gefühl setzen, das ich hatte, wenn manche Freunde mich ungläubig bis erschrocken ansahen, sobald ich ihnen erzählte, wo ich dreimal die Woche hinfuhr. Was wir da machten in dem Raum mit der Couch, wollte keiner so genau wissen, man lächelte tolerant, war aber peinlich berührt, in der Annahme, ich sei dermaßen durch den Wind, dass ich eine solche Behandlung nötig hätte.

Meine Mutter sagte einmal ganz erschüttert: »Es tut mir ja so leid, dass du zum Psychoanalytiker gehen musst!« Wenn ich ihr auch geantwortet habe, das brauche es nicht, die Analyse tue mir gut und ich sei sogar stolz, dass ich den Mut hätte, sie zu machen, so konnte ich sie doch nicht überzeugen: »Du gehst trotzdem aus einer Notsituation dahin«, war ihre Einschätzung. Können Sie sich erinnern? Ich habe Ihnen ganz aufgewühlt davon erzählt!

Und ich habe Ihre Äußerung positiv gewendet, da Sie nicht nur wegen einer Notsituation die Analyse aufsuchten, sondern weil Sie neugierig waren, über sich selbst mehr zu erfahren. Dies ist ein hilfreiches Motiv, eine Analyse aufzusuchen. Psychoanalyse heißt auch sich, wie man war und ist, akzeptieren lernen.

Ich denke also, ich traue mir hier etwas zu und mache nicht, wie früher, nur aus der Not einen Text.

Sie haben Ihre Not reflektiert und schreiben darüber. Die in der Analyse vermehrt und zunehmend gewonnene Selbstreflexion setzen Sie in dem Buch fort. Ihr Schreibprozess und meine Kommentierung sind eine Fortsetzung der Psychoanalyse auf einer anderen Ebene der Beziehung und mit dem Mittel des Schreibens. Jedoch kommen wir ohne Reden über die Texte auch nicht aus.

13. Kapitel

Das »Loch im Bauch«

Ihre Beschreibung »Loch im Bauch« war in der Analyse eine Metapher für einen emotionellen Zustand, den Sie mehrfach so benannten und den ich als Leeregefühl verstehen konnte. Er trat dann auf, wenn Sie emotionell stark berührt waren. Sie beschrieben den Zustand so, als ob Sie reale Dinge im Raum, Gegenstände oder auch Personen nicht mehr erreichen könnten.

In der Analyse streckte ich auf der Couch liegend die Arme in Richtung der Bücherregale auf der gegenüberliegenden Seite des Zimmers aus. »Ich kann die Bücher nicht erreichen«, sagte ich zu Ihnen und nahm die Bücher als Stellvertreter für mein Wissen um die Wirklichkeit. Ich versuchte, es Ihnen so zu erklären: »Es ist, als stünden die Regale sonst immer ganz nah, wären aber jetzt plötzlich von mir abgerückt – oder ich von ihnen. Zwischen uns ist eine Lücke entstanden. Aus der Entfernung kann ich zwar die Titel auf den Buchrücken lesen, aber meine Arme sind nicht lang genug, sie aus dem Regal zu ziehen und aufzublättern. Ich habe Blickkontakt, aber keinen Zugriff mehr.«

Sollte heißen: Ich *ahnte*, dass meine Einschätzung der Wirklichkeit gerade falsch war – lückenhaft –, aber ich konnte kaum etwas dagegen tun. Der Vergleich mit den zu weit entfernten Büchern erschien mir eine Möglichkeit, etwas für mich so Abstraktes anschaulich zu machen.

In unserer Fachsprache nennen wir dies »Dissoziation«. Es ist eine Störung der Wahrnehmung des Selbst und der Umgebung, sie kann in Stresssituationen vorkommen, sie kann bewusst intendiert sein, zum Beispiel in Trancezuständen. Es gibt sehr verschiedene Formen und bei Ihnen war es eher die Form, dass Sie die Außenwelt als fremd und nicht mehr erreichbar erlebten. Sie haben aber nie die Kontrolle über die Realität und über Ihr wirkliches Selbstsein verloren. Anlass für diese Zustände waren aktuelle oder erinnerte frühere interpersonelle oder innere Konflikte. In solchen Phasen konnten auch Störungen und Missverständnisse in unserer Beziehung auftreten.

Ich verlor dann den Kontakt zu den Menschen, selbst zu Ihnen. Ich konnte den Menschen nichts mehr sagen, nicht mehr einschätzen, wie sie waren und wie groß mein Problem mit ihnen gerade war. Es war, als hätte ich einen kurzzeitigen »Wackelkontakt«. Dabei wusste ich um das Problem, konnte es aber nicht stoppen, das falsche Bild der Wirklichkeit nicht korrigieren, die Entfernung zu meiner Vernunft oder auch die Entfernung zu mir selbst, zu meinem Körper, meiner Lebensgeschichte usw. nicht überbrücken.

Manchmal, wenn ich, was ganz selten vorkommt, mittags einschlafe, weil ich erkältet bin oder eine anstrengende Lesung hatte, kann ich nicht wieder aufwachen. Halbwach höre ich von draußen die Vögel, Nachbarn, Autos und müsste nur die Augen aufschlagen, um richtig aufzuwachen, was ich unbedingt will. Doch ich liege hilf- und bewegungslos wie ein Käfer auf dem Rücken. Ich stöhne, denn ich möchte rufen, hochfahren, aufstehen ... Ich bin zwar praktisch wach, sinke aber in bleiernen Schlaf zurück.

Es ist wie in einem schlafähnlichen Zustand, in dem Sie die Realität nicht erfassen können. In der Analyse habe ich erfahren, wie unangenehm dieser Zustand für Sie ist, aber Sie waren in der Lage, ihn zu beschreiben und auch auf meine Worte zu reagieren. Der Zustand ließ sich aufheben und Sie fanden in die Realität zurück.

Ist mir das denn auch während unserer Gespräche passiert?

»Unmöglich«, denke ich zuerst, stelle dann aber beim Nachlesen der Tagebuchaufzeichnungen fest, dass das durchaus der Fall war, ich diese Begebenheiten aber vergessen hatte. Allerdings ist es nur selten aufgetreten, allein schon Ihre Anwesenheit hat es meist verhindert. Der Zustand trat für gewöhnlich nicht auf, wenn ein liebevoller Mensch bei mir war, und in der Analyse ist das der Fall gewesen. Ich war nie allein und habe mich auch – bis auf wenige Male, in denen die Wucht des Gefühls so unerwartet stark war, dass es mir auch Sie wegzureißen drohte – nie allein gefühlt.

Wenn Sie sich erinnerten, konnten Situationen aus der Vergangenheit in der Gegenwart wieder lebendig werden und Sie »wegreißen«.

Dann waren Ihre Zugewandtheit und Gegenwart entscheidend, dass ich Erinnerung als solche erkennen und mich zu überfluten drohende Gefühle fernhalten konnte, bevor diese mich von mir selbst trennten. Immer hat das nicht geklappt.

Einmal zum Beispiel wollte ich von dem vehementen Streit erzählen, den ich am vergangenen Abend mit meinem Mann gehabt hatte und in dem dieser mir gedroht hatte, er werde mich verlassen. Davon war ich noch so verletzt, dass ich nicht in der Lage war, es auch nur ansatzweise ruhig und sachlich wiederzugeben. Zu wiederholen, was mein Mann zu mir gesagt hatte, war mir unerträglich. Mein Körper krampfte, als müsste ich mich übergeben. Es riss mich von der Couch hoch, trieb mich zur Tür, ich rief:

»Ich muss jetzt gehen!«

»Wir haben noch Zeit«, entfuhr es Ihnen.

Ich glaube, da waren wir beide sehr erschrocken. Ich wollte etwas entgegnen, es Ihnen erklären, aber aus meinem Mund kam nur noch Silbensalat. Zum Glück sagten Sie dann gleich: »Das schaffen wir schon.« Vielleicht mussten Sie sich selbst Mut machen. An diesem Satz habe ich mich auf jeden Fall gut festgehalten, denn ich wusste: Überall und jederzeit können sich neue »Löcher« auftun.

Dies ist sicher eine der Szenen, die ich meine. Es gab aber noch andere, zum Beispiel wenn es um Ihre Eltern ging oder um das Jugenddrama.

Sicher, das Problem war mir ja nicht neu. Genau so wenig wie der Drang, wegzulaufen, wenn ich etwas nicht aushalten konnte. In diesem Zusammenhang fällt mir eine Begebenheit aus meinem fünfzehnten Lebensjahr ein, die ich vergessen hätte, hätte ich sie nicht in einer autobiografisch inspirierten Kurzgeschichte verarbeitet:

Die Ich-Erzählerin flüchtet nach einem Streit mit ihrer Mutter auf das Brachland hinter den Häusern, einen Ort, der für ein junges Mädchen allein nicht ungefährlich ist, der sie aber auch mit der Mutter verbindet, weil sie dort mal nach einem Federballspiel lange zusammengesessen und geredet hatten. Sie wartet in der Hoffnung, die Mutter komme und hole sie nach Hause. In der Hand hält die Erzählerin ein Küchenmesser, von dem sie nicht mehr weiß, ob es gut war, es mitzunehmen, birgt es doch Schutz und Bedrohung gleichzeitig, denn sie könnte das Messer auch gegen sich selbst wenden. Nach einiger Zeit kommt die Mutter tatsächlich, spricht aber das Vorgefallene nicht an, pustet der Tochter nur wortlos lächelnd eine Pusteblume ins Gesicht.

Es gab in Ihrer Erfahrung in der Frühzeit Ihrer Entwicklung mit Ihren Eltern Ereignisse, die Sie verletzten. Diese Ereignisse durften Sie nicht wahrhaben, mussten Sie beseitigen (verdrängen oder abspalten). Manchmal kehrten diese Ereignisse wieder und Sie wehrten sich dagegen. Ihre Lösung war früher, auf positive Erfahrungen, zum Beispiel gemeinsames Spielen, zurückzugreifen, damit Sie die verletzenden Erfahrungen in der Beziehung zu den Eltern nicht in Ihrem Bewusstsein zulassen mussten. Wir fanden in der Psychoanalyse Worte für die Verletzungen, die sich in der Folgezeit Ihrer Entwicklung, zum Beispiel auch mit dem Jugenddrama, fortsetzten.

Soweit ich mich erinnere, trat das Gefühl »Loch im Bauch« auch erst kurz nach dem Jugenddrama auf. Überall malte ich mir dieses Bildchen hin: ein Strichmännchen mit ausgestrecktem Arm. Es greift nach einem herzförmigen Ballon, der aber schon deutlich außer Reichweite ist. Auf dem Ballon steht: »Ich«. Damals war die Vorstellung, außerhalb meiner Selbst zu sein, für mich nicht ohne Reiz. Ein Gefühl der Auflösung, als scheine die Sonne und wehe der Regen durch mich hindurch, bis der Wind mich in Einzelteilen davonträgt – das konnte einem Teenager, wie ich einer war, schon gefallen.

Die Umschreibung »Loch im Bauch« ist vielleicht am ehesten zu verstehen, wenn man sie analog zu dem geflügelten Wort der »Schmetterlinge im Bauch« sieht: Man spürt die Verliebtheit im ganzen Körper, hat die »rosarote Brille« auf, kann nicht mehr klar denken …

Mein »Loch im Bauch« war – allerdings im negativen Sinne – ähnlich vielgestaltig und wirkmächtig. Nur hatte es rein gar nichts mit Liebe zu tun. Es war das Gegenteil von Liebe, echte Liebe wäre, wenn überhaupt, das Gegenmittel, aber das ist ein Thema für sich.

Ich glaube, Sie meinen mit »echter Liebe« die Wertschätzung des Anderen in seinem Sosein und nicht alleine das Begehren und Besitzen wollen des Anderen.

Ja, ich meine das Akzeptieren und Verstehenkönnen des geliebten Menschen und ihn auch zu lieben, wenn es ihm schlecht geht, er Fehler macht, sich selbst gerade nicht lieben kann. Meinem Mann rieten Sie einmal, er solle mich, wenn ich in einem extremen Moment so außer mir bin, dass ich mich verletzen will, in den Arm nehmen. Das hat uns beiden ungemein geholfen.

Mein Gefühl »Loch im Bauch« konnte eine Vorstufe zu dem Drang, sich selbst zu verletzen, sein, es konnte aber auch ohne größere Schäden wieder verschwinden. Weiterhin konnte es viele Formen annehmen: das schon geschilderte Bedürfnis, (weg)rennen zu müssen – als Jugendliche half auch durchs Zimmer tanzen und toben –, oder genau das Gegenteil, nämlich einen plötzlichen Mangel an Energie, ein schwammiges In-mir-Sein und um mich herum einen lähmenden Nebel, gegen den ich ankämpfen musste. Oft entstand dann auch der Eindruck von Orientierungslosigkeit. Ich erreichte nicht mehr, was ich bisher in meinem Leben als wahr, notwendig und positiv erkannt hatte.

Lange Zeit versuchte ich, mich gegen diesen unheimlichen Zustand zu wappnen, indem ich Gutes, mein Selbst Sicherndes anhäufte: Ich schrieb ein Buch nach dem anderen, ich malte, ich liebte, ich machte Geschenke, ich versicherte mich meiner Existenz, der Sinnhaftigkeit meines Daseins und der Liebe der anderen. Doch das war nicht genug, um den Zustand, der vielleicht auch nur ein Hunger nach Anerkennung war, abzuwenden; vielleicht, dachte ich, bin *ich* auch einfach nicht gut genug.

Ihr Schreiben verstehe ich weder als Hunger nach Anerkennung noch als einen Ausgleich eines vermeintlichen Defizits Ihrer Kompetenz, sondern als eine Möglichkeit, die Kränkungen, Verletzungen, aggressiven Akte gegen Sie, gegen Ihre kindliche Seele, zu überwinden. Im Laufe der Analyse fanden Sie sich selbst in Ihrer Beziehung zur Realität wieder und konnten sie so sehen, wie sie war. Sie mussten sie nicht mehr umdeuten und verändern.

Ich fürchte, Sie irren sich in puncto Anerkennung, weil Sie zu sehr von meiner aktuellen Situation ausgehen. Suchen nicht alle Künstler nach Anerkennung? Ich habe es durch die Analyse geschafft, meinen Ehrgeiz zurückzufahren, wodurch es mir sehr viel besser geht. Die »Wutkatze«, auf die ich gleich zu sprechen kommen werde, zeigt sich daher schon eine Weile nicht mehr.

Sicher suchen Sie auch Anerkennung wie jeder Mensch, aber es ist nicht extrem wie bei Menschen, die süchtig nach Anerkennung sind und Frustrationen nicht ertragen können, ohne vor Wut zu platzen.

Tatsache ist, der Hunger wonach auch immer quälte mich bald seltener. Nur deshalb ist es mir überhaupt möglich, dieses Buch zu schreiben, denn ein »Loch im Bauch« wird es schwerlich füllen: Weder ist es wirtschaftlich vielversprechend, noch darf ich, anonym bleibend, auf Ruhm und Ehre hoffen; es bleibt mir also nicht mal der Applaus, der sonst »das Brot des Künstlers« ist.

Sie haben sicher Recht mit dem Hinweis, dass der Künstler auch vom Applaus lebt, wohingegen der ökonomische Gewinn beim Schreiben, wie ich von Ihnen weiß, für Sie sowieso nicht im Vordergrund steht. Ich habe mich gefragt, ob nicht der größere Gewinn bei mir liegt, da Sie so bereitwillig und offen über Ihre Analyse schreiben, was generell über Analysen nicht häufig geschieht. Ich meine aber, unser beider Motiv, dem Leser zu vermitteln, wie hilfreich und förderlich eine Analyse sein kann, lässt sich so am besten umsetzen. Bisher schrieben Analysanden eher, wenn ihre Analyse negativ bis destruktiv verlaufen war. Unser Schreiben ist davon motiviert, zukünftigen Analysanden die Angst vor der Psychoanalyse zu nehmen, soweit dies möglich ist.

Sehr wichtig war für meine Heilung, dass ich, anders als hier auf dem Papier, wo sich der Gefühlszustand »Loch im Bauch« so schlecht greifen lassen will, keine Schwierigkeiten hatte, ihn Ihnen nach und nach zu erklären. Wundersamerweise verstanden Sie mich und – das wurde mir sehr bald sehr wichtig – Sie verstanden mich auch dann, wenn ich mich selbst nicht hinreichend artikulieren konnte. Selbst wenn Sie in Details oder zu Anfang dies und jenes doch mal falsch gedeutet haben: unwichtig. Auf der Couch liegend hatte ich immer den Eindruck, Sie spannten, wenn ich redete und wie eine Seiltänzerin in schwindelerregender Höhe über meine inneren Schluchten balancierte, ein Auffangnetz unter mir auf.

Dass mein Analytiker mehr über mich weiß als ich selbst, weil er die Puzzleteile zusammenfügen kann, hat mich ungemein beruhigt. Eine Interpretation, Diagnose oder Herleitung musste und wollte ich von ihm nicht hören. Das ist bei anderen Arztbesuchen keinesfalls so. Bei ihm aber hat mich das Schweigen getragen, ich konnte mich getrost fallen lassen. Ich spürte seinen Halt, selbst wenn ich nur hörte, wie er sich manchmal hinter mir im Sessel bewegte: Ich konnte ihn nämlich zuhören hören.

Sie fühlten sich von mir getragen und verstanden, auch wenn ich schwieg. Für mich als Analytiker ist das Ertragen von Situationen, in denen ich nicht verstehe und warten muss, bis ich etwas verstehe, eine wichtige Voraussetzung für den analytischen Prozess.

Einmal fragten Sie, ob ich dieses Gefühl vom »Loch im Bauch« auch in meinen Büchern beschrieben hätte. Zunächst verneinte ich: Wie soll ich so etwas in einem Jugendroman erklären? Aber dann fiel mir ein: Doch, es gibt eine Stelle, in der es um ein Mädchen geht, das sich selbst verletzt:

Die Wahrheit ist, dass ich mich manchmal fühle, als säße ich in einem Zug, der langsam anfährt. Und auf der anderen Seite des Bahnsteigs steht ebenfalls ein Zug, der langsam anfährt, nur in die andere Richtung. Dann hat man für einen Moment das Gefühl, die Orientierung zu verlieren. Man weiß nicht: steht man, fährt man, bewegt man sich vor oder zurück, oder passiert vielleicht alles gleichzeitig und man wird ganz sanft innen auseinandergerissen.

Sie beschreiben mit diesem Bild der Züge treffend den schwierigen Bezug zur Realität in emotionell angespannten Situationen.

Von diesen hatte ich offenbar eine Menge. In den Stunden versuchten wir, uns dem Thema zu nähern. Wir sprachen über Bauchgefühle, Aufregung und Magen-Darm-Stress und was im Sprachgebrauch sonst noch im Bauch zu verorten ist.

»Wut zum Beispiel«, sagte er.

»Es geht doch nicht um Wut! Wenn ich wütend bin, kann ich schimpfen und streiten, das Gefühl dagegen lähmt mich völlig.«

Da brachte er die »Wutkatze« ins Spiel.

»Nun ja«, gab ich zu, »die hilft mir dann.«

Die »Wutkatze«, ein Relikt der »Persönlichkeitsteile«, zu deren Benennung mich mein Verhaltenstherapeut damals angeregt hatte und die ich in der ersten Zeit der Analyse noch erwähnte, muss ich hier zunächst vorstellen: Die Wutkatze war dafür zuständig, mich hin und wieder zu kratzen und zu schlagen, damit ich, wie ein altes Radio, dem man einen Klaps gibt – der bereits erwähnte Wackelkontakt –, aus meiner Lähmung erwachte und ansprang.

Ich hatte damals ein Gedicht geschrieben, in dem sie sich für ihr Tun rechtfertigt: Die Katze verteidige sich nur gegen die Angst. Meinem Verhaltenstherapeuten hatte ich nämlich einfach gesagt, das Problem sei

Angst, mit so etwas Abstrusem wie einem »Loch im Bauch« hätte ich ihm nicht kommen können.

Verteidigung der Wutkatze gegen die Angstmäuse
Über die Notwendigkeit gelegentlicher Selbstverletzung

diese Spannung jeden Tag: zum Fauchen, diese Angst,
die uns treibt und auf Trab hält: ein Trupp wilder Mäuse
und dies Umschaun, dies Zucken, dies Fiepen um Milde:

wer hält das im Zaum, wer zeigt unsre Zähne,
wer kratzt unser Nein und lässt uns nicht gehn
vor die Hunde mit hündischen Mäusen

zum Fauchen der Eifer, was stelln wir nicht an
der Stift jagt die Worte wie Wild vor sich her:
gib Pfötchen, sei gut und glänze geduckt

wer stoppt das, wer sagt unser Nein,
wer hält uns zusammen und lässt uns uns spüren:
den Körper mit Krallen, mit Knurren – die Kraft?

Nur die Wutkatze,
sie allein lässt uns sein.

Ich erinnere mich an Zeiten des Getriebenseins, in denen ich Leistung als ein Mittel gesehen habe, das »Loch im Bauch« zu schließen – ich habe sozusagen Bücher hineingestopft. Vielleicht ist es kein Zufall, dass ich diesen Zustand meinem Analytiker ausgerechnet mit dem Bild von Büchern, die ich nicht erreiche, zu erklären versuchte.

Bücher haben es Ihnen angetan, Sie lieben sie und nicht nur die von Ihnen geschriebenen. Ich hatte viele Bücher in meiner Praxis. Vielleicht hatten Sie die Vorstellung, ich hätte die alle verinnerlicht? Ein solcher Gedanke kann auch Neidgefühle auslösen. Neidgefühle sind den Wutgefühlen nahe.

Ich habe Sie zwar mal in einem Comic mit dem Spruch »Was ich bis heute nicht gelesen, ist nicht von Wichtigkeit gewesen« zu necken versucht, aber Ihre Bücher haben den Raum für mich wohnlich gemacht und Ihr

Wissen hat mich beruhigt. Neidgefühle kenne ich aus dem Berufsleben, neidisch auf Sie war ich nie.

»Wenn ich die Wutkatze rauslasse, wenn ich mich schlage und kratze, tut mir das erst mal gut«, sagte ich bei unserer Suche nach dem Ursprung für den Impuls nachdenklich zu Ihnen. Sie fragten daraufhin, ob ich mich spüren wolle. Aber warum soll ich mich ausgerechnet dann spüren wollen, wenn ich wütend bin, gar wütend auf andere?

Die Gründe konnten sein, die Wut am eigenen Körper zu erfahren und sich zu bestrafen für das Wütendsein, denn Sie durften die Wut wegen der inneren Zensur nicht auf Andere richten. Sie haben jetzt erkannt, dass das Symptom, sich selbst zu verletzen, ein Motiv hat, das mit Ihren inneren Konflikten im Umgang mit der Aggression (Wutkatze) zu tun hat und daher ein Signal ist, sich diesen Konflikten zuzuwenden. Sie brauchten schon bald in der Analyse nicht mehr den Modus der Selbstverletzung, wie Sie mir stolz erzählten.

Es war eine der ersten positiven Veränderungen, die sich einstellte. Mein »Loch im Bauch« ließ sich dagegen viel schlechter heilen. Oft entstand dieses unheimliche Gefühl durch äußere Einflüsse. An Tagen, an denen mir etwas misslungen war, ich ideenlos, unter Stress oder Zeitdruck oder auch mit anderen Menschen aneinandergeraten war oder auch wenn mein Mann schlechte Laune hatte, konnte es mir passieren, dass ich in einen Entschuldigungsmodus geriet. Ich ging wie auf rohen Eiern, ich dachte immerzu: »Entschuldigung«; ich fühlte mich selbst schlecht, falsch, überflüssig, und obwohl ich wusste, dass mein Mann einfach nur mal mit dem falschen Fuß aufgestanden war, wie es mir ja auch hin und wieder passiert, war innen dieses wattige Gefühl, das ich zuvor schon Nebel genannt habe.

An solchen Tagen äußerte es sich so: Wir suchen eine Adresse in der Stadt. Mein Mann, der fährt, lässt auf meiner Seite das Fenster herunter, fordert mich auf: »Fragt die mal, wo …!« Die Leute sehen freundlich aus, doch ich bin blockiert, der Mund will partout nicht aufgehen. Er muss für mich fragen und am Ende halten mich wahrscheinlich alle für behindert. Bei nächster Gelegenheit fange ich dann mit Wildfremden ein Gespräch an, schüchtern bin ich nämlich nicht.

Ob es der Druck der Aufforderung sei, fragte mein Analytiker. Ja, da hatte er mal wieder den richtigen Riecher. Er warf das Wort: »Befehlsverweigerung« in den Raum, leicht ironisch, aber mit einem warmen

»Hm?« verbunden. Das tat mir gut, weil es mir den Eindruck vermittelte, das »Loch im Bauch« gehöre auch zu mir, sei nicht nur gegen mich.

Genau so ist es, das »Loch im Bauch« gehörte zu Ihnen. Es hatte auch eine Schutzfunktion, da Sie sich damit von unangenehmen Gefühlen befreien konnten.

Also gehört auch meine Wut zu mir. Heute kann ich sie besser verstehen, äußern und nach außen tragen, muss sie nicht mehr runterschlucken.

Früher sorgte das »Loch im Bauch« auch für Unbill wie diese: Ich bin allein unterwegs, sage mir: Wenn du jetzt rennst, kriegst du den Zug noch. Und dann geht es nicht, nicht weil die Tasche schwer ist oder ich die falschen Schuhe anhabe. Ich bin wie gelähmt, denke, das schaffst du nicht, und dann renne ich nicht; irgendwie gönne ich mir den kleinen Erfolg, rechtzeitig zu kommen, nicht.

Dann dauerte es nicht mehr lange, bis ich an dem Punkt war, mir selbst zu sagen: »Entschuldigung, dass es mich gibt.«

Der Entschuldigungsmodus war eine andere Art, wie Sie mit Affekten umgingen. Er gehörte zu Ihnen, weil Ihnen immer wieder in früheren Zeiten vermittelt worden war, Sie seien falsch und unfähig. Sie haben diese Kommentare der Anderen in Ihr Selbst als Bewertung eingebaut und manchmal wurden diese Bewertungen wirksam. Wir haben in der Analyse an der Veränderung des Entschuldigungsmodus viel gearbeitet.

Das ist auch nötig gewesen. Hat man sich nämlich ein Dauerentschuldigen erst angewöhnt, bekommt man es schlecht wieder los. Ich gehörte zu denen, die sich auch entschuldigen mussten, wenn weit und breit niemand war, der es hören konnte. Ich könnte ja mal meinen Analytiker fragen, wie oft ich mich bei ihm entschuldigt habe …

Wie oft Sie sich entschuldigt haben, lässt sich nicht zählen. Es war aber häufig und fast immer grundlos.

Gab es gar Streit, befürchtete ich gern, ich würde mit den nächsten Menschen, die mir begegneten, genauso aneinandergeraten. Ich sagte meinem Analytiker einmal, dass ich heute lieber abgesagt hätte, weil er sich womöglich genauso über mich ärgern könnte – was, wie ich wusste, Unsinn war. Streit ist ja kein ansteckender Virus oder setzt sich automatisch als Dominoeffekt fort, doch diese Befindlichkeit lähmte auch meine Vernunft. Er antwortete, ich solle trotzdem kommen: gerade dann.

Die Analyse sollte nicht nur eine Schönwetter-Situation sein, auch die Arbeit an unangenehmen, peinlichen, verletzenden, aggressiven Episoden gehört dazu.

Das ist jetzt nett gesagt, aber seien wir ehrlich: In solchen Situationen habe ich Sie auch gebraucht, denn manche Verunsicherungen drangen in mein Selbstbewusstsein wie die auflaufende Flut in eine Sandburg. Löste gar mein Analytiker sie aus, nahm das unheimliche Gefühl besonders leicht überhand. Je näher mir die Personen standen, von denen Irritationen ausgingen, desto verletzter war ich. Und mein Analytiker, habe ich mir bald widerwillig eingestehen müssen, steht mir nahe. Was für ihn selbstverständlich und gar kein Problem, ja sogar Voraussetzung für ein Gelingen der Analyse zu sein scheint, war für mich gewöhnungsbedürftig.

Sie haben nicht erwartet, dass die Analyse auch eine emotionelle Begegnung zweier Menschen ist.

Ich konnte mir nicht vorstellen, dass Sie nicht nur Ihren »Job machen«, wie man so schön oder besser so hässlich sagt. Anfangs sperrte ich mich sehr dagegen, dass mir jemand nahestehen soll, den ich bezahle. Ich wollte nicht, dass ich jemanden nett finde, der vielleicht nur so tut, als möge er mich auch, weil das für die Behandlung förderlich ist. Ihre auf den Zustand unserer Beziehung gemünzte, oft gestellte Frage »Und wie ist das hier?« irritierte mich zuerst sehr. Die Frage mochte ich nicht.

Aber da Sie mich das so oft gefragt haben und unsere Beziehung ins Zentrum stellten, nenne ich hier auch Beispiele für Auslöser von Verunsicherung durch Sie: ein – so empfand ich es – mauerndes Schweigen zu Beginn der Stunde oder eine zu schnelle Verabschiedung an ihrem Ende, Terminabsagen, das nicht ausgestellte Telefon, eine gepackte Reisetasche, die nach Aufbruch aussah, oder Autos vor der Tür, die mich vermuten ließen, Sie hätten Besuch und wären viel lieber mit Ihrer Familie zusammen; von nebenan der Duft von Kuchen oder eine Begegnung mit Ihrer Frau vorm Haus: Warum hat sie mich heute nicht gegrüßt, war das Absicht oder hat sie mich nicht gesehen?

Das waren Tage, an denen ich mich im Flur stumm und verkrampft an Ihnen vorbeidrückte; mein erster Satz auf der Couch lautete dann nicht wie sonst: »Da bin ich« oder »Ich bin's«, sondern kleinlaut bis leidend: »Ich schon wieder«, will sagen: Entschuldigung, dass es mich gibt, hoffentlich störe ich nicht zu sehr.

Sie reagierten immer etwas empört: »Wir haben jetzt einen Termin!« Das half meist schon, genau wie das Liegen, das Sichumsehen im Raum, der vertraute Ablauf, die Ruhe, und nach ein paar holprigen ersten Minuten konnte ich es meist auch ansprechen: »Mich hat irritiert, dass etwas anders war.« Und dann merkte ich, wie überflüssig die Verunsicherung darüber eigentlich gewesen war.

Mein verunsicherndes Verhalten und das Sprechen über Momente, die Sie verunsicherten, und nicht das höfliche Verschweigen sind der beste Weg in der Analyse, Sicherheit in der Beziehung und im nächsten Schritt mehr Selbstsicherheit zu finden.

Bis dahin schrieb ich unzählige Male aus nichtigstem Anlass meinen Rettungssatz »Ich lasse Sie nicht fallen« in mein Tagebuch. Dass Sie mir das in der Anfangsphase so ausdrücklich gesagt haben, war sehr wichtig für mich. Sie haben mir fest versprochen, zu mir zu stehen und verlässlich zu sein. Ich wusste auch, dass Sie sich daran halten würden, schon aus Prinzip und Pflichtbewusstsein.

Meist wirkte so ein Rettungssatz – es gab mehrere davon – wie eine Haltestange im schlingernden Linienbus. Manchmal aber breitete sich die Verunsicherung aus. Eine Erschütterung war da gewesen und war nicht mehr wegzu*denken*, denn sie war es, die das Denken wegwischte. Dann war alles, was ich bin, habe und mich ausmacht, verschwunden: dass ich geliebt werde, Bücher schreibe, Freunde habe, eine Analyse mache – alles.

Ein Beispiel: Als erwachsene Frau stolpere ich während eines Spaziergangs mit meinen Eltern. Ein Fremder macht darüber eine spöttische Bemerkung, was meine Eltern nicht daran hindert, sich eine Weile freundlich mit ihm zu unterhalten.

Während dieser Minuten verliere ich all meine Kraft, ich bin in gewisser Weise innerlich geschrumpft, bin wieder das motorisch ungeschickte Mädchen von damals. Die Situation ist nicht mehr nur akzidentiell ärgerlich, sondern allumfassend grausam; ich ahne: Ich bin keine von allen verlachte, ausgestoßene Versagerin, aber zwischen der wohl zutreffenden Ahnung und dem falschen Bild meiner selbst klafft eine Lücke.

In solchen Szenen schrumpften Sie innerlich tatsächlich, Sie wurden kindlich und kindlich sein heißt, wegen Stolperns und Ungeschicklichkeiten verlacht zu werden. Als Kind durften Sie offensichtlich nicht kindlich ungeschickt sein, sondern mussten perfekt sein und haben sich dieser Forderung der Eltern auch angepasst – bis ins Erwachsenenalter. Das nenne ich das »falsche Selbst«.

Solche Krisen wie auf diesem Spaziergang gab es auch in stärkerer Form. In der Analyse konnten wir die Vorfälle besprechen.

O-Ton Tagebuch: *Heute hat mein Analytiker mich gerettet. Ehrlich! Mein Leben gerettet. Ich habe überhaupt keinen Ausweg mehr gesehen. Die familiäre Weihnachtskrise ist dieses Jahr besonders schlimm. Weil mein Mann, der genau wie meine Eltern zu unserem Chorkonzert in der Kirche eingeladen war, meine Mutter zwar intensiv begrüßt und mit ihr geplaudert, meinem Vater, der bei den Nachbarn, also drei Plätze weiter in der Bank, saß, nur zugewunken hat und auch nicht anschließend noch geblieben, sondern gleich nach dem Applaus abgezischt ist, haben meine Eltern uns für Heiligabend ausgeladen.*

Das war ein Schock, von dem ich nicht wusste, wie ich ihn verdauen sollte. Ich kam mit völlig verknautschtem Gesicht in der Praxis an.

»Sie sind traurig«, stellte er fest.

Und wie! Die anderen mögen ja erleichtert sein, die »buckelige Verwandtschaft« nicht sehen zu müssen, aber ich bin fertig. Hatte am Wochenende entsprechend schlechte Träume.

»Gestern wollte mein Vater wohl zurückrudern und ein klärendes Telefonat mit meinem Mann führen: Das ist schiefgelaufen, mein Mann hat aufgelegt. Danach hat er zu mir gesagt, er wolle mich verlassen, denn Streit mit meinen Eltern sei so, als sei man in Hundescheiße getreten und bekäme die einfach nicht von den Schuhen, weil die so klebe, also müsse man die Schuhe irgendwann wegschmeißen. – Die Schuhe bin ich.«

»Die Schuhe sind Sie?«, wiederholte mein Analytiker.

Ich habe ihm erzählt, wie das schreckliche Gefühl sich in mir ausweitet: Niemand schätzt, niemand liebt mich, niemand geht meinetwegen Kompromisse ein. Gleichzeitig bin ich schuld, denn alle leiden ja nur, weil ich sie miteinander bekannt gemacht habe, ohne mich hätten sie nichts miteinan-

der zu tun und würden friedlich und glücklich leben: Es wäre besser, es gäbe mich nicht.

Ich habe gesagt, dass ich rausrennen möchte, in die kalte Nacht laufen, in der Hoffnung, ich werde überfahren. Sagte, dass ich den Termin herbeigesehnt hätte, unglaublich froh sei, dass heute noch diese eine Stunde vor den Weihnachtsferien sei. So fertig wie heute war ich noch nie.

»Aber immerhin habe ich mich nicht verletzt! Ich habe mich an das erinnert, was Sie gesagt haben: Ich soll mir zu diesem alles überschwemmenden ›Loch-im-Bauch- Gefühl‹ sagen: ›Ah, das ist jetzt wieder das‹, und ich habe Ihre Stimme in meinem Kopf gehört und mich an mein altes Stoffkrokodil geklammert …«

Er lachte ein bisschen, nicht, weil ich für solche Fälle noch ein Kuscheltier in der Ecke sitzen habe, sondern weil es ausgerechnet ein Krokodil ist.

»Das symbolisiert Wut«, sagte er.

Dabei ist das ganz weich. So weich wie ich innen. Mir tun alle Beteiligten leid, ich mag sie alle noch, obwohl es diesmal schon heftig war.

Er hat mir dann ein paar Sachen gesagt, die ich machen soll. Das war praktische Krisenhilfe, heute hat er mich – im übertragenen Sinne – an die Hand genommen, und das brauchte ich auch.

»Meinen Sie, ich schaffe das?«, fragte ich.

»Ja, Sie schaffen das.« Das hat er mit der ganzen Kraft seiner vertrauten Stimme gesagt, den Satz würde ich mir am liebsten einrahmen. Er hat mir aufgezählt, was ich alles Gutes, Eigenes, Unabhängiges geschafft habe: angefangen vom Studium, von dem mir alle abgeraten hatten … Ich habe jetzt einen Plan!

»Und dann sehen wir uns wieder am vierten Januar«, sagte er, obwohl noch nicht Verabschiedungszeit war, es war so eine Vereinbarung zwischen uns, ein Angelpunkt für mich, ein Datum wie ein Rettungsring.

Die Psychoanalyse vermittelte Ihnen Hoffnung. In dieser Stunde, die Sie beschreiben, wird dies besonders deutlich. Es ist die Erfahrung, dass »die Erniedrigte und die Stolpernde« nicht versagt hat und nicht ausgelacht, sondern aufgefangen wird. Dazu gehört aber auch, dass Sie bereit waren, sich auffangen zu lassen, das Vertrauen zu haben, dass Sie nicht fallengelassen werden.

Ich sah die Analyse als Möglichkeit, mich festzuhalten, ich war wie ein Zelt, das der Wind leicht wegpusten konnte, also schlug ich mit der Analyse Heringe in den Boden. »Sie sind so ein Haltepflock für mich«, sagte ich zu Ihnen. Ich hätte lieber ein reizvolleres Bild für Sie als einen Holzpflock oder Zelthering gehabt, aber wer schon mal nachts sein ballonseidenes Zuhause in Windeseile sturmfest gemacht hat, weiß, dass von so einem scheinbar unbedeutenden Hilfsmittel viel abhängt.

14. Kapitel

»Jugenddrama«: Die hilfreiche Metapher

Das erste Jahr der Analyse neigte sich dem Ende zu. Intensive Stunden lagen hinter uns: Zum Beispiel erzählte ich ihm von meinem Wunsch-Selbstbild, was mich viel Überwindung kostete. Meins, sagte ich, sei nämlich kein normales; worauf er mich zunächst locker ermunterte, natürlich sei es das nicht, ein Wunschbild sei immer individuell; er wunderte sich aber doch, dass ich mir zu den positiven Attributen »hübsch«, »geheimnisvoll« und »unglaublich talentiert« auch »verletzt«, »hilfsbedürftig« und »beschädigt« vorstellte. Im Roman würde ich als Identifikationsfigur für mich die »gebrochene Figur« aussuchen, sagte ich, und ich bog meine Finger nach hinten, als wolle ich auch sie gleich gebrochen wissen.

Ich habe Sie sicher am Anfang ermuntert, Ihr Selbstbild und Ihr Selbstverständnis zu beschreiben. Dabei wurde deutlich, dass Sie sich als »tragische Figur« – Sie schreiben »gebrochene« Figur – verstehen. Es entspricht Ihrer Entwicklung und Ihrer Leidenschaft, Geschichten zu schreiben, die voller Spannung sind. Ob es auch Ihr Wunschbild (Idealbild) ist, möchte ich infrage stellen. Sicher ist es Ihr Idealbild, eine tapfere, geliebte und anerkannte Frau zu sein, wie es in Ihren Romanen in den Figuren der Jugendlichen vorkommt.

Schließt das eine denn das andere aus? Kann die tolle Frau, die Sie da beschreiben, nicht in Wahrheit auch besonders hilfsbedürftig sein? Sie würde es wohl nicht zugeben, dass sie jemanden sucht, der sie erkennt und – sagen wir – in den Arm nimmt.

Das Idealbild ist das Bild von sich selbst, wie Sie sein möchten. Es widerspricht sich nicht, dass Sie sich in Ihrem realen Sosein auch als hilfsbedürftig erleben. Es hat eine Weile gedauert, bis Sie sich Ihre Hilfsbedürftigkeit eingestehen konnten. Anfänglich haben Sie diese nur als Schwäche abgelehnt.

Damals auf der Couch brauchte ich viel Kraft und Zeit, um dieses Bedürfnis nach Hilfe und Verstandenwerden zu formulieren, äußerte ich es doch zum ersten Mal und fürchtete mich vor meinen eigenen Worten. Ich hatte zwar einen vertrauenswürdigen Zuhörer an meiner Seite, aber reichte das? Würde ich mich selbst noch ertragen können, wenn ich dieses vage Gefühl, Hilfe zu benötigen, benannte und damit als eine Wahrheit über mich akzeptierte?

Ich schämte mich damals für so gut wie alles, was sich in meinem Inneren tat: für flüchtigste Fantasien wie für nicht kontrollierbare Albträume. Bis zur Analyse hatte ich diese als unerhört im doppelten Sinn empfunden. Durch mein Erzählen und die gelassene Reaktion meines Zuhörers waren sie das nicht mehr.

So konnte ich bald nicht nur meine Fantasien verstehen und akzeptieren, sondern auch den Albträumen nach und nach ihren Schrecken nehmen, zunächst denen, in denen ich verschmutzte Toiletten aufsuchen musste; ich bin ja nicht selbst ekelig, nur weil ich mich manchmal vor etwas ekele.

In dieser Phase der Analyse wurde es Ihnen möglich, auch die ängstlichen, negativen, »schmutzigen« Seiten Ihrer Selbsterfahrung in Worte und Episoden zu fassen. Auch für die »gebrochene Figur« ergab sich ein Mitteilungsraum.

Dennoch musste ich mich mühsam an jede Kleinigkeit herantasten. Drohte wieder ein schwieriges Thema, redete ich um den heißen Brei herum und kam nur, indem ich weit ausschweifende Schleifen drehte, zum schmerzhaften Punkt. Oft hegte ich insgeheim die Hoffnung, mein Analytiker, der ja jede einzelne Schleife mitdenken musste, würde zwischendurch annehmen, wir seien angekommen, und mich durch eine Frage von meinem für ihn ja noch nicht zu erkennenden Weg abbringen.

Passierte es, landeten wir auf einem Nebengleis, wo ich eine Weile verschnaufte. Passierte es nicht, unterbrach er mich: »Unser Thema heute war ja …« Entweder ging's dann mit dem Aussprechen ganz schnell, oder ich rief scheinbar erstaunt: »Ach, *das* war mein Thema? – Ja. Aber das schaffe ich erst nächste Stunde, morgen schaffe ich das. Jetzt muss ich mich ausruhen.«

Ab der zweiten Stunde war mir klar: Sie brauchten Zeit. Diese Zeit habe ich Ihnen – ich hoffe es – meistens auch gelassen. Ihre Signale waren in der ersten Phase häufig: »Jetzt muss ich mich ausruhen … Ich brauche noch Zeit …

Heute geht es nicht weiter … Hätte ich nur dieses Thema oder diesen Traum nicht ausgesprochen.«

Zumindest war ich so weit, dass ich ein Bedürfnis nach Ausruhen auf der Couch hegte und Wünsche wie »Kann ich einfach ein bisschen so liegenbleiben?« äußerte. Die Zeiten, in denen ich meinen Analytiker wachsam beobachtet hatte, wenn er ausnahmsweise mal während der Stunde durch den Raum gegangen war, wobei er es klugerweise vermied, mich, die auf der Couch Liegende, anzusehen, waren längst vorbei. Sich bei ihm sicher zu fühlen, war aber nur die halbe Miete, ich musste auch erst einmal lernen, mir zu vertrauen, so komisch sich das anhört.

Ich habe schon an verschiedenen Stellen geschrieben, dass die Erfahrung zu machen, sich und dem anderen hinter der Couch vertrauen zu können, ein Schatz ist, der erst gehoben werden musste.

Für das Hervorholen innerer Bilder, die ich mir selbst nicht zeigen wollte, nutzte ich meine an den Wochenenden gemalten Bilder. Ich brachte diese – meist mit einer Kopie für ihn – in die Stunden mit und hangelte mich beim Sprechen an den skizzierten Szenen entlang, indem ich ihm, mein Blatt mit den Armen über den Kopf haltend, symbolische Details erklärte. Das war notwendig, weil meine Bilder alle zwar figurativ-naturalistisch, aber oft wirr, sehr bunt und bis zu den Rändern vollgemalt waren, wie Wimmel- oder gar Suchbilder, solche hatte ich auch als Kind am liebsten gemocht.

Mein Analytiker stellte einmal treffend fest: »Das Wichtigste malen Sie immer ganz klein.« Stimmt, denn selbst beim Malen kam ich nicht gleich zur Sache; und hatte ich diese doch einmal gepackt und aufs Papier gebannt, versteckte ich sie schnell wieder, indem ich alles Mögliche drumherum drapierte.

Die bildhafte Darstellung eingeführt zu haben, war eine Besonderheit in Ihrer Analyse. Ich schätze die präsentative Symbolik des Bildes, die Verschiedenes und Gegensätzliches nebeneinander in eine Darstellung bringen kann. Sprachlich ist dies nur nacheinander möglich. So wurde aus meinem Vorschlag, die von Ihnen erwähnten Bilder auch mitzubringen und darüber zu sprechen, ein wichtiges Mittel, Ihre Erfahrungen mit sich und mir, Ihre Ängste und Hoffnungen, kurz Ihre Gedanken- und Gefühlswelt, auch im Bild zu reflektieren. Viele der Bilder waren so dicht, dass wir eine Stunde und mehr brauchten, um sie zu entschlüsseln: Sie verrieten Intimes.

Darum zeige ich die Bilder, die spontan während intensiver Analysephasen entstanden, hier nicht. Etwas muss ja geheim bleiben. Die zwei Bilder, die diesen Text ergänzen, sind nicht typisch für das, was ich in die Analyse mitgebracht habe. Sowohl der Schwarz-Weiß-Comic »Couchwindungen« als auch die »Landkarte einer Psychoanalyse« sind mit Planung und Reflexion erstellt worden. Hier stand für mich der rein spielerische Aspekt im Vordergrund, nicht der Zustand meiner Seele.

Typisch war ein in warmen Farben gehaltenes »Alles-drauf-Bild«, das die Analysesituation – Setting und Gesprächsinhalte – darstellte. Statt des Bildes hier eine Beschreibung:

Mein Analytiker sitzt nachdenklich lächelnd hinter der Couch, aber er sitzt nicht in seinem Sessel, sondern in einer sommerlichen Baumkrone. Der Raum öffnet sich nach hinten und oben, statt der Hauswand »begrenzen« ihn drei Gänse, Laub und blauer Himmel. Die Couch beherbergt mich (das ist das richtige Verb, denn ich habe, was in Wahrheit nie vorgekommen ist, auf dem Bild die Schuhe ausgezogen und meine Ringelsockenfüße wohlig übereinander gerollt). Um mich herum arrangiert sich das Sammelsurium an Geschichten, das ich zu erzählen pflege, bis hin zu meinem Kindheitshaus. Die problematischen Erinnerungen hatte ich allerdings unter der Couch angesiedelt, dort sitzen ja auch die Monster in Kinderzimmern am liebsten. Der Fußboden der Praxis ist eine Mischung aus gotischer Rosette und Blumenteppich; und den Bildrand säumen Karikaturen meiner Eltern: Mein Vater, eine Art Clown, streckt uns die Zunge heraus, meine Mutter, Typ Nixe, verbirgt sich tiefsinnig dreinschauend hinter einem Schleier Wasserpflanzen.

Die Beschreibung des Bildes ist ein gutes Beispiel für die Vielgestaltigkeit Ihrer Bilder. Zentrale Figuren sind mit ihren Merkmalen vorhanden (Vater und Mutter). Ich sitze in einem Baum mit einer Katze zu Füßen. Sie lieben Bäume und Katzen. Offensichtlich fühlten Sie sich in der Analyse sicher genug, die Couch als Herberge, in der Sie aufgenommen wurden, anzunehmen. Sie fühlten sich sicher genug, um sich der Geschichte um G zuzuwenden.

Während des Gesprächs, in dem ich mich zum ersten Mal so richtig dem Thema G näherte, zeigte ich auf dieses »Alles-drauf-Bild« und sagte:

»Hier, sehen Sie, da unten links unter der Couch, ja, das soll die Couch sein, da, das krabbenartige Krabbeltier, das mit seinen Armscheren nach der kleinen, flüchtenden Figur greift, das ist …« Das Aussprechen war immer noch schwer. Ich hatte das Bild ja vor allem gemalt, weil ich Angst vor der Konfrontation mit dieser Zeit meines Lebens hatte, ich wünschte, ich bräuchte nur aufs Blatt zeigen und müsste es nicht aussprechen. »Das ist der, der mich überall anfasst und vor dem ich davonlaufe.«

»Ihr Jugend…«, hob mein Analytiker an, stoppte plötzlich, suchte nach dem geeigneten Namen. Ich hielt den Atem an. »Was will er an dieses ›Jugend…‹ anhängen?«, fragte ich mich erschrocken. »Er kann ja schlecht ›Jugend*freund*‹ nehmen, dann gehe ich an die Decke, dann bin ich sofort weg! Aber was soll er denn sonst an ›Jugend‹ anfügen?« Meine Gedanken überschlugen sich. Ich wusste, er war auf meiner Seite, aber sagte er jetzt nur ein falsches Wort, dann würde ich das gleich nicht mehr wissen!

Darüber kann ich heute so schreiben, weil ich mich erstens durch die Analyse und zweitens auch durch die schriftliche Aufarbeitung so gut kennengelernt habe, dass ich meine inneren Vorgänge durchschaue. In dieser Analysestunde aber wusste ich nur, dass wir uns plötzlich auf sehr dünnem Eis bewegten; ich rutschte schon, spürte Panik in mir aufsteigen. Liebend gern hätte ich ihm – hätte ich *uns*! – aus der Patsche geholfen, aber mir fiel keine Lösung ein!

»Jugend*drama*«, sagte er.

Ich muss vor Erleichterung geseufzt haben, denn da ist mir mehr als nur ein Stein vom Herzen gefallen. »Das Wort ist super. Jetzt habe ich aber ganz schön mitgezittert, ob Sie das richtige Wort finden.«

Für das Monster unter der Couch, Ausdruck Ihrer Angst, fand ich in der kreativen Atmosphäre dieser Stunde die Metapher »Jugenddrama«. Dieses Wort begleitete uns während der gesamten Analyse. Ich hatte begriffen, wie hilfreich die nicht direkte Nennung des Namens des Täters sein kann, weil dann das schamhaft erlebte Gefühl, Opfer zu sein, nicht aufkommt. Heute können Sie den Namen Gs aussprechen.

Zwei Tage später fand er nicht die richtigen Worte, oder ich bekam sie in den falschen Hals, wie es so ist bei Missverständnissen. So schlitterten wir unmerklich in unsere richtige Krise, die ich »Schneekrise« nenne.

15. Kapitel

»Schneekrise«

Es fing damit an, dass er mein zuvor beschriebenes Bild, über das wir in dieser Stunde noch weiter hatten sprechen wollen, nicht parat hatte. Wahrscheinlich steckte das Blatt irgendwo unter dem Wust an Papieren, die er neben seinem Sessel hortete, aber es gelang mir nicht, ihn explizit zu bitten, es herauszusuchen. Es lag daran, dass ich zu meinen selbstgemalten Bildern eine besondere Beziehung habe, sie sind etwas Persönliches. In meinen Augen war es außerdem ein Geschenk gewesen. Nur hatte ich mit einigen Menschen die Erfahrung gemacht, dass meine selbstgemachten Präsente oder mein Engagement nicht wertgeschätzt wurden. Dass ich diese Erfahrung mit meinem Analytiker nicht gemacht hatte, spielte in dem Moment keine Rolle. Ich habe gelernt, das, was ich kreativ erschaffe, nicht zu wichtig zu nehmen und vorsichtig mit Nachfragen nach meinen Produkten zu sein; deshalb konnte ich ihn nicht nach dem Bild fragen.

Ihnen war in dieser Phase schon vertraut, dass ich Ihnen überließ, womit Sie die Stunde begannen. Offensichtlich war mir entgangen, dass Sie auf das Bild zurückkommen wollten. Es war wohl auch nicht das Bild, sondern die Geschichte um das Jugenddrama im Bild, wie ich nachträglich begreife.

O-Ton Tagebuch: *Ich musste es ohne das Bild versuchen; ich dachte auch, ich könne es. Ich begann mit einer Formulierung aus der letzten Stunde, dass ich »ins Jugenddrama hineingelaufen« sei. Diese Formulierung, die ich selbst so geäußert hatte, hat mich zwei Tage lang gewurmt und gequält. Sie tut es noch. Ich hoffte auf tröstlichen Widerspruch von hinten, aber der kam nicht. In der ersten Viertelstunde lässt mich mein Analytiker meist reden, ohne sich zu äußern. Ich suchte erst mal sicheres Terrain auf und erzählte von den kindlichen Abenteuerspielen. Er ging auch gern mit; alles war easy, Erzähltes und Erzählen, bis ich in meinem Biografiebericht an den Punkt kam, an dem G in mein Leben trat. »Vorsicht«, hätte ich sagen müssen, »jetzt betreten wir vermintes Terrain!«*

Zum ersten Mal haben wir uns heute chronologisch und intensiv der Zeit mit G genähert. Ich beschrieb, wie Gs Auto am Treffpunkt meiner Clique parkte. Da behauptete mein Analytiker doch auf einmal, mich hätte das Auto auch fasziniert! Alle jungen Leute stünden auf Autos.

»Also, ich nicht! Jungs vielleicht!«, entgegnete ich empört.

Er, da hinter mir, war irgendwie im falschen Film, erwähnte auch Kinofilme, schwelgte wahrscheinlich gerade in der Erinnerung an die eigene Jugend. Hat er in meiner Erzählung den Übergang von kindlichem Abenteuerspiel zu gefährlicher Anmache durch den erwachsenen Mann genauso wenig mitbekommen wie ich damals in der Wirklichkeit?

Ich brummelte innerlich: »Männer!«, redete aber noch weiter, schneller jetzt, ich war nicht nur warmgeredet, sondern auch schon so gut wie wütend. Das Thema und die Erinnerungen taten ihr Übriges, mich aufzuregen: Ich erwähnte Gs Liebesangriffe, die nächtlichen Anrufe, das jämmerliche Geheule vorm Fenster, seine Selbstmorddrohungen.

Mein Analytiker, gut gelaunt, als würde er dabei lächeln: »Der war eben verliebt.« Ein Satz wie ein Messer im Rücken.

Wie der Blitz schoss ich von der Couch hoch, war mit einem Sprung an der Tür. »Nein, nein, nein, nein!«, schrie ich ihn an. Ich sprühte Funken, schlug mir mit den flachen Händen auf die Beine.

Er rührte sich nicht, blieb unbeweglich in seinem Sessel hocken und beharrte sogar noch darauf, doch, so sei es aber gewesen. Und er sagte: »Das ist kein Grund so rumzuschreien.«

Ich erschrak. Mir fiel ein, dass jemand nebenan sein musste, ich hatte zuvor ein Rumpeln gehört. Seine Frau hat bestimmt gedacht, er behandle gerade einen besonders schweren Fall. Ich schämte mich furchtbar, ich fühlte mich wie geschlagen, ich schaffte es irgendwie zurück auf die Couch, sagte: »Sie sind wie mein Vater. Mein Vater hat das auch immer gesagt.«

Mein Analytiker antwortete etwas. Ausführlich. Ich hörte nicht zu. Ich kämpfte mit den Tränen. Ich wollte nicht, dass er es mitbekommt. Schließlich: »Ich versuche, es zu erklären.«

»Hmm, ja.« Er wartete.

Ich musste mich erst zusammensammeln. »Ich habe den Eindruck, dass die Verliebtheit G damals Narrenfreiheit gegeben hat. Bei den Erwachsenen, die sagten: ›Ach, der Junge ist eben verliebt!‹, und leider auch bei mir, die ich dachte: ›Oh Gott, der liebt dich. Jetzt bist du quasi für den verantwortlich.‹ Alles muss man belächeln und verzeihen und hinnehmen, weil es ja aus diesem positiven Gefühl der ›Liebe‹ heraus geschieht. Was kann an Verliebtheit schon schlecht sein?!«

Mein Analytiker unterbrach mich: »Wer hat Ihnen das denn in den Kopf gepflanzt?« Er zählte die schlimmen Formen der Liebe auf; Morde würden aus Liebe verübt, sagte er. Weiß ich, ich weiß das alles, aber es tat gut, gut, es jetzt aus seinem Mund zu hören; ich hätte ihn am liebsten gebeten, jeden Satz mehrmals zu sagen. Ich hörte auf zu weinen und es sah für einige Minuten so aus, als bekämen wir in dieser Stunde doch noch die Kurve: Ich beruhigte mich, ich war wieder gern da, obwohl er ein Mann ist, obwohl er die gleichen Worte wie mein Vater gesagt hat, trotzdem, ich mag ja auch meinen Vater trotzdem. Ich sagte zu meinem Analytiker: »Darf ich mich noch kurz entspannen?«

»Die Stunde ist zu Ende. Die Zeit ist um.«

In Sekundenschnelle war ich wieder in der Senkrechten, streckte ihm, der völlig verdutzt in seinem Sessel ruhte, die Hand hin. Er nahm sie, stand, sie haltend, auf, sagte, dass ich noch bleiben könne, aber er war viel zu weit weg; er war jetzt so unerreichbar wie die Bücher in seinem Regal; es war zu spät, alles zu spät.

Hals über Kopf bin ich weg.

Drei Häuser weiter parkte ich am Straßenrand und, während es mich vor Weinkrämpfen schüttelte und ich mir sagte, dass er mich kein bisschen versteht und mich dann sogar noch rausgeschmissen hat, genau wie er mein Bild wahrscheinlich einfach weggeschmissen hat, hatte ich zugleich die irre Hoffnung, er käme mir nach, um mir zu sagen, dass ich das falsch verstanden habe. Denn das kann doch nicht sein?! Ich habe ihn hoffentlich falsch verstanden?! Ich weiß es nicht! Ich saß in meinem Auto und wünschte, er klopfe ans Fenster, er fände, tröste, hielte mich.

Meist kommentiere ich die Wiedergaben aus Ihrem Tagebuch nicht. Sie geben das unmittelbare Erleben nach der Stunde wieder. Hier machen aber die Tagebuchaufzeichnungen deutlich, wie Fehleinschätzungen bei mir passiert sind. Ich hatte Ihre Darstellung, ich im Baum und Sie darunter, so verstanden, dass Sie sich sicher fühlten. Ich hatte übersehen, dass in einer Baumkrone zu sitzen, auch bedeutet, Distanz zu haben. Ich hatte Distanz zu der »Monstererfahrung«, die Sie als kleines Bild symbolisch unter die Couch postiert hatten. So konnte ich auch als Erwachsener wie Ihr Vater vom »Verliebtsein« sprechen. Ich war in diesem Moment nicht präsent genug und Ihnen nicht nahe genug, um Ihr kindliches, jugendliches Erleben nachzuvollziehen. Es kam dann hinzu, dass Sie mich als zurechtweisend erlebt hatten, wütend waren und Schuldgefühle bekamen und sich bestrafen wollten. So kam es zu dem abrupten Ende der Stunde und Ihrem Herausrennen. So hatten Sie bei affektiv heftigen Themen auch sonst manchmal reagiert. Sie hofften, dass ich komme und das Missverständnis aufkläre und Sie zurückhole, wie Sie es auch von Ihrer Mutter in früheren Szenen erwartet hatten.

Das habe ich ja mein Leben lang ersehnt, dass der Andere kommt und mich zurück oder zurück nach Hause holt. Ich hoffte nicht nur auf die Aufklärung des Missverständnisses und die damit verbundene Versöhnung, sondern auch auf die Überbrückung der Lücke in mir. In so einer Situation wäre ein Festhalten durch eine liebevolle Person, sei es als Umarmung oder auch mit Worten, die beste Möglichkeit für mich zu einer vernünftigen Einschätzung der Lage zurückzufinden.

Es wäre sicher damals für Sie eine Möglichkeit gewesen. Wir versuchten aber, in Ihrer Analyse eine bessere Möglichkeit zu entwickeln: die Kränkungen, Missverständnisse und als Angriff erlebten Worte zu ertragen und in den Dialog zu bringen. Über diesen Prozess kamen Sie später selbst in die Lage, sich nicht die Schuld zuzuschreiben und sich nicht zu bestrafen, sondern sich selbst zu beruhigen und in Kontakt mit sich und den Anderen zu bleiben.

Das war damals noch nicht möglich. Ich stand am Anfang dieses Prozesses. Ich war nach der Stunde sehr durcheinander, konnte mich später nicht einmal erinnern, ob ich Ihnen überhaupt Tschüss gesagt hatte. Ich zerbrach mir den Kopf darüber und bekam Angst, Sie ärgerten sich genauso über mich, wie ich mich über Sie geärgert hatte, und ich könne nun nicht mehr zur Analyse gehen. Ich fand keine Ruhe, schlief lange nicht ein.

Die Folge dieser Stunde war, dass Sie Angst hatten, mich zu verlieren, weil Sie böse auf mich waren. Sie gaben sich die Schuld.

Ich erfand Geschichten, ob ich wollte oder nicht. Fantasie ist ein Geschenk? Fantasie ist ein Fluch! Ich verletzte mich selbst mit meinen Vorstellungen. Das war schlimmer, als sich zu ohrfeigen oder zu kratzen, denn, wenn ich mich gedanklich quälte, folgte körperlicher Schmerz meist sowieso in Form von Bauchweh.

In diesem Fall war es sogar doppelt schlimm, denn, als ich meinem Analytiker einige Tage später erzählte, was mir nach dieser Stunde durch meinen Kopf gerauscht war, verletzte ich ihn – ohne es zu wollen! – auch. Meine Qualfantasie stellte unsere Beziehung auf eine harte Probe, sie wurde die eigentliche Krise. Ich stellte mir folgende Fortsetzung der unglücklich verlaufenen Stunde vor:

Während ich bei ihm war, hat es draußen stark zu schneien begonnen. Als ich am Ende der Stunde aus der Praxis stürze, liegt der Schnee schon hoch. Ich fahre los, in der Hoffnung, es nach Hause zu schaffen, muss aber bald einsehen, dass alle Straßen verstopft sind und kein Durchkommen ist. Ich lasse mein Auto stehen, versuche mein Glück mit der Straßenbahn. Ich warte. Die Bahn habe Verspätung, heißt es, dann – es ist mittlerweile dunkel und man sieht nur in der Ferne das im weißen Treiben völlig verlorene Licht eines Schneeräumers –, sie fahre heute nicht mehr. Ich stehe an der Haltestelle, ich friere. Soll ich zu ihm zurückgehen und um Aufnahme ins Warme bitten? Obwohl ich so abrupt, so wütend und womöglich grußlos fortgerannt bin? Langsam mache ich mich auf den beschwerlichen Rückweg durch Tiefschnee, in den ich bis zum Bauch einsacke, zu seinem Haus. Wird er mich einlassen oder wird er sagen, ich solle versuchen, eine städtische Notunterkunft zu erreichen?

Der Fußweg war der Teil der Tagfantasie, der sich am längsten zog und ausgekostet werden wollte, es war, als zupfe ich wie ein kleines vor sich hin redendes Mädchen Blütenblätter aus:

»Er nimmt mich auf, er nimmt mich nicht auf, er nimmt mich auf ... Er bittet mich ins Warme, er lässt mich in der Kälte stehen ... Er sagt, ich solle im Flur übernachten, er bietet mir an, ins Zimmer zu kommen ... Er ist völlig überrascht, dass ich bei ihm klingele, er ist nicht überrascht, denn er hat sich Sorgen gemacht ...«

Das Leiden war das Zentrale, ja, aber es war doch ein gutes Ende in weiter Ferne sichtbar, denn, auch wenn ich mir vorstellen musste: dass er zunächst nicht begeistert ist, mich zu sehen, und mir sogar die Tür vor der Nase zumachen will, ruft er mich, Erfrorene, dann doch zurück, und ich darf mich an die Heizung setzen und später sogar vor Erschöpfung auf der Couch einschlafen und dort übernachten.

Ihre Tagfantasie nach dieser Stunde, verloren und einsam im Schnee frierend zurückgelassen zu werden, nicht beherbergt zu werden, war eine Bestrafungsfantasie, da Sie wütend auf mich waren, weil Sie mich als distanziert und wie Ihren Vater erlebt hatten, der Sie damals nicht verstand.

Sie waren distanziert, ja. Ich glaube dennoch nicht, dass die Fantasie angemessen war. Typisch für mich war sie gleichwohl. Vielleicht ist es auch deshalb zu meiner Reaktion gekommen, weil ich zuvor die Distanz zwischen uns ausgeblendet hatte. Ich habe oft auf der Couch liegend »vergessen«, dass ich eine von vielen Patienten und Sie mein Analytiker waren, der Geld für sein Zuhören bekam. Der Hinweis auf das Stundenende brach da schmerzlich ein.

Ich hätte Ihnen dieses Hirngespinst vielleicht nicht erzählen sollen, schon gar nicht als spontan aus mir herausstürzendes zusammenhangloses Bruchstück. Ich hätte Ihnen erklären sollen, dass ich mir über alle mir lieben Menschen, mit denen ich in einen mich ängstigenden Konflikt gerate, solche Qualfantasien ausdenken muss. Aber ich hatte noch nie jemandem gesagt, dass ich überhaupt Qualfantasien hatte, ich hatte mir gerade erst einen Namen für diesen Mist ausgedacht. Gibt es einen Namen dafür?

Es sind Bestrafungsfantasien, weil Sie sich schuldig vorkamen.

Weil ich glaubte, nicht wütend sein zu dürfen?

Ja.

Als ich Ihnen diese Fantasie erzählte, wirkten Sie auf mich schockiert und sagten: »Sie glauben, ich lasse Sie im Schnee draußen vor der Tür stehen und erfrieren?!«

Nie zuvor habe ich Sie so emotional erlebt. Damals war mein Gedanke: Unsere Beziehung und damit die ganze Analyse hängt am seidenen Faden, denn Sie unterstellten mir »Misstrauen« und das, das brauchten Sie mir nicht zu sagen, das hat in einer Psychoanalyse nichts zu suchen.

Sie hatten die Fantasie, sich zu bestrafen, auf mich übertragen. Ich sollte die Bestrafung ausführen und Sie im Schnee stehen lassen.

Vage verstehe ich das. Diesem Gedankengang, ich bestrafe mich, indem ich mir vorstelle, dass Sie mich bestrafen etc., kann ich nur mit Mühe folgen. Aber ich weiß sicher: Es war in dem Moment das Schmerzlichste, das ich mir antun konnte. Ich weiß nicht, was ich gemacht hätte, wenn ich Sie durch das Erzählen dieser Qualfantasie wirklich verloren hätte. Dann hätte ich mich ja wieder bestrafen müssen ...

Mir war klar, dass wir weiterarbeiten würden.

Es tut mir heute noch gut, das zu lesen! Damals befürchtete ich, alles kaputt gemacht zu haben. Ich versicherte Ihnen mein Vertrauen, aber ich spürte, das reichte nicht. Mit klopfendem Herzen wiederholte ich es, setzte mich dabei auf, damit wir Blickkontakt hatten. Sie hatten die Brille abgenommen und sahen nicht wie sonst, wenn ich mich aufsetzte, zu mir herüber. Das war für mich ein ganz schlechtes Zeichen. Jedes Mal, wenn Sie die Brille abnahmen, so meine Interpretation, waren Sie angerührt oder am Ende Ihrer Kräfte. Ich befürchtete, Sie würden mich aufgeben oder, wenn überhaupt, dann nur total unglücklich mit mir weiterarbeiten.

»Wenn ich Ihnen nicht vertrauen würde, dann hätte ich Ihnen das bestimmt nicht erzählt!«, rief ich und schlug zur Bekräftigung meiner Worte auf die Couch. Ich sah, wie sehr gekränkt Sie waren, aber meiner Argumentation konnten Sie sich nicht entziehen. Sie zögerten. Sie setzten die Brille wieder auf. Sie sahen mich ein bisschen von unten herauf, fast schüchtern an und dann – Gott sei Dank! – gaben Sie mir mit dem Anflug eines Lächelns recht: »Sie haben es mir erzählt, weil Sie mir vertrauten.«

So etwas Schlimmes hätte ich niemandem erzählen können – außer Ihnen.

Sie schrieben mir in der Episode die Rolle dessen zu, der Sie »kaltherzig« draußen vor der Türe lässt und der dann gekränkt ist, als Sie es mithilfe der Schneefantasie benennen. Diese Rollenzuschreibung gehört aber in die Analyse und ist mit anderen Bildern die Wiederholung des Traums vom Kindheitshaus. Darum war ich erleichtert, dass Sie mir Ihre Fantasien mitgeteilt haben, denn dann konnte ich auch nachvollziehen, wie enttäuscht Sie waren und wie wenig verstanden Sie sich fühlten. Sie kannten solche Enttäuschungen und »kaltherziges« Verhalten aus anderen Beziehungen und fühlten in dieser Szene Ihr Misstrauen, doch nicht aufgenommen und beherbergt zu werden, bestätigt. Aus Ihrer Sicht hing die Psychoanalyse am seidenen Faden, aus meiner Sicht war Ihre Mitteilung der beste Weg, sie fortzuführen.

Sie waren trotzdem gekränkt! So professionell zu sein, alles nur im Sinne der Analyse zu sehen, wäre ja wohl übermenschlich. Ich wäre heute fast schon beleidigt, wenn Sie das damals nicht berührt hätte.

Es hatte mich getroffen, dass Sie mir die Rolle des unmenschlich Handelnden zuschrieben.

Das habe ich in den nächsten Stunden, in denen das Gespräch immer wieder auf diese Qualfantasie zurückkam, gemerkt. Selbst Monate später haben Sie mich noch an die »Schneegeschichte« erinnert und gesagt, dass Sie das nicht vergessen werden. Aber hätte ich es Ihnen nicht erzählt, hätte ich es niemals jemandem erzählt; und ich wette, dass es dann auch diesen Text nicht gäbe, denn meine Analyse hat sich ja überhaupt nur so gut entwickeln können, weil ich wirklich »nichts zurückhalten« musste und unsere Beziehung auch so einen Eissturm überstehen kann.

Ich komme bis heute immer wieder auf die Schneegeschichte zurück, weil diese wie das Thema des »Schmuddelkinds«, das Thema des Nicht-Aufgenommen-Werdens die Analyse durchzogen hat.

Immerhin blitzten solche selbst abwertenden Gedanken später nur noch kurz auf; sie wuchsen sich nicht mehr zu breit angelegten negativen Fantasien aus, konnten meinem Analytiker mit einem selbstironischen Augenverdrehen erzählt und von mir gut – und hoffentlich immer besser – zurückgedrängt werden.

Ich habe damals in der Stunde das Märchen »Sterntaler« erwähnt. Das Mädchen im Märchen hatte beide Eltern verloren, war bettelarm und gab dennoch selbstlos alles ab, bis es einsam, verlassen und nackt im Wald stand. Die Geschichte wendet sich positiv, denn Sterntaler erhält Taler und ist reich bis zum Lebensende. Für die Analyse heißt das, wer »reich« werden will, muss durch manches »tiefe Tal der Tränen« gehen.

Auf welche Weise ich »reich« durch die Analyse geworden bin, werde ich gern am Ende dieses Buches beantworten.

16. Kapitel

Entspannung

Trotz dieser »Schneeverwehungen« hatte ich keinen einzigen schlechten Traum von meinem Analytiker, was mich beruhigte. Die Angstträume, zu einem anderen Therapeuten zu müssen, waren verschwunden. Die »Ich bin da«-Träume von meinem Analytiker dagegen waren geblieben, ebenso die, in denen mir sein Haus mit der Praxis als Sehnsuchtsort, als blühender Garten voller Schmetterlinge erschien.

Mein Unbewusstes, von dem ich insgeheim noch immer rätselte, wie ich es mir vorstellen sollte – ich las nämlich weiterhin keine Fachliteratur –, wusste offenbar besser Bescheid als ich. Befreit und dankbar reimte ich:

Einmal, als das Unbewusste
wieder mal beweisen musste,
dass es alles besser wusste,
lag ich grade auf der Couch.

Sprach von schmerzendem Verluste,
den ich überwinden musste.
Längst auch überwunden wusste!
So mein Reden auf der Couch.

Doch was tat das Unbewusste?!
Kribblig ich gleich knibbeln musste
an 'ner frischen Wunde Kruste –
und spontan entfuhr mir: »Autsch!«

Leichtigkeit und Freude waren schon seit einiger Zeit in die Analyse eingezogen. Jedes Mal freute mich auf die Gespräche und so gut wie jedes Mal kam ich mit dem Resümee »Gut, war's!« nach Hause. Die Analyse machte mir Spaß, obwohl mir längst klar war, dass es auf der Couch keineswegs nur gemütlich zugeht. Eines Tages verkündete ich meinem Analytiker, ich hätte jetzt die Wahrheit herausgefunden. Er, etwas vorsichtig nach dem »Schneeschock«, schaute überrascht, taute durch meine Reime aber bald wieder auf:

Die Wahrheit über die Couch

Die Wahrheit wohnt wohl stets darunter
und schaust du drunter, wird sie munter.

Bist gut beraten, leg dich nieder,
erhebst dich durchgebraten wieder.

Die Couch ist eine Achterbahn,
kann schneller oder sachter fahr'n.

Die Couch ist keine Wellnessliege,
liegst du auch drin wie in 'ner Wiege.

Sie ist und bleibt ein Möbelstück,
du selbst machst Möglichkeit zu Glück.

Kurz vor den Weihnachtsferien hatte ich einen Traum, den ich als Signal meines Unbewussten an mich verstand:

Mein Analytiker ist Leiter eines Supermarkts! Als ich einkaufe, sehe ich ihn zwischen den Regalen herumwuseln und glotze ihn erstaunt an. Er schaut zurück, fragt: »Was gibt's?!«, arbeitet weiter, setzt sich an die Kasse und pfeift zwei Jungs an, von denen zu befürchten ist, dass sie klauen wollen. »Denkt dran! Ich hab euch im Blick!«

Mein Analytiker mit Kittel und Hütchen als Kassierer – ich glaub's nicht! Als ich meine Einkäufe aufs Band lege, kann ich mich nicht zurückhalten zu fragen: »Warum machen Sie das denn noch in Ihrer Freizeit? Das haben Sie doch gar nicht nötig!«

Er beugt sich zu mir rüber: »Warum machen Sie eine Psychotherapie? Das haben Sie doch gar nicht nötig, oder?« Plötzlich ist er mir sehr nah, sagt: »Aber trotzdem wissen Sie, dass es gut ist, dass Sie zu mir kommen.« Er umarmt mich übers Band hinweg.

Ich schließe die Augen, möchte »Ja« sagen, kann aber nicht, weine gerührt.

Warum Sie mich als Chef eines Supermarktes träumen, lässt sich nur entschlüsseln, wenn Sie Ihre Bedeutung des Supermarktes reflektieren. Ich könnte mir vorstellen, dass »Supermarkt« gleich »Alltagsbegegnung« bedeutet. Auch in anderen Träumen gibt es Alltagsbegegnungen mit mir.

Sie sind nicht von der »Künstlichkeit« des analytischen Settings bestimmt. In solchen Begegnungen könnten wir scherzen und auch uns freundschaftlich umarmen. Ich meine mich zu erinnern, dass bei diesem Traum wie bei anderen ähnlichen Träumen immer eine entspannte und heitere Stimmung war.

17. Kapitel

Analyse-Alltag

Analyse-Alltag ist, dass Sie dreimal in der Woche zu vereinbarten Zeiten kommen und nach 50 Minuten gehen, dass es ausfallende Stunden, Urlaub und Fernbleiben wegen somatischer Krankheiten, Finanzierungsregelungen und Rechnungen gibt. Was in den 50 Minuten passiert, ist kaum vorherzusagen, entweder ist es dramatisch und emotionell bewegend, sehr prozess- und einsichtsfördernd oder es bleibt im Alltagsgeschehen und in der realen Welt der Fakten. Das Unbewusste ist zwar immer präsent, aber nicht immer erfassbar.

Analyse-Alltag in meinen Worten: Dreimal pro Woche am frühen Mittag durch den Tunnel am Gespenstermädchen vorbei ... Beim Durchblättern des Tagebuchs fällt mir auf, wie oft ich müde, traurig, niedergeschlagen, mit Kopfschmerzen oder anderweitig problembeladen bei meinem Analytiker erschienen bin. Manchmal habe ich mich richtig schwer auf die Couch plumpsen lassen. Viele Stunden habe ich einfach dazu genutzt, um mich bei ihm zu erholen. Diese unspektakulären Begegnungen, in denen es »nur« Ruhe, Halt und ein aufbauendes Gefühl gab, machten einen wichtigen Teil der Analyse aus, lassen sich in diesem Text aber kaum adäquat darstellen. Seite um Seite zu lesen, wie ich mich bei ihm wohlfühle und mich auch zunehmend mit mir selbst wohler fühle, würde langweilig werden. Wenigstens im Zeitraffer will ich würdigen, wie gut mir die Regelmäßigkeit der Auszeit auf der Couch getan hat.

Meine Termine waren mir Halte-Stellen und Orientierungspunkte; die Aufregungen kamen und gingen wie die Jahreszeiten draußen – eben noch hatten die Sonnenblumen zum Fenster hineingewinkt, jetzt stand das Vogelhäuschen im Garten –, aber der Raum blieb davon unberührt.

Es trifft zu, dass die Regelmäßigkeit ein Stück des Alltags ist, aber dieser Alltag war fast in keiner Stunde spannungslos oder gar langweilig. Dafür haben

Sie mit Ihrer Lebendigkeit, Ihrer Spontanität und Ihren Einfällen immer gesorgt.

Mein Eindruck von mir selbst war oft eher der, dass ich kraftlos angekommen und fröhlich wieder gegangen bin, im aktuellen Sprachgebrauch würde man wohl sagen: Ich habe bei Ihnen »aufgetankt«. Ich habe nie versucht, Sie zu unterhalten, aber manchmal habe ich gedacht, dass auch Sie am Ende unseres Gesprächs munterer wirkten als noch zu Beginn.

Das kann schon sein.

Die von Ihnen genannten Aspekte mögen mich durchaus treffend beschreiben – ich höre diese Charakterisierung auch von anderen Menschen. Sie sind vielleicht so etwas wie »unveränderliche Kennzeichen« meiner Person. Sie treten aber nicht immer zutage oder aber ich konnte sie weniger wahrnehmen. Vielleicht konnte ich bei Ihnen wirklich so sein, wie ich von Natur aus bin, konnte das Belastende und Lähmende zurücklassen und zunehmend so sein und werden, wie es mir am ehesten entspricht. Ich möchte mit einer unvollständigen Aufzählung typischer wiederkehrender guter Momente fortfahren.

Es waren teilweise Rituale, die sich in den Stunden wiederholten. Es ist aber auch eine Beschreibung der Atmosphäre.

Ich schrubbele beim Michniederlassen mit der Hand über die Couch, sage: »Ich bin's.« – Ich vergesse beim Reden, wo ich bin, oder besser, wer mir zuhört und warum. – Alle verklebten Fensterchen in meinem Bewusstsein springen auf, wie wenn man beim Singen den Luftstrom spürt, ich lüfte mein Seelenhaus. – Wir finden Sätze, die tagelang nachklingen. – Bei ihm muss ich mich nicht dumm stellen; ich muss mich aber auch nicht klüger geben, als ich bin. – Es geht um mich und nur um mich. Ich zeige ihm meine schönen, traurigen, ungezähmten, leidenschaftlichen, sonst nie zu Wort kommenden Seiten. – Andere Patienten, verrät er mir einmal, schlafen auf der Couch ein. Dazu kommt es bei mir nie, denn ich befolge bei ihm sprichwörtlich das unbedingte Redegebot:

erst mal um den wunden Punkt herumreden –
viel reden, wenn der Schmerz tief sitzt –
die Vergangenheit zur Rede stellen –
keine Ausrede: kein »Aus« der Rede –
davon kann jede Rede sein –
durch die Rede zur Wendung –
lange Rede – klarer Sinn:
Ich bin der Rede wert.

Er geht auf meine Sprachspiele und Späße ein. – Er sagt, als ich für einen Moment ganz in meiner Erzählung abgetaucht war und wissen will, ob er noch da sei: »Natürlich, ich sitze hier.« – Er schenkt mir gute Nähe. – Er schlürft seinen Kaffee. – Er äußert ein überraschtes »Oi!«, und ich sage keck: »Das diagnostiziere ich jetzt als Zeichen höchsten Erregungszustands.« – Ich bin albern und trete vor Freude mit den Füßen. – Das tue ich auch, wenn ich mich aufrege. »Gleich rege ich mich auf«, warne ich ihn vor. Er antwortet, hörbar lächelnd: »Ich merke das, Sie strampeln schon.«

Hin und wieder zwinkern wir uns zu. – Hin und wieder streichle ich mir beim Sprechen selbst über meine freie Hand. Das ist neu für jemanden, der sich eher zu kratzen gewöhnt ist. – Immer wieder, wenn ich ihn frage, ob er überhaupt verstehen könne, was ich da so unbeholfen auszudrücken versuche, und er bejaht, ist es Glück. – Ich habe den Kapuzenpulli meines Mannes mit und decke mich auf der Couch damit zu: doppelt beschützt. – Ich atme auf, wenn mein Analytiker sagt: »Nur mit der Ruhe.« – Ich strecke wohlig die Arme aus, während unser Redefluss mäandert. – Ich stelle fest: »Ich habe hier Anker geworfen.« – Wir schweigen in gemeinsamem Nachdenken und ich empfinde es als sehr angenehm. – Bin ich nicht gut drauf, sagt er: »Sie müssen hier nicht gut drauf sein. Sie können sein, wie Sie gerade sind.« – Es ist einfach nur gut zu wissen, dass mich endlich einmal jemand richtig kennt. – Ich liege wie eine entspannte Hauskatze mit über den Kopf ausgetreckten Pfoten auf dem Rücken. – Ich lache mich über irgendetwas kringelig. – Ich sage voller Ernst und weiß, dass es wahr ist: »Ich mache das hier als lebensverlängernde Maßnahme.«

Das, was Sie hier beschreiben, ist die Besonderheit der psychoanalytischen Situation: Sie konnten sein, wie Sie sich fühlten: ernst und unernst, sicher und unsicher, traurig und albern usw. Sie konnten sich einnisten und plaudern, lachen, weinen, streiten. Ihr Misstrauen war geschwunden. Sie konnten sich fallen lassen. Sie konnten Sie selbst sein. In unserer Beziehung waren Sicherheit und Vertrauen entstanden. Dies betrifft sowohl Sie wie auch mich.

Und ich konnte wirklich *jedes Mal* bei Ihnen ich selbst sein! Da ich 400 Stunden auf Ihrer Couch gelegen habe, gehörte das in intensiven Phasen zu meinem Alltag, auch wenn das Wort etwas negativ besetzt ist. Es gibt auch guten Alltag.

Nach den Stunden überkam mich alltäglich das gewohnte Glücksgefühl, es gab das übliche kräftige Händeschütteln und die Rituale der Rückfahrt: Ihre Haustür mit viel Schwung zuziehen, herauskurven aus dem Heckenlabyrinth, sich freuen, dass der dreibeinige Husky munter Gassi geht und die Wolken über der Autobahn genießen. Auf meinem Heimweg schien der Himmel sich zu öffnen, ich war in heiterer Aufbruchstimmung, als führe ich der Weite entgegen. Ich freute mich auf meinen Mann und mein Tagebuch.

Ich weiß, es gab diese Phasen des Wohlbefindens in der Analyse. Es gab aber auch Phasen der Unsicherheit, der Angst, des Missverständnisses, des Ärgers, der Trauer, der Verzweiflung und der Befürchtung, nicht gut genug zu sein. Dies sind wichtige Phänomene, die besonders in der Anfangsphase auftraten und deren Bearbeitung uns vorwärtsbrachte.

18. Kapitel

»Seine Hand«

Mein letzter biografischer Rückblick endet beim Alter von 13 Jahren, nun müsste der über die Zeit der Pubertät folgen. Kann ich über die Jugendzeit und das Jugenddrama schreiben?

Ich fürchte heute nicht mehr, dass die Gespenster in mir auferstehen oder G real wieder in mein Leben tritt. Das ist sehr unwahrscheinlich. Jedoch bin ich bis weit in die Analysezeit nicht nur nachts, wenn ich träumte, ungeschützt gewesen, sondern immer dann, wenn ich den Verstand mal vorübergehend »abschaltete«. Dann lauerte G am Rande meines Blickfeldes, als räudiges Raubtier schlich er durch das Stachelgestrüpp, das mich als Grenze umgab.

Vor dem Biest selbst hätte ich keine Angst haben müssen. Wahrscheinlich hätte es aufgejault, sobald ich nur einen Stein nach ihm geworfen hätte. Aber es verströmte eine giftige Wolke gefährlicher Gefühle, allen voran Hilflosigkeit und Hoffnungslosigkeit. Ich verlor mich. Ich war erwachsen und doch wieder das Mädchen. Dieses Problem hatte ich nicht, wenn ich vernünftig nachdachte und mir meiner sicher war.

Manchmal jedoch klaffte zwischen meinem Wissen und meinem Empfinden die »Lücke«. In solchen Fällen kam es zum Eindringen vergangener Bilder in meine Gegenwart. Die Zeiten vermischten sich. Einmal erzählte ich während der Analysestunde so intensiv von damals, dass ich plötzlich den Eindruck hatte, G stünde mitten im Raum.

Die Erfahrung mit G begleitete Sie zeit Ihres Lebens bis heute und drang insbesondere in Ihre Beziehungen, zum Beispiel auch zu Ihrem Mann, ein. Die Erfahrung mit G ist Ihr »Gespenst«. Das Gespenst trat aber natürlich auch in der Analyse auf. Ihren Eindruck, G stünde mitten im Raum, kann ich gut nachvollziehen. In einer Analysestunde fragten Sie mich einmal, ob ich ihn kenne, und Sie nannten seinen Namen. Ich verneinte, aber fragte: »Was wäre denn, wenn ich ihn kennen würde?«

Sie sagten: »Das geht nicht, dann muss ich weg.« Sie gerieten aus der Fassung und weinten, hielten sich die Augen zu. Ich habe angesprochen, das Schreckliche sei, dass Sie ihn mit mir zusammenbringen müssten, und nannte seinen und meinen Namen. Ich wäre dann womöglich wie er und würde Sie begehren und bedrängen. Sie widersprachen: »Noch mehr fürchte ich, dass Sie dann auf seiner Seite wären und nicht mehr zu mir stehen würden.« Danach schwiegen Sie sehr lange und erschrocken. Kurze Zeit schien mir, als wüssten Sie zwischen Ihrer Fantasie und der Realität nicht zu unterscheiden. Daher sagte ich: »Ich bin hier, der Raum ist sicher, die Tür ist zu, das Gespenst kann nur in Ihrer Fantasie herein.«

Sie beruhigten sich und baten mich, ein Ihnen vertrautes Geräusch zu machen, zum Beispiel Kaffee zu trinken. Sie konnten die Stunde gefasst beenden.

Schon in der zweiten Stunde hatten Sie die Episode mit G erwähnt und mir durch Ihr Verhalten signalisiert, wie schwer es Ihnen fiel, darüber zu sprechen. Schnitten Sie später das Thema an, was immer wieder geschah, dann war es meistens in mehreren Anläufen mit Aufregungen und stockendem Sprechen verbunden. Da ich früh erfahren hatte, wie beschämt Sie über diese Episode waren, habe ich abgewartet und Sie nicht gedrängt, wie ich es vielleicht in der zweiten Stunde getan hatte.

Ich glaube, diese Einstellung war für das Gelingen des gesamten psychoanalytischen Prozesses wichtig.

Die zweite Stunde zählt nicht, die gehörte meiner Meinung nach noch nicht zur Analyse. Sie haben mir stets beruhigend versichert, wir hätten ja Zeit. Selbst in der Phase, in der Sie sich schon auf Ihren Ruhestand und die anstehende Schließung Ihrer Praxis vorbereiteten, gelang es Ihnen, mir zu vermitteln, dass Sie so lange für mich da sein würden, wie ich Sie brauchte. Sie haben sogar, wenn ich unbedingt einmal sehr viel Belastendes auf einmal aussprechen, wenn ich vorpreschen und mir beweisen wollte, dass mich die Vergangenheit nicht mehr schreckt, dafür gesorgt, dass ich nicht zu viel auf einmal in Angriff nahm, weil Sie wussten, dass ich mich damit überfordern würde.

Um den Bruch, den das Jugenddrama in meinem Selbstverständnis hinterließ, zu verdeutlichen, möchte ich hier eine Kurzgeschichte einfügen, die ich im Alter von 18 Jahren verfasste. Ich hatte als junge Frau das große Bedürfnis, – in leicht verfremdeter Form – über die Jugenddramazeit zu schreiben:

Seine Hand

In diesem Augenblick geht das Radio an. Ausgerechnet jetzt.

Heute abend. Wenn ich mit meinem neuen Freund nach Hause fahre.

Er hat jetzt den Führerschein. Er mit Papas Auto, Kassetten eilig über die Rückbank verstreut, easy rider, von (...) zurück nach (...), sind nur 10 Minuten, aber er fühlt sich gut, das sieht man ihm an.

Und da ist diese blöde Kassette zu Ende, das Radio springt an. Hab ich noch nie leiden können, Halbheiten von Liedern, Hipphopp-Fragmente, wie Schlaglichter, in eine blinde Nacht.

Wär alles nicht so schlimm gewesen.

Nur eben dieses Lied im Radio. Hat mich erwischt, seine letzten Takte, ins Auto schleichend, fading away, aber da.

Ich hör doch so gern Musik.

Der ganze Tag war super. Die Fete bei Marion, die Enge im Keller, die Schwüle im Raum, der Rauch, die fettigen Gläser, die Hitze innendrin, und auf dem ausrangierten Sofa Peters Hand auf meinem Knie.

Seine Hand. Die liegt jetzt wieder da.

Peter summt mit der Musik. Sein Kopf wippt dabei im Takt, wie die Hälse der komischen Vögel, die im Schlick nach Würmern picken. In Bio hatten wir das mal.

Peter pickt Löcher in die Luft, Löcher in die Musik.

Aber die ist nicht wegzupicken, die ist da. Die kommt durchs Radio und spannt eine unsichtbare Linie zwischen uns.

Ein Stolperseil. Vorsicht Falle. Und seine Hand auf meinem Knie. Wie damals. Die Musik wie damals. Ein älteres Lied, Regen auf den Fensterscheiben, Schlieren, wie schmutzige Tränen im Gesicht, verwischter Lippenstift, Geruch von nassem Gras. Man schmeckt den Regen noch. Dazu dieser bittersüße Geruch, der sich in die Nase einfrißt und nicht mehr ausniesen läßt.

Wie komme ich nur auf solche Gedanken bei Peter?!

Bin ich denn wirklich bei Peter?

Ich spüre, wie das Zittern aus dem Radio von unten in mich reinkriecht, wie ein Tier. Nein, nicht in mich! In sie.

Ich bin bei Peter. Peters Hand liegt auf meinem Knie. Peters Hand. Und seine andere Hand.

Seine.

Meine Knie, meine Beine, meine Füße. Können nicht richtig rennen, wegrennen.

Nicht daran denken.

Was soll denn Peter von mir halten. Er kennt mich doch kaum. An die Party erinnern. Marion und die anderen, ihre Stimmen, ihr Lachen.

Zurückholen und einfangen. Dran festhalten, wie ein Kind an seinem Teddy. Nur nicht loslassen. Peter darf nichts merken.

Ich will neu anfangen.

Vielleicht mit Peter. Ich mag Peter. Ich weiß nicht, ob ich ihn wirklich mag, er ist ein Junge, und er sieht gut aus, und wir fahren in seinem Auto nach Hause.

Jetzt ist das Lied zu Ende. Er sucht nach einer neuen Kassette. Alles wird gut werden. Aber: Die Luft voller Löcher von seinem idiotischen Kopfnicken. Gleich falle ich in eins rein.

Mit seiner Hand auf meinem Knie. Komm halt mich fest. Gib mir deine Hand.

Seine schreckliche, widerliche Hand. Abgebissene Fingernägel. Ekelhaft. Seine Hand.

Aber ich finde Peter doch nett!

Gleich fragt er, was los ist, er guckt schon so.

Nichts. Ich bin müde. Was soll schon sein. Wieder die Hand.

Ich kann mich nicht länger beherrschen. Nimm sie weg von meinem Knie. Das hat doch mit dir nichts zu tun. Es tut mir leid. Deine Finger sind ganz normal. Alles, alles ist normal.

Aber bitte, nimm sie weg.

Ich halt's nicht aus. Ich könnte mich dafür ohrfeigen, möchte heulen, allein oder noch lieber tot sein, oder was weiß ich.

Der Abend war so schön. Und morgen ins Kino. Und am Samstag. Da ist seine Hand. Noch immer.

Wenn ich damals nur nicht zu Fuß gegangen wäre, wäre das alles gar nicht so gekommen.

Mein Dickkopf war schuld. Meine Naivität, hat meine Mutter gesagt.

Meine Mutter! Wie ich Mama alles erzählt habe! Rotz und Wasser heulend in der Waschküche. Sie vor'm Bügelbrett, das Bollern der Waschmaschine, im Nebenraum Fernsehergeräusche.

Sie hat mich nicht mal angesehen.

Der ist doch bei dir auf der Schule gewesen. Der hat sein Abi doch mit 1,6 gemacht. Der hat unseren Nachbarn sogar schon das Auto repariert.

Also der nicht. So'n anständiger Junge. Und er soll doch so gut in Mathe sein!

Mein Vater drüben, Beine hoch, ich hab schon gestört, als ich heulend in der Tür stand. Also runterschlucken und rückwärts raus. Der doch nicht. Wie seine Hände aussahen. Das Gesicht hab ich kaum gesehen. Aber die Hände waren so ... kaputt. Die Nägel abgekaut, rissige Haut, hervortretende Knöchel – weiß war alles hinterher drumherum.

Später meine Mutter, mit verweinten Augen. Die blutigen Sachen im Mülleimer, zwischen den Milchtüten, Katzenfutter, Papier. Das kommt vom Träumen. Geschieht dir recht. Du und deine Fantasie. Und erzähl das bloß nicht!

Im Spiegel ein Gesicht. Vor meinen Augen immer noch seine Hände.

Überall seine Hände.

Das kann jeder passieren. In Amerika jeder dritten. Du bist bloß die Dritte.

Nie vergesse ich Mamas Blick.

Meine Mutter vorm Fernseher. Die schreiende Katze. Ich soll raufgehen und sie füttern. Nicht so'n Unsinn erzählen. Vergessen. Nicht darüber reden, Reden sei das Schlimme!!

Seine Hände sind immer noch da.

Sie sind widerlich.

Ich muß hier raus.

Aber ich sag nichts, Mama.

Da ist meine Stimme, nein, nicht meine, eine andere:

»Halt an«, flüstert sie.

Mit dieser dramatischen Schilderung haben Sie sicher viele junge Mädchen erreicht, die die erste erotische Begegnung mit dem anderen Geschlecht traumatisch erlebt haben. Sie haben die Fähigkeit, sich ganz in diese früheren Erfahrungen hineinfallen zu lassen und sie szenisch zu beschreiben. Nur sind Sie jetzt eine erwachsene Frau, die anders erlebt und mit früherem Erleben anders umgehen kann. Oder haben die früheren Szenen dieselbe Wirkung wie damals?

Zum Glück nicht! G steht nicht wieder im Raum wie in der erwähnten Analysestunde, aber die Szenen erschrecken mich doch, weil sie in – für mein Empfinden – fast brutaler Weise meine Hilflosigkeit und mein Alleingelassensein zeigen. Auch erschrickt es mich festzustellen, wie viel schon damals in meinem Innern angelegt war, ohne dass es mir bewusst war. Die Folgen sind alle schon angedeutet oder direkt benannt: das

»Loch im Bauch«; das Gefühl, dass ich nicht ich bin; die Schuldgefühle; der Ekel; aber auch das Kämpferische, verkörpert als Wunsch, »neu anzufangen«. Lese ich die alte Geschichte, entstehen sofort Bilder vor meinen Augen, ich erinnere mich: Ja, so war das.

Ich glaube, Sie haben jetzt neu angefangen.

Ja, und ich werde im Laufe des Buches auch noch darauf zu sprechen kommen, von welchen durch das Jugenddrama verursachten Dämonen ich mich heute befreit fühle. Beim Lesen der Kurzgeschichte fühle ich Distanz zu dem namenlosen Mädchen im Text, ich bin das nicht mehr, aber ich erinnere mich an mein früheres Ich, so, wie wenn man ein altes Foto anschaut und sich über die damals moderne, aber heute völlig unmögliche Frisur aufregt.

Es gibt aber eine Sache, die auch nach gelungener Analyse nicht so leicht abzutun ist: Mit *Seine Hand* hatte ich damals einen Literaturpreis gewonnen und bin – zum ersten Mal überhaupt – für einige Tage zu Festveranstaltungen und Lesungen von zu Hause weggefahren. Meine Eltern hatten mich wegen des Erfolgs freudig beglückwünscht, aber nicht auf den Inhalt des Textes angesprochen, obwohl sie sich und G zweifelsfrei wiedererkannt haben müssen.

»Warum nur nicht?«, fragte ich Sie später verständnislos.

Ich sagte damals und meine es auch heute: Die Eltern waren nach meinem Eindruck aus mir nicht erklärbaren Gründen offensichtlich nicht in der Lage, sich in Sie einzufühlen und nachzuvollziehen, wie es Ihnen mit der ersten Begegnung mit dem anderen Geschlecht ging. Sie fanden keinen Widerhall bei ihnen, der Ihnen Verstehen signalisiert hätte. Damals konnten Sie die Frage nach dem Warum noch nicht stellen, heute geht es.

Heute könnte ich diese Frage wieder und wieder stellen! Ich verstehe verstandesmäßig, was Sie mir mit Ihrer Antwort sagen wollen, und doch will es mir nicht in den Kopf. Wie konnte ich nur keinen Widerhall bei meinen eigenen Eltern finden? Ich ahne, dass Ihre Erklärung richtig ist, aber ich wünschte, sie wäre es nicht, es handele sich hier insgesamt um ein großes Missverständnis.

Vorhin haben Sie mich gefragt, wie die Szenen aus der Geschichte heute auf mich wirkten, und ich konnte Ihnen freudig und guten Gewissens antworten, dass diese mich nicht mehr so (be)träfen. Was die Verletztheit angeht, die ich empfinde, wenn ich an das Verhalten meiner Eltern denke, muss ich gestehen, dass diese nicht so recht heilen will und ich das Problem mit ihnen noch nicht aufgearbeitet habe. Nichtsdestotrotz wünsche ich mir, dass ich in dieser Sache meinen Frieden mit meinen Eltern machen kann. Ich weiß allerdings nicht, inwieweit mein erneutes Schreiben darüber den Familienfrieden beeinträchtigen wird …

19. Kapitel

Garzeit 50 Minuten

Urplötzlich hatte sich die Couch in einen Grill verwandelt und ich war der Braten. Schon drehte und wand ich mich, aber mein Analytiker pustete noch in die Glut: »Das soll also Ihr Geheimnis bleiben? Hm, Frau Sand?« Mit Namen nannte er mich in den Stunden so gut wie nie, nur bei der Begrüßung. Hitze beschlug meine Wangen. Ich zischte hoch. Nur raus aus dem inneren Lodern! Ich sah ihn dort im Sessel sitzen, abwartend, die Beine ausgestreckt, Hände in den Schoß gelegt; ein klitzekleines, wachsames Lächeln wie eine Prise Pfeffer. Unerträglich, diese Gelassenheit anlässlich meiner Höllenqualen!

In manchen Situationen, die Sie jetzt als quälend bezeichnen, dachte ich an Widerstand gegen die Vereinbarung, alles zu sagen, was Ihnen durch den Kopf geht. Ich habe Ihnen aber immer zugestanden, etwas noch nicht zu sagen, oder fühlten Sie sich von mir gedrängt?

Vieles erschien mir einfach völlig unaussprechlich. Was Sie taten, war: locken wie eine Vogelmutter, die ihr Küken zum Verlassen des Nests bewegen will. Sie ermunterten mich unermüdlich, kitzelten mir sanft, aber beharrlich meine beängstigendsten Gedanken heraus.

»Das soll wohl ein Geheimnis bleiben«, sagten Sie gern und betonten den Satz ganz leicht als Frage. Sie bewegten sich auf Ihrem Sessel, vielleicht um einen Blick auf mich zu erhaschen oder um durch das Geräusch Ihre körperliche Anwesenheit anzuzeigen. Ihr abwartendes Schweigen beendeten Sie meist mit einem schnurrenden »Hm«-Laut. Dann sackte ich zusammen, zurück auf meine jetzt wieder kühle, mich umfangende Lagerstatt und ließ das Löschwasser laufen.

Taschentücher bekam ich übrigens nie.

Ein heißes Eisen war für mich zum Beispiel, Wut auf meinen Analytiker zu äußern. Als ich ihn um ein befürwortendes Gutachten zur Verlängerung der Analyse über 240 Stunden hinaus für die Krankenkasse bat, antwortete er zögernd: »Da müssen wir noch mal drüber reden.«

Das war von jeher ein Satz zum Wegrennen: Er liegt nah an den »noch zu rupfenden Hühnchen« und kündet jede Menge Probleme an.

Verstanden wir uns etwa nicht gut? Hatte er nicht gesagt, wir hätten Zeit?! War seine Freundlichkeit etwa nur Fassade, wollte er nichts für mich tun? Mein Verhaltenstherapeut hatte mich damals mit dem Schreiben eines Verlängerungsantrags ein halbes Jahr hingehalten. Wie eine Bittstellerin war ich mir vorgekommen. Sollte mir jetzt das Gleiche passieren?

Obwohl mein Analytiker nun sagte, er werde den Bericht schon schreiben, er müsse sich nur überlegen, wie die erneute Verlängerung zu begründen sei, war mir nicht klar, ob sein Zögern ein Steinchen auf unserem gemeinsamen Weg oder ein Riesenfelsbrocken war. Ich fragte ihn. Er versicherte mir, es sei nur ein Steinchen, aber diese Versicherung schmolz mir weg; die Feuer aller je erfahrenen Zurückweisungen loderten wie ein Ring um mich und trennten mich wieder einmal von der Welt.

Meine Anregung, darüber reden zu wollen, verstand ich als Hinweis, uns Begründungen für die Krankenkasse zu überlegen, weil in der Regel diese Verlängerung auf 300 Stunden die letzte genehmigte Verlängerung ist. Sie erlebten es damals als Zurückweisung und mangelnde Wertschätzung, so als hätte ich meine Zuneigung entzogen. Darum konnte ich verstehen, wie verletzt oder verunsichert Sie waren.

Ich kann nicht sagen, welche Stunde schmerzhafter war, die, in der ich Ihre Zurückweisung übergroß empfand, oder die folgende, in der ich Ihnen von meinen Gefühlen erzählte.

Laut Tagebuch hatte ich bis dato *noch nie so viel geweint. Kratzen musste ich mich auch und entschuldigen, immer wieder.* Bis ich an diesem Siedepunkt angelangt war, hatte ich aber schon eine Weile vor mich hin geschmort: Ich hatte Angst, Ihnen von meiner Verletztheit zu erzählen, zum einen, weil ich merkte, dass Sie Ihr Zögern gar nicht als gravierend empfunden hatten, zum anderen, weil ich fürchtete, zickig, bedrängend, unverschämt genannt und damit erst richtig verletzt zu werden.

Wie auch bei Ihrem Verhaltenstherapeuten oder wahrscheinlich auch in anderen Situationen in der Analyse erlebten Sie einen Mangel an Wertschätzung, wenn ein Wunsch nicht erfüllt wurde. Dabei war es eine Erinnerung daran, dass die Analyse einen realen Rahmen hat, einen Anfang und ein Ende, und dass über die Fremdfinanzierung ein Dritter mit im Bunde war, der über deren Dauer mitreden konnte.

Das war mir ja alles bekannt. Aber meine große Offenheit Ihnen gegenüber hatte mich eben auch empfindlicher gemacht.

Zum Zeitpunkt dieser »kleinen Antragskrise« türmte sich meine Befürchtung, Ihnen nichts wert zu sein, längst nicht mehr so hoch auf wie noch in der großen »Schneekrise« zuvor. Dennoch war ich erschüttert und jeglichen Selbstwertgefühls beraubt. Das bin ich auch jedes Mal gewesen, wenn mein Mann im Streit von Scheidung sprach. Dann musste ich weglaufen, spät allein hinaus in die nächtliche Stadt oder den Wald, in den mich, wäre ich nicht im Kamikaze-Zustand gewesen, keine zehn Pferde bei Dunkelheit gebracht hätten. Ihnen aber von solchen »alles egal«- bzw. »alles vorbei«-Fantasien zu erzählen oder Ihnen zu sagen, ich hätte mir für manche Analysestunde einen Notfallplan in die Hosentasche gesteckt, eine selbst erdachte Handlungsanweisung, an die ich mich halten könne, damit mir nichts passiere, falls Sie mich nicht mehr als Patientin wollten, was ja durchaus möglich gewesen wäre – das kostete mich viel Überwindung, viel Kraft.

O-Ton Tagebuch: *»Was ein Wirbel wegen eines dummen Antrags bei der Krankenkasse!«, sagte er, außerdem etwas später: »Die Realität ist hier eingebrochen.«*

»Sie meinen: Hier drin ist alles freundlich, aber letztendlich ist es nur eine Geldgeschichte?«

»Ja, so ungefähr.«

Ich musste schlucken, aber mit dieser Aussage konnte ich doch ganz gut klarkommen. Natürlich ist Psychoanalyse eine Dienst- und keine Herzensleistung; ich lese den Kindern in der Schule ja auch nicht vor, weil ich unbedingt das Lesen in der Welt behalten, der Menschheit die Fantasie retten will, oder? Doch, auch. Sonst spränge der Funke nicht über. Und ich war in meiner Psychoanalyse durchaus auch gerade deshalb der Rede wert, weil er mich wertschätzte, oder nicht?

Es ist eine Geldgeschichte, aber auch sie gehört zum Rahmen unserer Analyse. Ich habe Sie wertgeschätzt und Sie waren sich dessen überwiegend sicher, aber es gab auch Situationen, in denen Sie an der Wertschätzung zweifelten aus nachvollziehbaren inneren Gründen. Die »Antragskrise« war eine solche Situation.

Ebenso wichtig war es mir, Ihnen meinerseits Wertschätzung zu zeigen. Die Befürchtung, ich müsse auf Sie abweisend und unglücklich in der Analyse wirken, verfolgte mich lange. Also bemühte ich mich, meine Dankbarkeit und mein Wohlbefinden so zu zeigen, wie ich es am besten konnte: auf Papier. Aber durfte ich meinem Analytiker überhaupt einen Comic zeichnen, eine Geschichte schenken? Oder war das wieder eine Selbstüberschätzung?

Ich habe Ihre Wertschätzung in Gestalt von Comics, Bildern und Gedichten angenommen und sie in unsere psychoanalytische Arbeit integriert.

Und dennoch gab auch das Gute zu Zweifeln Anlass: Bildete ich mir auf meine kleinen Gaben womöglich zu viel ein? Mein Mann hat mir in Bezug auf meine Eltern und manche Freundinnen unterstellt, ich trage denen meine Liebe nach. Meinem Analytiker gegenüber war es prekärer.

Jemandem seine Zuneigung zeigen, der diese vielleicht nicht teilt, ist eine Sache, aber sie jemandem zeigen, der diese womöglich als lästig empfindet, ist noch schlimmer. Folgerichtig war die groteskeste Stilblüte dieser Gedanken der Wunsch, Ihnen ein Geschenk zu machen und sich gleichzeitig dafür zu entschuldigen.

Sie haben sich manchmal entschuldigt, wenn Sie mir etwas Freundliches, Wertschätzendes und Liebevolles sagten, so als fürchteten Sie, mich zu sehr zu bedrängen und dann eine Zurückweisung zu erfahren.

Überhaupt das Wort Liebe! O-Ton Tagebuch: *»Ich habe wirklich nur gute Traumbilder von Ihnen, aber alle werde ich Ihnen nicht erzählen.« Dummer Fehler: Nie einem Analytiker sagen, man wolle ein Geheimnis für sich behalten! »Sie interpretieren mir den Traum womöglich falsch«, argumentierte ich.*

»Ich interpretiere gar nichts.« Wir lachten beide.

Er: »Das ist aber schade, wenn Sie den Traum nicht erzählen, vielleicht ist er wichtig und bringt uns weiter?«

»Nein.«

»Das können Sie doch gar nicht wissen. Sie wollen also wirklich Ihr Geheimnis für sich behalten?«

Es war ein Traum, in dem ich mich für jedes gute Gefühl beschimpft habe, einen inneren Widerstreit mit mir führte, während ich im Auto durch eine hügelige Sanddünenlandschaft fuhr. Jedes Rauf war ein »Du darfst«, jedes Runter ein »Du darfst nicht«. Später werde ich, wenn ich über meine Anstrengungen spreche, mir meine Lust vor der Vergangenheit, den Erfahrungen des Jugenddramas, zu retten, auf diesen Wunsch nach Selbstbejahung zurückkommen. Passiert ist in meinem Sanddünen-Traum letztlich nichts und doch alles: Ich konnte mich im Streitgespräch durchsetzen, meinen Wünschen Vorrang geben und gute Gefühle genießen, ohne mir sie – aus welchen Gründen auch immer – zu versagen.

Gute Gefühle gleich welcher Art, ob liebevolle, wertschätzende, erotische oder anerkennende, sind ein »Goldschatz«.

20. Kapitel

Schwimmen

Mein erster kleiner Erfolg in der Analyse stellte sich schon nach kurzer Zeit ein: Ich fand (zurück) zu dem Sport, der mir am meisten Spaß macht und guttut – dem Schwimmen.

Ein Thema ist das zwischen mir und meinem Analytiker nie gewesen. Ich glaube, ich habe ihm nicht einmal erzählt, dass ich in den letzten Jahren den wiederkehrenden Traum hatte, ein Freibad läge hinter unserem Haus. Ich hörte im Traum die Kinder plantschen und spürte selbst die Kühle des Wassers, die Freude an der Bewegung.

Dass es ein Wunschtraum war, hätte mir schon vor der Analyse klar sein können, aber ich habe ihn weggeschoben, habe nicht in mich hineingehört und nicht verstanden, dass mein Körper sich nach Schwimmen sehnte. Ich durfte den Gedanken auch nicht zulassen, denn nach schlechten Erfahrungen fürchtete ich mich vor Infektionen und verbot mir, auch auf ärztliches Anraten hin, den Sprung in die Chlorbrühe. Stattdessen hatte ich mich lustlos ins Fitnessstudio gequält.

In der Analyse angekommen, ging mir hinsichtlich meiner physischen Bedürfnisse ein Licht auf. Gleichzeitig fand ich zunehmend mehr Zutrauen in mich, also auch in mein Immunsystem. Ich dachte mir meine Firewall stark, statt mich kleinzumachen und zu ekeln. Das war keine Veränderung von jetzt auf gleich, Rückschläge gab es, aber, weil ich jetzt um mich engagiert war, fand ich auch Möglichkeiten, mich zu schützen. Heute schwimme ich wieder regelmäßig, fühle mich abgehärtet, gut in Form und glücklich.

Ich kann gut nachvollziehen, dass Sie mit zunehmendem Vertrauen in die Analyse auch an Selbstvertrauen und Sicherheit gewannen und dies sich auch auf Ihre körperliche Verfassung auswirkte. Ich brauchte keinen Rat oder Hinweis zu geben, mehr Sport zu treiben, denn der Neugewinn an Selbstvertrauen und eine Reduzierung der Ängstlichkeit wirkt auch auf die körperliche Verfassung.

Positive Veränderungen hinsichtlich des Umgangs mit meinem Körper zeigten sich – wenngleich sehr viel zögerlicher – auch im Bereich der

Selbstfürsorge. Habe ich mich beim Kochen verbrannt, halte ich jetzt sofort meine Hand unter kaltes Wasser und verfluche mich nicht mehr wegen meiner Ungeschicklichkeit. Sätze wie »Das geschieht dir recht!« peitschen mir zwar immer noch durch den Kopf und verursachen allerlei Unheil, aber wenn ich innehalten und mir einen Ruck geben kann, gelingt es mir mit etwas Anstrengung, das »Loch im Bauch«, das sich in solch einem Stressmoment auftut, zu schließen und meine Wunden zu lecken, statt sie vor Wut auf mich selbst unversorgt zu lassen.

Das ist ein gutes Beispiel für die Veränderungen Ihrer Sicht auf sich selbst. Sie brauchen sich nicht mehr verbal zu peitschen und sich selbst niederzumachen.

21. Kapitel

Traumarbeit I

Zu Beginn der Analyse litt ich erheblich unter meinen Albträumen. Besonders schlimm waren Nächte, in denen ein Horrorszenario dem nächsten folgte. Dann raste mein Herz, ich traute mich nicht, wieder einzuschlafen, oder konnte es nicht, weil ich vor Erschütterung immer weiter weinen musste. In der Dunkelheit fragte ich mich, was nur mit mir nicht stimme, dass solch grausame Bilder meinen Kopf überschwemmten. Wenn meine Träume mir etwas über mich verraten können, so dachte ich, dann möchte ich mich lieber gar nicht kennenlernen!

Die Dämonen, die in den Träumen auftauchten, beherrschten Sie vor Beginn der Analyse. In den Albträumen kamen die spannungsreichen, negativen Gedanken über sich und Andere, aber auch Wut auf Andere bildhaft zum Ausdruck. Letztere Aspekte Ihres Selbst wollten Sie nicht so gerne kennenlernen. Sie lehnten diese Seite von sich ab.

Diese »Dämonen« haben mich jahrelang nachts laut um Hilfe rufen lassen. Kann es sein, dass ich lange nicht auf mein eigenes Rufen hören wollte?

Nur in der Nacht war es Ihnen möglich, »Hilfe!« zu rufen, um einen Menschen zu finden, der Sie beruhigen kann und Ihnen Sicherheit vermittelt.

Ich fand mich einfach abstoßend und unerträglich. Die heftigsten Inhalte konnte ich erst gar nicht erzählen.

Diese Scham führte zunächst zu einer Anspannung in den Stunden.

»Anspannung« ist gut! Ich wand mich auf der Couch wie unter meinen nächtlichen Qualen, musste mich kratzen oder wenigstens an meinen Ohrläppchen ziehen. Als es mir endlich gelang, mit Ihnen offen zu sprechen, strömten die Tränen. Ich weiß nicht, ob Sie es jedes Mal mitbekommen haben, denn es war kein lautes Weinen, obwohl es sich anfühlte, als würden Dämme brechen.

Als Sie die Albträume mitteilen konnten, also die Scham überwanden, löste sich die Spannung und Sie konnten weinen, die Tränen fließen lassen.

Mit Verwunderung stellte ich fest, wie gut mir das Weinen tat. Auch in Gegenwart anderer Menschen und auf diese Weise zu weinen, war neu für mich. Zum ersten Mal erfuhr ich, dass ich überhaupt so weinen kann: still, entspannend. Es war wie eine Erlösung, nie zuvor hatte ich über meine Albträume Tränen vergossen. Es waren Tränen über mein Unglück, Tränen über das, was mir der Zustand meiner Seele zu sein schien.

Es war ein erster Schritt zur Veränderung, dass Sie mir Ihr Unglück anvertrauen und zeigen konnten, wie Sie sich in der Nacht sahen. Sie mussten das nicht länger verschweigen, sondern durften darüber traurig und unglücklich sein.

O-Ton Tagebuch: *In meinen Nächten geht es zu wie in den Bildern von Hieronymus Bosch. Wenn ich mir dessen Höllenfiguren ansehe, denke ich, die haben sich alle nachts schon bei mir vorgestellt. »Das halte ich nicht mein Leben lang aus«, sagte ich verzweifelt. Ich habe keine Hoffnung, dass mein Analytiker mich aus meinem nächtlichen Martyrium befreien kann – dafür müssten wir eine Übermacht an Quälgeistern besiegen: völlig unmöglich –, aber es tröstet mich, dass er mir zuhört.*

»Ich vermeide schon alles Mögliche«, sagte ich. »Ich gucke nur wenig Fernsehen und sobald mir ein Film zu aufregend wird, schalte ich aus. Ich lese auch keine Bücher oder Zeitungsartikel, die mich belasten. Außerdem koche ich mir Kräutertees vorm Schlafen, aber das nutzt nichts.« Ich stieß ein klägliches Lachen aus. »Können Sie nicht mal in Ihre Wunderkiste greifen?«

»Nein, leider habe ich keine Wunderkiste und kann Ihre Träume nicht abschalten, aber Sie können darüber sprechen und die Qual in den Stunden lindern.«

Dieses Prozedere ist natürlich mühsam und langwierig. Ich kann mir vorstellen, warum die Leute lieber Schlaftabletten nehmen. Ich hätte mir damals – heute bin ich klüger – gewünscht, Sie hätten einen Trick für mich parat gehabt, mit dem ich zumindest das nächtliche Schreien unterdrücken und den Anschein eines gesunden Schlafs und damit rundum gesunden Menschen hätte wahren können.

In der Stunde kamen wir damals auf den Traum vom Pony zu sprechen: *Bei einem Spaziergang sehe ich, wie ein Pony, das eben noch lebensfroh über die Koppel sprang, erschossen wird. Ich leide mit, empfinde aber auch Wut. Plötzlich habe ich selbst ein Gewehr in der Hand und will den Täter zur Strecke bringen, obwohl das lebensgefährlich ist.*

Ich war mit tränennassem Gesicht aus dem Traum erwacht und musste, nachdem ich auf der Couch Stück für Stück den Inhalt wiedergegeben hatte, auch wieder weinen.

Mein Analytiker bemühte sich redlich, mich zu beruhigen. Er beugte sich beim Sprechen zu mir herüber, war ganz teilnahmsvoll. Ich bräuchte mich nicht als Opfer sehen, ich sei eine Kämpferin, eine Heldin gar, so könne ich den Traum sehen, ich sei die Rächerin des Ponys. Er sagte, es freue ihn, dass ich am Ende des Traums selbst das Gewehr in der Hand gehabt hätte.

»Wirklich? Das fand ich ganz nebensächlich.«

Er lachte. »Das wollten Sie mir gar nicht erzählen!«

»Stimmt«, gab ich zu, »ich wollte nicht unsympathisch wirken.«

Sie wollten nicht aggressiv wirken, nicht als Rächerin des Ponys erscheinen, weil Sie glaubten, dass Sie meine Sympathie verlieren.

Manches, aber wirklich nur sehr Weniges, erwähnte ich daher nicht. Stunde für Stunde habe ich, so ehrlich wie es mir eben möglich war, meine Träume erzählt. Ich redete und weinte, weinte und redete. Immer öfter fand sich auch etwas Positives: ein Farbtupfer (ich träumte, unser Haus werde bunt angestrichen) oder ein Stück Kuchen (ich träumte, es sei für mich gebacken worden).

Vor allem aber habe ich seit unserer ersten Begegnung Träume, in denen Sie vorkommen, ich möchte sie Trostträume nennen. Sie bildeten zunehmend ein Gegengewicht zu den Albträumen und erleichterten so die Erträglichkeit der Nacht. Die vier Hauptthemen der Trostträume waren und sind noch: Ich finde Ihr Haus; Sie sind kurz da; Sie passen auf, dass ich mir nichts antue; Sie sitzen zwischen meinen Freunden.

Der zweite Schritt in der Veränderung war, dass Sie die Beziehungserfahrungen in der Analyse als Sicherheit gebend, tröstend und beruhigend erleben konnten. Diese beruhigenden Erfahrungen nahmen Sie mit in Ihr Traumleben.

Also kann man vielleicht sagen, weil Sie mir in den Analysepausen fehlten, träumte ich dann schlechter?

Angst vor dem Reisen, Angst, allein zu sein in Hotels oder in einer Analysepause, außerdem Ärger mit Ihrer Mutter, Ihrem Mann oder mit Lektoren oder anderen Menschen waren negative Erfahrungen, die zu Albträumen führen konnten.

Sicher auch die Angst vor neuen Herausforderungen ... Allerdings erzeugten stressige Tage nicht unbedingt sofort Albträume, ich konnte nach Streit und Misserfolg selig schlummern und im schönsten Urlaub jede Nacht schreien.

Es waren sicher nicht die schönsten Ferien, wenn Sie Ihre Affekte im Wachzustand nicht äußern konnten!

Zählt dazu schon das Erzählen belastender Situationen auf der Couch?

Ja, wenn Sie den Affekt auch erleben und ihn in Worte fassen können.

Übrigens ließen sich leicht Muster in den Albträumen feststellen. Ganz vorn lagen »Mobbing«, »Bauchbiss«, »Kämpfen« und »langsames Sterben« – allesamt Träume, in denen die Angreifer mir nicht persönlich bekannt oder gar keine Menschen waren.

Dagegen kamen Menschen, die in meinem Leben eine Rolle spielen oder spielten, zu meiner Erleichterung eher selten in meinen Albträumen vor. Ich bin sehr froh, dass Sie nie in einem Albtraum mitgespielt haben und mir Ihr Haus nie als Ruine erschienen ist. In dem Punkt glaube ich an mein Unbewusstes: Solange ich gut von einem Menschen träume, tut er mir auch gut.

Nach und nach erkannte ich sogar eine eigene Traum-Ikonografie, die mir das Entschlüsseln leichter machte: Ist es Tag oder Nacht? Sommer oder Winter? Hat das Haus, in dem ich mich aufhalte oder jemanden besuchen will, einen blühenden Garten oder steht es kurz vor dem Verfall?

Neben dem besseren Durchblick stellten sich mit der Zeit auch langsam Veränderungen meines Traumgeschehens ein: Böse Entwicklungen kündigten sich jetzt vorher an und brachen nicht mehr aus heiterem Himmel über mich herein. Ich ahnte nun zunehmend die Gefahr. Dann verdüsterte sich die Atmosphäre, Hinweise auf drohendes Unheil tauchten auf und wie in einem Film setzte unheimliche Musik ein. Ein typisches Beispiel für eine solche Veränderung der Albträume:

Spaziergang mit einer Chorfreundin. Als ich dunkle Gänge mit Gittern davor sehe, ahne ich Schlimmes, denke: »Pass auf!« Wir erreichen den Strand, im Wasser liegt eine riesige Seeschlange. »Reiz sie nicht«, denke ich, doch sie sieht uns und greift an. Ich nehme den Kampf wütend auf.

Sie fühlten sich sicherer und konnten beginnen, sich gegen die Opferfantasien aufzulehnen. Das Sichwehren geht mit Wut einher und mit Täterfantasien.

Ich, Täterin? Ich wollte doch nur meine Ruhe, nicht länger die Beute sein! Zwar stieg, wenn ich merkte, dass sich etwas Ungutes zusammenbraute, meine Angst. Aber meine Wut über dieses nächtliche albtraumhafte Katz-und-Maus-Spiel wuchs ebenfalls. Ein paar Wochen nach der »Begegnung« mit der Seeschlange und etlichen ihrer unseligen Verwandten notierte ich in mein Tagebuch: *Endlich mal im Traum selbst die Zähne gefletscht und geknurrt!*

Mehr noch: Ich begann, mich auch mit Händen und Füßen zu wehren: *Meine Cousine bittet mich, für sie einen Job zu übernehmen – nackte Männer anzufassen. Ich weigere mich. Die Männer versperren mir den Weg. Da nehme ich einen Stuhl, schlage um mich und breche einem von ihnen das Genick.*

Siehe da, Sie können auch Täterin sein!

Leider fühle ich mich damit nicht wohl, das zeigt der nächste Traum: *Mein Onkel hat meinen Vater entführt und unter Drogen gesetzt. Ich will meinen Vater retten und betrete das Grundstück des Onkels, obwohl hinterm Zaun zwei monsterhafte Kampfhunde wachen und sich mittelalterlich gekleidete, finster dreinblickende Bauern mit Flinten und Mistgabeln nähern.*

Ich habe ja einen Schraubenzieher als Waffe. Das erste Untier greift mich an. Ich stoße ihm den Schraubenzieher ins Auge. Daraufhin verwandelt sich die Bestie in ein harmloses Kätzchen, das ich schwer verletzt habe. Ich schreie: »Entschuldigung!«, und erwache völlig verzweifelt.

Ich weiß von Ihnen, dass die Beziehung zu dem Onkel sehr spannungsreich war. Sie trugen diese Konflikte mit ihm nicht aus und hatten Angst, aggressiv zu sein. Sie nahmen die Spannung mit in den Schlaf und symbolisierten sie in Ihren Albträumen. Diese neue Wehrhaftigkeit, die im Traum wahrnehmbar ist, hat auch zu Schuldgefühlen geführt.

Mir erschien es, als hätte ich im Traum überreagiert, aus einer Mücke (Kätzchen) einen Elefanten (Untier) gemacht. Eine bisher ungekannte Streitlust spürte ich auch im täglichen Umgang: Plötzlich pochte ich im Beruflichen und Privaten mehr auf meine Rechte, nur um anschließend zu befürchten, ich hätte mir diese Grenzziehungen und Widerworte nicht herausnehmen dürfen.

Sie können jetzt mehr zu Ihrer Wehrhaftigkeit stehen.

Ich habe seitdem in meinen Träumen Widerstand geleistet und Empörung geäußert. Ein typisches Beispiel: *Ich bezahle das schimmelige Mandelhörnchen, das der Bäcker mir andrehen will, nicht!* Eine Zeit lang hatte ich sehr viele Empörungsträume. Ich knurrte im Schlaf Hexen, Vampire und das Ordnungsamt an. Ich schimpfte im Schlaf so laut, dass mein Mann davon wach wurde: »Ich lass' mir von der doch nicht sagen, ich sei ein fettes Meerschweinchen!«

Mein Analytiker blieb von der Welle nächtlicher Widerworte nicht verschont: *Er ruft mich an und sagt, er müsse die Stunden absagen, mein Therapieplatz sei an jemand anderen vergeben worden. Ich protestiere empört, bis ich merke: Er meint es nicht ernst, er will mich nur provozieren oder testen. Er lacht und sagt, dann solle ich kommen.*

Wut auf mich konnten Sie zu diesem Zeitpunkt der Analyse nur im Traum ertragen.

Als dritten Schritt der Veränderung der Albträume konnte ich mir im Traum Hilfe holen. Durch die Aufnahme einer Analyse hatte ich das ja auch wirklich getan. Ich hatte nicht nur gelernt, Grenzen zu ziehen und mich selbst mehr zu achten, ich hatte auch die grundsätzliche Erfahrung gemacht, dass es guttut, sich Hilfe zu suchen.

Nun begann ich meine Mitspieler im Traum mit der Bitte um Hilfe anzusprechen, bat also einen Zugschaffner, mich aus dem Waggon mit den Leichen herauszuführen, bat meine alte Schulfreundin, mich auf dem nächtlichen Heimweg zu begleiten, und eine Friseurin, mir während einer Schießerei auf der Straße Zuflucht in ihrem Laden zu gewähren. Die schlimmen Bilder und Dämonen waren noch da, aber ich war ihnen nicht mehr hilflos ausgeliefert. Einige Träume zeigten mir sogar, dass ich zwar nicht auf dem direkten Weg zur Heilung war, aber die grobe Richtung dorthin bereits eingeschlagen hatte:

Mein Mann und ich machen eine Wanderung durch eine Hochgebirgslandschaft. Ich habe die Karte falsch gelesen, der Rückweg zum Parkplatz, wo unser Auto steht, ist viel länger als erwartet. Mein Mann ist sehr erschöpft. Er versucht, es zu verbergen, aber das macht meine Sorge um ihn nur größer. Zumal es Abend wird, mit der hereinbrechenden Dunkelheit wird es auch kalt. Ich sehe die Landschaft bedrohlich und zugleich wunderschön vor mir liegen: einen eisblauen See, in dem sich die schroffen, schneebedeckten Gipfel spiegeln, verharschte Gletscherreste, wachsende Schatten. Auch ich bin erschöpft. Noch einmal um den See herumzulaufen, werden wir schwerlich schaffen. Da kommt eine Gruppe Wanderer vorbei. Ich frage sie nach einer Schutzhütte, einem »rifugio«. Sie zeigen auf den gegenüberliegenden Berghang, dort, das habe ich vorher nicht gesehen, stehen ein paar Nadelbäume. Ein wohltuender Anblick: Notfalls schlafen wir unter den Bäumen. Aber das müssen wir gar nicht, denn es gibt auch ein großes Holzhaus mit Balkon, auf dem sogar Geranien wachsen. Dort werden wir alle Hilfe finden und übernachten können.

Ich habe mich über diesen Traum gewundert, weil ich eigentlich kein Freund der Berge bin und schlechte Erinnerungen an eine Wanderung mit den Eltern und dem Onkel habe. Ich weiß aber, dass mein Analytiker Berge mag. Das Haus in meinem Traum ist nicht seines, aber es könnte auch sein (Traum-)Haus sein.

Der Weg, den Sie in der Psychoanalyse beschritten, das heißt die Arbeit an den Problemen und das Gewinnen neuer Einstellungen, war beschwerlich, manchmal waren Sie erschöpft. Der Weg führte aber weiter und Sie und Ihr

Mann wurden entlastet. In diesem Traum fanden Sie eine Zuflucht – nicht so wie in dem Traum, in dem Sie im Schnee vor der Haustür Ihres Elternhauses standen und fürchteten zu erfrieren oder abgewiesen zu werden.

Diese Vorstellung, eine neue Zuflucht zu finden, hat sicher mit der Analyse zu tun, denn als ich Sie schon eine Weile kannte, hatte ich einen Traum, in dem die Symbole aus dem zuerst erzählten Traum über das Erfrieren vor dem Kindheitshaus in versöhnlicher, tröstlicher Weise wiederkehrten:

Mein Analytiker hat seine Praxis in einem Privathaus an einem italienischen Marktplatz und der Analyseraum sieht aus wie mein Kinderzimmer! Meine Möbel, Bücher und Bilder sind dort. Den Nachmittag verbringe ich auf der Piazza, wo ich Freunde aus Jugend und Studienzeit treffe. Am Abend will ich zurück ins Haus, denn irgendwo muss ich schlafen.

Wie so oft in meinen Träumen wird es plötzlich dunkel und kühl. Fensterläden und Haustür sind verschlossen. Ich stehe vorm Schlafzimmer meines Analytikers im Erdgeschoss und denke, dass er schläft und ich zu spät (nach Hause) gekommen bin. Muss ich draußen auf dem Marktplatz übernachten! Da sehe ich durch einen Spalt zwischen den Schlagläden Licht in »meinem« Zimmer brennen, was mich tröstlich stimmt, und die Haustür ist gar nicht verschlossen! Sie ist offen für mich. Welch unglaubliche Erleichterung! Ich schlüpfe ins Haus.

In dem Traum verlagerten Sie meine Praxis und damit die Analyse in Ihr Lieblingsland Italien, dort hatten Sie studiert und eine schöne Zeit erlebt.

In Italien war ich locker, hatte viele Freunde aus aller Welt und fühlte mich vor allem unabhängig, erwachsen und sicher. Viele dieser guten Gefühle habe ich in der Analyse wiedergefunden.

In diesem Traum ist aber auch Ihre Suche nach Geborgenheit, Nähe und Angenommensein in dem Bild »Aufgenommen werden in mein Haus« symbolisiert. Sie wohnen in meinem Haus, der Analyse, mit allen Erinnerungen an die Kindheit und haben in dem Haus Ihren Platz gefunden. Sie müssen die Nacht nicht allein und verlassen auf der Straße verbringen, das Haus, das heißt die Analyse in geregelten Zeiten, war auch offen für Sie. Diese Erfahrung war sehr wesentlich für Ihr Ankommen. Der Traum zeigt, dass sich Ihre Selbstwahrnehmung in positive Richtung entwickelt hat.

Teil 3

Die Bedeutung des Jugenddramas

22. Kapitel

Die Geschichte vom Höhlenmädchen

Mit dreizehn Jahren entwickelte ich eine Fantasie, die mich einige Jahre begleitet hat. Die Wirklichkeit gefiel mir nicht; das schrieb ich sogar meiner Mutter in einem Brief, in dem ich mir reuevoll vornahm, mich in Zukunft etwas weniger »wegzuträumen«. Nicht, dass ich das ernsthaft vorgehabt hätte. Tagträumen war überlebenswichtig. Da war die Schule: schmutziggrau wie der Beton, aus dem sie gemacht war; der Weg dorthin, der ganze Ort, waren grau, bis auf die eine etwas naturbelassene Stelle mit der Pferdekoppel. All die netten, aber nichtssagenden Mitschüler und öden Vereine blieben farblos für mich und bei Büchern hatte ich oft den Eindruck, dass die richtigen Geschichten für mich fehlten, ich sie mir selbst erzählen müsse.

Bis dato hatte es noch Peter und die Freunde aus der Clique gegeben, aber mit dem Eintritt des 18-jährigen G in meine Umgebung und mein Leben brach das Gefüge der Kinderclique auseinander; wir merkten, dass wir keine Kinder mehr waren. Wir waren jetzt Jungen oder Mädchen und die unbeschwerten Streifzüge und Abenteuerspiele Vergangenheit.

Mir fehlten sie. Im Nachhinein weiß ich, sie fehlten auch den anderen, aber sie hatten das Glück, dass G kein Auge auf sie geworfen hatte, sondern auf mich. Mich erdrückte seine Anwesenheit immer mehr. Ich brauchte einen Rückzugsort, und zwar dringend.

Ich erfand mir eine Höhlenunterwelt, fertigte einen Grundriss an, dachte mir eine Art Naturvolk aus, das darin lebt, seine eigene Kultur, Fähigkeiten und Sprache hat. Je schlechter ich mit der Wirklichkeit zurechtkam, desto wichtiger wurde die Vorstellung, das Höhlenmädchen spräche eine eigene Sprache, habe Geheimnisse und Verletzungen, die es von anderen Menschen trenne.

Meine Fantasie war immer eine starke Kraft mit Sogwirkung. Wenn ich durch mein Zimmer tanzte oder meinen Füller übers Papier gleiten ließ, *war* ich das Höhlenmädchen Miria, ich *spürte* den Fels unter meinen nackten Füßen, *hatte* meine anderen Figuren vor mir, hörte ihre Stimmen und kannte ihre Gefühle, ich brauchte mir nicht den Kopf zerbrechen, um mir etwas auszudenken, es entspann sich alles von allein.

Es waren Ihre jugendlichen Fantasien, Ihre fantasierten Rückzugsorte, die Sie über die Realität erhoben. Sie schufen sich eine eigene Welt, die Ihnen das Grau der realen Welt erträglich machen sollte. So versuchten Sie, Ihren Konflikt zwischen Ihrer äußeren und inneren Realität zu überwinden.

Im Nachhinein frage ich mich, ob ich den Graben dadurch nur größer gemacht habe, und denke, ich hätte meine Energie lieber auf die Gestaltung meiner Wirklichkeit richten sollen. Vielleicht war es ein Fehler, sich so zurückzuziehen?

In der Jugend brauchen Menschen solche Rückzugsorte, manchmal ist es Musik, manchmal sind es Spiele, für Sie war es die Geschichte, die mir damals, als Sie sie mir erzählten, wie ein urzeitlicher Mythos klang.

Was die Szenerie betraf, suchte ich den größtmöglichen Kontrast zur deutschen Großstadt. Nur so funktionierte die Illusion, eine Welt zu haben, in der die Erwachsenen nicht alles besser wussten. Wer sich darin gut auskannte, war ich! Ebenso war meine Gefühlslage dort immer auf dramatische, also ernst zu nehmende Begebenheiten zurückzuführen; man konnte sie nicht ignorieren oder als belanglos abtun: Sie war existenziell wichtig und bestimmend.

Die Geschichte, die ich 14-jährig schließlich zu Papier brachte, hat folgenden Inhalt:

Höhlenmädchen Miria führt als Tochter des Häuptlings ein scheinbar unbeschwertes Leben: Sie ist sportlich, in die Gemeinschaft integriert und in ihren Spielkameraden Pikalu verliebt. Dennoch verspürt sie Sehnsucht nach einem Leben außerhalb der Höhle. Als Kind wohnte sie einige Zeit mit ihrer Mutter draußen, weshalb sie beide Sprachen beherrscht.

Die Handlung beginnt mit der Ermordung der Mutter, die Miria sterbend das Versprechen abnimmt, niemals zum Heiligen Fest zu gehen, was Miria in einen Konflikt à la antike Tragödie stürzt, denn diesem Opferkult darf sie sich nicht entziehen. Zudem findet sie Hinweise, dass jemand aus der Höhle die Mutter ermordet hat, wohingegen ihre Familie, ihr Freund und der mächtige Priester überzeugt sind, Eindringlinge von draußen seien die Täter. Mirias Hinweise werden barsch zurückgewiesen, eine Gruppe Fremder gefangen genommen.

Beim Heiligen Fest treten Jugendliche in mehreren Wettkämpfen gegeneinander an. Anschließend müssen sich die Auserwählten in einem

Boot von der Strömung in den finsteren, unbekannten Teil der Höhle, von wo niemand zurückkehrt, treiben lassen.

Miria spürt, dass sie auserwählt werden wird und inmitten ihrer bisher so vertrauten Menschen allein ist. Ihr Vater, der Häuptling, entpuppt sich als machtlose Marionette des Priesters, ihr Freund wird dessen Mitarbeiter und damit zu ihrem Gegner. Ihre Lage scheint ausweglos, aber sie gibt nicht auf – sie hat einen starken Willen. Sie gewinnt die Wettkämpfe, flieht dann aber, versteckt sich bei den gefangenen Fremden und schüttet einem von ihnen ihr Herz aus.

Ausgerechnet ihr Vater entdeckt sie. Er müsste sie töten, bringt es aber nicht über sich und fordert sie auf, sich selbst umzubringen. Wieder gelingt Miria die Flucht. Sie stiehlt ein Boot und ein Schwert und lässt sich mit dem Mut der Verzweiflung direkt in die Finsternis treiben. Gerade als sie erkennt, dass es dort einen Steg gibt, der zu den Räumen des Priesters führt, beginnt die Decke der Höhle einzustürzen. Die Menschen von draußen stürmen hinein. Im Kampfgetümmel wird auch dem Vater klar, wie verblendet er war und welches Spiel der Priester getrieben hat. Es liegt auf der Hand, dass dieser immer die widerspenstigsten und stärksten jungen Menschen, wie Mirias Mutter, getötet hat. Er trägt seine verletzte Tochter nach draußen, wo sie beide in Sicherheit sein könnten; er entscheidet sich jedoch dafür, in die einstürzende Höhle zurückzukehren, während für Miria ein neues Leben beginnt.

Sie schufen sich eine zweite Identität als Miria, die Ihre Idealvorstellung, wie Sie zu sein wünschten, erfüllen konnte. Miria kann alles: klettern, tanzen, sich verlieben. Sie ist stark und durchschaut die böse Welt. Sie wird errettet aus der Unterwelt und behält über die Sprache eine Beziehung zur Außenwelt.

Aber Miria ist keine Heldin, die aktiv etwas erreichen will; sie wird vom Strom der Geschichte mitgerissen, empfindet sich als chancenlos gegenüber der Übermacht ihres Volkes, dem sie wegen der Begrenzung durch die Höhle nicht entkommen kann.

Ich weiß noch, wie ich stutzte, als Sie mir einmal sagten, Sie verstünden Miria trotz ihrer geringen Handlungsfähigkeit als eine »Heldin«. »Eine gebrochene Heldin«, schränkte ich daher ein. »Sie ist wie mein Wunschbild: begabt und gleichzeitig verletzt, großartig, aber von vornherein verdammt, unglaublich willensstark, aber chancenlos. Mit einem Wort: zerrupft.«

»Zerrupft?«, fragten Sie damals überrascht.

Ich hatte mich auf der Couch so wild hin- und hergedreht, dass das Papiertuch auf dem Kissen verrutscht war. Ich legte es zurecht und unsere Blicke trafen sich. Sie lächelten mich an. Auch wenn ich ahnte, dass ich gerade tatsächlich ziemlich zerrupft aussah, fühlte ich mich wohl. Ab und zu tat es sehr gut, mal Blickkontakt zu haben.

Der Blickkontakt beruhigte Sie, da Sie ihm entnahmen, dass »Zerrupftsein« nichts Verwerfliches ist. Heldinnen haben immer zwei Seiten, eine starke und eine schwache. Die schwache Seite bekämpfen sie. So ist auch Ihre Heldin, so sind auch Sie.

Vielleicht sind diese zwei Seiten auch eine Erklärung dafür, dass wir uns, was mein Wunschbild von mir angeht, widersprechen.

Ihr Idealbild ist, mutig und stark zu sein, geliebt und anerkannt zu sein.

Vermutlich ist beides richtig: das alte Wunschbild, das die schwachen, verletzten Seiten mit einschloss, ist im Laufe der Analyse verblasst, weil die Wünsche, erkannt und getröstet zu werden, durch die Therapie erfüllt wurden.

Schwach und verletzlich zu sein, konnten Sie nicht ertragen, mussten es aber bei sich wahrnehmen. Ihre Veränderung besteht darin, dass Sie es besser mit Ihrem Selbstbild verbinden können, schwach und verletzlich zu sein. Sie können diese Seiten selbst besser akzeptieren.

Doch kehren wir zurück zu Mirias Höhle. Nach erneutem Nachdenken über Ihre Geschichte ist mir Folgendes aufgefallen: Diese urzeitlich anmutende Geschichte, die auch von indigenen Völkern stammen könnte, ist die Geschichte eines tapferen Mädchens, das neugierig die Geheimnisse (der Erwachsenen) entdecken will und sich in die Finsternis, wo die Gefahren drohen, treiben lässt. Es ist eine Geschichte von der Sehnsucht eines Mädchens nach einer verlässlichen Vaterfigur. Miria und ihr Vater finden sich erst, nachdem die Mutter tot ist.

Der Vater rettet sie, nicht der Freund Pikalu, aber er geht dabei selbst ins Verderben (in den Tod?). Der Priester ist der gottähnliche Herrscher, der die Regeln aufstellt und über die Durchführung des Rituals wacht. Er will auch das

Mädchen besitzen. Es ist nach meinem Verständnis eine individuelle, ödipale Geschichte. Das Mädchen wird aus dieser Welt, die untergeht, von »außen« gerettet. Es kann die gefahrvolle Unterwelt verlassen.

Ödipal? Das Wort muss wohl in jeder Psychoanalyse einmal vorkommen!

Der Ödipuskomplex ist tatsächlich eine zentrale Denkfigur der Psychoanalyse, die den Übergang der dualen Beziehung in eine trianguläre Beziehung (Kind-Mutter-Vater) charakterisiert. Sie haben unbewusst in der Geschichte Ihren ödipalen Konflikt dargestellt. Der ödipale Konflikt gilt allgemein für jede menschliche Entwicklung und ist eine entscheidende Phase auch in Ihrer Entwicklung.

Für mich ist es vor allem eine Geschichte der Befreiung. Zwar wusste ich nicht, wovon genau, denn als Mädchen hatte ich keine Idee, welches schreckliche Verbrechen der Priester im Finstern der Höhle an den jungen Menschen verüben soll. Tötet er sie einfach oder macht er vielmehr etwas anderes Schlimmes mit ihnen? Ich habe damals lange mit der Qualität des Textes gehadert, weil mir die richtige Auflösung nicht eingefallen ist.

Der Begriff »Auflösung« passt gut, denn auch der unbewusste ödipale Konflikt sollte sich auflösen.

Vielleicht hätte es mit meinem Kinderfreund Peter »geklappt«, der in der Geschichte »Pikalu« heißt. Ist es nicht auch bezeichnend, dass der Höhepunkt sich um ein unheimliches Geschehen in der Finsternis einer dunklen Höhle dreht?

Jeder Mensch wird solche »dunklen Höhlen« in einer Phase der sexuellen Entwicklung durchschreiten.

In der Stunde, in der wir damals über die Höhlenmädchen-Geschichte sprachen, fügte ich spontan hinzu: »Heute würde ich vermuten: Es ging bei dieser Opferung junger Leute, die der Herrscher/Priester verlangt, um Sex«, und schlug mir auf den Mund, weil es so erschreckend war.

Miria ist ein jugendliches Mädchen mit aufkeimenden erotischen Wünschen. Sie ist neugierig darauf, was an dem Ort der Finsternis geschieht, und hat gleichzeitig Angst davor, sich dem mächtigen Priester zu opfern und nicht mehr wiederzukehren, also zu sterben. Dass Lieben gleich Sterben bedeutet, ist nach meinem Verständnis eine »Fehlschaltung«, die nur aus Ihrer Erfahrung mit G im Jugenddrama verständlich ist. Es war keine selbst gewählte Liebe, sondern eine erzwungene. Mit der Bewältigung des Jugenddramas in der Analyse können Sie ein neues Leben beginnen, wie auch Miria es in Ihrer Geschichte nach Verlassen der Zwiespältigkeit beginnen kann.

Sie meinen die Zwiespältigkeit zwischen aufkeimenden erotischen Wünschen und dem falschen Partner?

Ja, so können Sie es verstehen.

Ich ging zwar im Elternhaus mit Nacktheit sehr unbefangen um, war aber dennoch ein nicht gerade besonders aufgeklärter Teenager. Ich war weder an Barbies und *Bravo* noch Mode und Make-up interessiert, habe nicht mal für Pferde und Popstars geschwärmt. Immerhin hatte ich Peter, der ja schließlich ein Junge war, und eine Freundin, die mir alles über ihre erste Periode erzählte. Meine Eltern waren wohl sehr freizügig, aber über Sex sprachen wir nie. Nicht mal, als G mir immer mehr auf die Pelle rückte. Mir schwant aber, dass ich damals mit körperlichen Empfindungen befasst war.

Das ist heute Ihre Einsicht in Ihre damalige innere Befindlichkeit und in die Konflikthaftigkeit zwischen Begehren und Ihrer Bewertung der Körperlichkeit.

Bis zur Analyse habe ich mich in der Rückschau immer als ein ausgesprochen naives Mädchen gesehen, das die eigene Wirkung auf (junge) Männer nicht abschätzen kann. Wollte ich unbewusst bereits körperliche Geheimnisse entdecken und freute mich über die Anerkennung von außen, die meiner Person und erwachenden Weiblichkeit zuteilwurde, so geriet ich doch durch meine Arglosigkeit an jemanden, mit dem mir die Enthüllung dieser Geheimnisse gar nicht gut bekommen ist. Mein kritischer Blick auf mich ist in einem entscheidenden Punkt milder geworden: Wenn Sie so wollen, verstehe ich heute, warum G ausgerechnet ein Auge auf mich und nicht auf meine Freundinnen geworfen hatte. Früher habe ich das so gesehen, als hätte sich der Wolf das wehrloseste, schwächste oder eben das »schwarze« Schaf – das in diesem Fall eines ist, das verboten sexy auftritt – aus der Herde zum Niederreißen ausgesucht. Früher war es in meinen Augen »mein Fehler«, dass ich ihm aufgefallen war. Heute weiß ich – nicht nur durch die Analyse, sondern auch durch die gemeinsame Arbeit an diesem Manuskript –, dass meine »Lebendigkeit«, von der Sie ja auch oft sprechen, etwas Positives ist, das ich mit Freude annehmen kann, obwohl gerade die Lebendigkeit Gs Aufmerksamkeit auf mich gezogen hat.

»Lebhaft und gefühlvoll zu sein, kann auch verlocken«, haben Sie in einer ersten Textfassung über das Mädchen, das ich war, geschrieben. Zuerst reagierte ich empört, antwortete spontan: »Ha, ha, da spricht der Mann aus Ihnen!«, und schlug vor, Ihre ebenso wie meine Bemerkung zu streichen. »Na, das können Sie ruhig lassen«, haben Sie gesagt.

Es war so, wie es zuvor oft nach den Analysestunden gewesen war: Im Laufe des Nachmittags hat es in meinem Kopf »klick« gemacht. Es ist nicht mein Fehler, etwas Verlockendes (gehabt) zu haben, es ist etwas, worauf ich stolz sein kann. Ich denke, ich habe mich über das indirekte Kompliment, das in Ihrer Bemerkung enthalten war, gefreut und kann mich – gerade auch mein junges Ich – dadurch noch mehr annehmen, ja sogar mögen.

Über die Geschichte vom Höhlenmädchen, meine erste längere Erzählung, sprachen wir oft in den Analysestunden. Einmal sagte ich leichthin und nur so nebenbei, denn ich erwartete eigentlich gar keine Antwort:

»Ich weiß nicht, was aus mir wohl geworden wäre, wenn ich das Schreiben nicht gehabt hätte …«

Sie verstanden es aber auch wirklich, mich auf der Couch auf Trab zu halten! Sie sagten nämlich nur ein Wort: »Krank.«

Ihr Geschichtenerzählen war eine Symbolisierung von inneren Konflikten, die krank machen können. Schreiben hatte eine protektive Wirkung für Sie.

Habe ich Miria deshalb die vielen positiven Eigenschaften gegeben? Habe ich damals vielleicht schon gespürt, was ich gerade oben formuliert habe?

Sie haben Miria viele gute, heldenhafte und erotische Eigenschaften gegeben, die Sie jetzt als Ihre eigenen wahrnehmen und akzeptieren können. Diese Einsicht ist ein Meilenstein auf Ihrem Weg der Befreiung von der Vergangenheit.

23. Kapitel

Die Belagerung

G war ein Einzelgänger. Gleichaltrige mieden ihn, seine Familie war zerrüttet. Er hat, weil ich zu freundlich und ungeschützt war, sein Herz und sich selbst wie einen Mühlstein an mich gehängt.

Noch heute passiert mir manchmal, dass es mir schwerfällt, Menschen, die mir unsympathisch sind, zurückzuweisen, zum Beispiel den Nachbarn, der in meinem Chor Mitglied ist und sich angewöhnt hat, sich nach der Probe von mir nach Hause fahren zu lassen, mich aber oft nicht einmal auf der Straße grüßt. Selbst in diesem Fall kostet es mich Überwindung zu sagen – zumal vor allen anderen –, er möge sich einen anderen Dummen als Chauffeur suchen.

Fällt es Ihnen schwer zu erkennen, dass der Nachbar vielleicht mehr in Ihnen sucht als den Chauffeur?

Ja, es ist mir zwar neuerdings möglich, das zu erkennen, aber wenn ich davon ausgehe, dass er mich sympathisch findet, fällt es mir noch schwerer, ihn abzuweisen. Ich würde das jetzt lieber nicht schreiben, es scheint mir das gleiche Dilemma wie bei G zu sein. Zumal der Nachbar – ähnlich wie G damals bei den Gleichaltrigen – bei den Männern im Chor keinen Anschluss findet. Er ist ein furchtbarer Angeber, wer sich einmal von ihm hat zutexten lassen, meidet ihn, daher hält er sich wahrscheinlich an Frauen, die ihm aus reiner Höflichkeit nicht gleich die kalte Schulter zeigen. Mittlerweile habe ich aber einen Weg gefunden, ihm auszuweichen. Ich lerne langsam, mich zu schützen.

Sie lernen auch, die Bedürfnislage anderer wahrzunehmen und damit umzugehen.

… und trotzdem nicht zu jedem Bedürfnis anderer, das diese an mich herantragen, Ja zu sagen. G abzuweisen, habe ich selbstverständlich versucht. Ich habe ihm gesagt, ich wolle lieber mit meinen Freunden zusammen sein, doch dann hat er diese eben für sich gewonnen. Motorisiert, finanziell besser ausgestattet, in gewisser Weise manipulativ schlau und technisch bewandert, wie er war, fiel ihm das vor allem bei den Jungen leicht.

Wahrscheinlich war es mein größter Fehler, dass ich versucht habe, mit G zu sprechen. Ich habe gesagt, ich will dies nicht, das nicht. Er ließ nichts gelten. Er redete und redete. Er konnte besser reden als ich und er hatte einfach Ausdauer, Besessenheit. Er scheute sich nicht, dabei in Tränen auszubrechen, aber das gab mir nicht das Gefühl von Stärke, sondern führte nur zu einer Lähmung meiner Interessen. Zugleich versetzte mich sein Verhalten in Alarmbereitschaft, denn er war überzeugt davon, ohne mich nicht leben zu können.

Er war besessen von Ihnen und wollte Sie besitzen wie der Priester Miria in Ihrer Höhlenmädchen-Geschichte. Ich vermute, dass er sein Begehren nicht steuern konnte.

Das hört sich ja fast an, als habe er nichts dazu gekonnt! Ich glaube, ich muss G noch näher beschreiben, damit Sie bloß nicht auf den Gedanken kommen, Verständnis für ihn zu entwickeln!

Ich erinnere mich an einen Moment in der Küche seiner Oma: Wir waren allein in der Wohnung. G wollte Spaghetti für uns kochen. Ich wollte aber nicht mitessen, hatte wahrscheinlich den Wunsch, nach Hause zu gehen, geäußert. Das ganze Ereignis ist von einem Nebel umgeben, der die Erinnerung überzieht. Ich sehe nur unsere miteinander rangelnden Hände, meine Finger zu nahe an die Brotschneidemaschine gedrückt und seine wilden Augen, die einen sehr bedrohlichen Eindruck erwecken konnten. Bei solchen Augen-Blicken war mit ihm nicht zu reden. Ich weiß, dass ich viel über diese Sache mit der Brotmaschine nachgedacht habe, mich auch damals schon immer wieder gefragt habe: Kann es wirklich sein, dass er gedroht hat, mir damit die Finger abzuschneiden? Das kann er doch nicht ernst gemeint haben?! Hat er nicht behauptet, mich zu lieben? War er nicht gleich danach wieder anhänglich, weinerlich und zuvorkommend gegenüber den Erwachsenen? Mit den Jungen aus meiner Clique hat er dagegen immer gekämpft, besonders dem leukämiekranken Jüngsten war er weit überlegen und der fand das Niedergerungenwerden bestimmt nicht lustig. Dennoch galt es offiziell als Spaß.

Er wollte auch Macht über Sie und wollte Sie als die Schwächere erleben.

Er hat sich ja von vornherein nur mit Schwächeren, das heißt mit deutlich Jüngeren, abgegeben. Heute kann ich mir vorstellen, dass auch der seine »Opfer« unendlich zuquatschende Nachbar nicht nur nicht allein sein, sondern auch Macht über andere haben will.

Damals habe ich alles, was passiert ist, lange Zeit als etwas angesehen, was doch nicht so gemeint war, worüber ich mich nicht zu beschweren hätte, da es doch angeblich aus Leidenschaft und »Liebe« geschah. G hat ja auch, uninspiriert, aber unermüdlich, Liebesbriefe geschrieben. Da standen die drei Worte wieder und wieder mit Kuli auf Rechenpapier gedrückt: jedes Kästchen ein Buchstabe, jedes Kästchen ein kleiner Käfig. In einem meiner ersten Bücher habe ich die Hauptperson folglich behaupten lassen, es gäbe Liebe gar nicht. Als Jugendliche war Liebe für mich etwas Klebriges, Lähmendes, absolut Unschönes. Wie sich wohl Erdkrötenweibchen fühlen, wenn ihnen im Frühjahr die Männchen auf den Rücken springen, sich festklammern und kilometerweit zu den Laichplätzen schleppen lassen? Immerhin sind Erdkrötenmännchen kleiner als die Weibchen und es ist anzunehmen, dass sie sich keine aussuchen, die noch nicht geschlechtsreif sind.

Ich habe versucht, G abzuschütteln, mit Worten wie mit Händen, war aber in beiden Disziplinen die Schwächere. Ich muss noch mal auf sein Reden zurückkommen. Er hat einfach nie lockergelassen, alle an die Wand gequatscht – da ist sie wieder die unheimliche Parallele zum Nachbarn. Auch meine Eltern, also selbst Erwachsene, haben in Diskussionen mit ihm den Kürzeren gezogen. Es ging dabei nicht darum, dass sie ihm generell verbieten wollten, mich zu sehen, sondern nur um Details, wann, wie lange, dass es nicht angehe, nachts vor dem Haus herumzulungern, so etwas.

Meine Eltern haben ihn nicht des Hauses verwiesen. Mein Vater fand es gut, dass ich über G, das »Technikgenie«, auch mal etwas lernen könnte, was mich nicht interessiert.

Die Einstellung Ihres Vaters zu G hat weiterhin zu Ihrer Verunsicherung beigetragen, denn Sie liebten Ihren Vater. War Ihre Mutter genauso begeistert von G?

Meine Mutter mochte G nicht, zumindest glaube ich das. Direkt gesagt hat sie es nie, weder ihm noch mir. Zumindest ist es mir nicht erinnerlich, nur ihr – enttäuschter (?), genervter (?), besorgter (?) – Blick auf mich, weil ich diesen geilen Kerl angezogen habe.

Sie konnten in den Blicken Ihrer Mutter nicht lesen, wie sie zu Ihnen und zu G stand.

G schenkte ihr mal einen Schal, den sie sogar noch in der letzten Phase des Stalkings trug, wenn nicht darüber hinaus, trotz meiner mehrfachen Bitten, das billige und scheußliche Ding wegzuschmeißen. Sie behauptete stur, er gefalle ihr. Was könne der Schal dazu? Was könnten die Rosen dazu, die G vor die Tür legt und die mich zum Heulen bringen? Die Blumen seien unschuldig, sie wegzuwerfen, sei zu schade.

Das ist ein weiteres Beispiel dafür, dass Ihre Mutter sich damals nicht in die jugendliche Tochter und deren Ängste eingefühlt hat.

Sie hatte zu dieser Zeit Meditation für sich entdeckt, zog abends mit einer Wolldecke unterm Arm los, um in Frauengruppen in höheren Sphären zu weilen.

Sie war sehr mit sich beschäftigt.

Meine Mutter war außerdem enttäuscht, so deute ich es heute, dass ich mich nicht hilfesuchend und offen an sie gewandt habe. Das ist richtig, das habe ich nie getan. Einmal sagte ich zu Ihnen: »Wenn ich jetzt die Zeit zurückdrehen könnte und wüsste, ich muss mich nur an eine Person aus meiner Familie wenden, egal an wen, vielleicht an die sportliche, scheinbar jung gebliebene Patentante mit dem Papagei, um das gesamte Jugenddrama nicht geschehen zu lassen – ich könnte es nicht.«

Vielleicht war ich selbst schuld an der ganzen Misere?

Einerseits wollten Sie es allein regeln, anderseits fühlten Sie sich alleingelassen mit den Fragen: Was darf ich, was darf ich nicht? Bin ich schuld, dass er sich für mich interessiert? Diese Fragen waren zu dem Zeitpunkt für Sie unbeantwortbar, wie für Miria die Frage, was in der »dunklen Höhle« passiert.

Heute weiß ich, dass ein Mädchen jederzeit Nein sagen darf. Warum kann ich mir immer noch nicht vorstellen, die Zeit zurückzudrehen und mich mit der Bitte um Verständnis und Hilfe an meine Familie zu wenden?

Die Familie hat auf irgendeine Weise ihre Chance in Ihrer Jugend verspielt.

Das ist eine coole Erklärung! Die gefällt mir. Meine Mutter sagt heute, ich sei »böse und hysterisch« gewesen, habe mir von ihnen nicht reinreden lassen, habe gesagt, ich schaffte das allein. Habe ich ja auch!

Sie wollten unbedingt autonom sein, wollten es allein schaffen. Sie fühlten sich wahrscheinlich auch stark genug, weil Sie sich mit dem Höhlenmädchen Miria identifizierten.

Vielleicht habe ich meinen Eltern auch nicht zugetraut, dass sie mich vor G beschützen, zumal er mich jederzeit mit dem Auto auf dem Schulweg abpassen konnte. Darum bekomme ich noch heute ein ungutes Kribbeln am Rücken, wenn ein Auto von hinten langsam an mich heranfährt.

Auch gibt es noch heute Momente in Streitgesprächen oder in Diskussionsrunden, in denen ich innerlich zusammenbreche, weil ich den Eindruck habe, sowieso chancenlos, sprachlos, ohnmächtig, unterlegen zu sein. So wenig diese Anlässe auf den ersten Blick mit damals zu tun haben, es sind doch Momente, in denen ich wieder das Mädchen in Gs rotem Auto bin, das vor unserem Haus und beim Treffpunkt der Jugendclique steht, die Tür halb offen. Ein Bein von mir ist schon draußen, das andere drinnen, halb bin ich schon weg, aber seine Hand schwer auf meinem Arm: »Bleib, bleib, sonst bring ich mich um, ich pack das nicht ohne dich, ich hab nur dich, ich bring mich um! Muss ich denn mit dir über jedes Gramm Gefühl verhandeln?! Was bist du denn für ein Mensch? Liebst du mich denn nicht? Liebst du mich denn gar nicht?! Wenigstens ein ganz kleines bisschen, bitte!«

Ich habe damals alle beneidet, in die sich niemand verliebt. Ich habe mich so alt gefühlt, wie mit einer Bürde beladen, aber diese abzuschütteln habe ich lange nicht gewagt beziehungsweise mich nicht in der Lage gesehen.

Ein Auszug aus meinem Jugendroman, verfasst im Alter von 19 Jahren:

Etwas hat mich geweckt.

Ich weiß nicht, war es das Geräusch selbst oder nur die Angst vor dem Geräusch. Gibt es da einen Unterschied? Beides tut weh. Ich bleibe still liegen und wage nicht, mich zu bewegen. Da ist es wieder. Ein kurzer, dumpfer Laut, ein Lehmklümpchen, das an die Fensterscheibe klatscht. Manchmal etwas lauter, dann war ein kleiner Stein dabei.

Ich habe etwas Furchtbares geträumt. Von Alex. Ich weiß nicht, ist es schlimmer, wach zu sein oder zu träumen? Vielleicht gibt er ja auf und geht wieder.

Vielleicht merken meine Eltern ja nichts und schlafen weiter. Vielleicht ist das ja auch nur ein Traum. Er fängt an zu pfeifen.

Das ist so laut, dass meine Eltern davon wach werden. Das darf nicht sein. Ich muss zum Fenster. Ich springe aus dem Bett und stolpere erst mal über die Unordnung auf meinem Fußboden. Das Pfeifen wird lauter, und drüben im Schlafzimmer ebbt das Schnarchen ab und geht in lautes Grunzen über. Mein Vater wacht bestimmt gleich auf.

Ich erreiche das Fenster, reiße es auf. »Was willst du?«

Ich flüstere und versuche, meine Stimme wenn schon nicht sehr wütend, dann wenigstens gelassen klingen zu lassen. Er steht unten, sein Gesicht ein helles Oval, die Augen groß und wie zwei dunkle Löcher mit Glitzern drin. Wie ein Tier.

»Komm runter!«

»Nein!«

»Komm runter! Ich muss mit dir reden!«

Ich tappe die Treppen hinunter, öffne die Tür. »Was willst du?«

»Hey, was bist du denn so grob zu mir?« Er schlingt seine Arme um mich und versucht, mich zu küssen. »Mmhhh. Du bist ganz bettwarm.«

»Lass mich. Mir ist kalt.«

Er hält seine Hände nicht still. Ich versuche, mich zu wehren, und er drückt mich gegen die Wand. »Sehen wir uns morgen?«

Jetzt tut er wieder, als ob nichts gewesen wäre. Nein, ich will aber nicht mehr! »Ich weiß noch nicht.«

»Was soll denn das heißen?« Er schleckt mir das Gesicht ab wie ein Hund, seine Bartstoppeln kratzen auf meiner Gänsehaut, alles an ihm ist wie ein Hund, wie ein Tier. Er versucht, mich zu küssen.

»Bitte, lass es, bitte!«

»Wir sehen uns doch morgen?«

»Ja.«

»Ich komme mal vorbei.«

»Ja.«

»Gut.«

»Geh jetzt.«

»Erst ein Abschiedskuss!«

»Meine Eltern ... Nein, lass mich, bitte!«

Ich winde mich aus seinen Armen, und er lässt los, weil wir plötzlich Schritte auf der Treppe hören.

»Ich liebe dich. Wir gehören doch zusammen. Bis morgen.«

Sofort ist er weg, aber dafür steht meine Mutter da. Sie sagt nichts, guckt mich anklagend an, wie nur sie es kann. So habe ich das Gefühl, ich hänge überm Abgrund und jemand tritt mir auf die Hand, mit der ich mich festhalte.

Ich schleiche in mein Zimmer zurück und schließe das Fenster. Lasse sogar die Rolläden herunter, obwohl ich bei völliger Dunkelheit nicht schlafen kann.

Der Text, den Sie mit 19 Jahren schrieben, gibt wohl Ihr damaliges Erleben wieder. G wurde für Sie zu einem »angreifenden Tier«, wie auch Ihre Träume verraten.

Für das Verhalten Ihrer Mutter benutzten Sie ein sehr intensives Bild: Sie hängen an einem Abgrund und jemand tritt auf Ihre Hand. Es ist ein Bild wie aus einer Filmszene. Nun ist die Frage, was »abstürzen« bedeutet. Es bedeutet wohl, der Belagerung, dem drängenden sexuellen Werben von G zu erliegen.

Sie erwarteten und erhofften den Schutz der Eltern, der aber nicht kam. Sie schlichen in Ihr Zimmer zurück, da Sie sich Ihren Eltern nicht als sexuell begehrtes Mädchen präsentieren wollten und Schuldgefühle hatten. Das ist für das Alter, in dem dieses Ereignis passierte (mit 14 Jahren), eigentlich entwicklungsgemäß. Sie waren als Jugendliche verständlicherweise noch sehr arglos und verspielt. Das Problem lag darin, dass Ihr Vater es als »normales« Verhalten eines jungen Mannes betrachtete und Ihre Mutter, wie Sie einmal in einer Stunde sagten, mit ihrer »Steiner'schen Welt« befasst war.

Diese hat sie, mit Umwegen über Esoterik und Meditation, genau in der Zeit gefunden, in der ich ihre konkrete Anwesenheit am meisten gebraucht hätte.

Der Fuß, der auf Ihre Hand tritt, damit Sie abstürzen, ist *eine* Erfahrung, die Hand, die Ihnen gereicht wird, damit Sie nicht abstürzen, ist die *andere* Erfahrung, die Sie in der Analyse machen konnten.

Sie haben mich eben angenommen, wie ich bin. Sie haben das gleiche gutmütige »Hm« wie an heiteren Tagen gemacht, wenn ich zur Begrüßung angab, heute »zerdötscht«, »stachelig«, »auf Krawall gebürstet«, »traurig« oder »unlustig« zu sein. Sie haben akzeptiert, dass ich Zeit brauchte und Sie manchmal im übertragenden Sinne wegstoßen musste. Sie haben mich nicht beurteilt. Meinen Eltern gegenüber habe ich lange Zeit Schuldgefühle gehabt. Ohne es zu wollen, war ich plötzlich die Begehrte in diesem Haus. Meine Mutter, die es sonst gewohnt war, im Mittelpunkt, auch gerade männlichen Interesses, zu stehen, stand es zum ersten Mal nicht.

Das sind »böse Gedanken«, würde meine Mutter sagen. Denke ich auch und schreibe sie trotzdem!

Sie sehen jetzt klar die Wirkung Ihrer Episode mit G für Ihre Familie, wohl insbesondere auch für Ihre Mutter. In der Höhlenmädchen-Geschichte stirbt die Mutter. Sie verlagerten die »bösen Gedanken« in die Geschichte.

Eine Mutter, die verstorben ist, kann einem für gewöhnlich nicht mehr helfen. Vielleicht war es nur zum Teil Wut auf meine echte Mutter, die mich dazu bewogen hat, Mirias Mutter in der Geschichte sterben zu lassen. Vielleicht habe ich meiner Mutter so auch indirekt eine Entschuldigung dafür gegeben, dass sie sich nicht um ihr Kind gekümmert hat.

Ohne Wut auf die Mutter konnten Sie Ihre Autonomie nicht aufrechterhalten, dann hätten Sie sich wieder abhängig und kindlich gefühlt. Andererseits waren Sie noch hilfsbedürftig und abhängig von der Mutter. Diese innere Ambivalenz konnten Sie damals nicht überwinden.

Wahrscheinlich wollte ich mich auch durch mein Schreiben von meiner Familie absetzen. Meine Mutter liest zwar, aber für meine Verwandten waren Bücher stets von geringem Interesse. In der schlimmsten Phase mit G gewann ich einen Schreibwettbewerb, nichts Großes: Feierstunde in der Volkshochschule, Artikel in der Lokalzeitung. G spottete. Mein Vater lachte über seine Witze. Mein Onkel verkündete stolz, nie, nicht mal in der Schule, ein Buch zu Ende gelesen zu haben. Die oft von Bekannten gestellte Frage, von wem ich mein Talent geerbt habe, konnte nicht beantwortet werden.

Jetzt sehen Sie, dass Sie eine Konkurrentin für die Mutter waren. Sie waren nicht »das hässliche Entlein«, sondern ein aufblühendes Mädchen, das begehrt wurde. Darüber hinaus sind Sie fantasiebegabt und können schreiben. Sie wurden auch als Konkurrentin kleingemacht, damit Sie nicht im Ringen um Anerkennung überlegen waren.

War ich denn in den Augen meiner Mutter schon erwachsen genug?

Mütter können mit den Töchtern schon in der Jugend rivalisieren.

Einerseits möchte ich sie in Schutz nehmen und denke, dass sie mit G auch überfordert war. Andererseits fürchte ich, dass sie letztendlich gedacht hat, ich solle selbst zusehen, wie ich mit dem Problem fertigwerde, da ich mir ihn ihrer Meinung nach »geangelt« hätte.

Ihre Mutter konnte nach meinem Verständnis Ihre Situation mit G nicht einfühlend wahrnehmen, denn sie rivalisierte mit Ihnen um das Gesehenwerden.

Das hört sich nachvollziehbar an, lässt mich aber kalt erschauern: Das darf nicht wahr sein! »Und mein Vater?«, frage ich mich als Nächstes. Sind die Gedanken erst mal aus ihren Schranken befreit, stellt man Fragen, die zuvor undenkbar waren. Mein Vater vergöttert meine Mutter. Ich halte es nicht für ausgeschlossen, dass er ihre Sicht übernommen hat.

Mein Vater war für mich in der Kindheit zwar ein Kumpeltyp, aber kein Ansprechpartner. Wahrscheinlich hat er auf eine Handlungsanweisung meiner Mutter gewartet. Er hat sich einen Holzknüppel angefertigt und neben das Bett gestellt. Vertrieben hat das G weder aus dem Garten noch von seinem Lieblingsplatz vor unserer geschlossenen Haustür noch vom Wintergartendach des Nachbarhauses. Ich erinnere mich an eine der letzten Begegnungen mit G: Alles ist schon passiert, aber ich bin ihn los.

Zehn Pferde kriegen mich nicht mehr in seine Nähe, nicht für fünf Minuten, nicht auf ein Wort, nicht zusammen mit den anderen, nicht auf ein letztes »Bittebitte«.

Sie haben erwartet, dass Ihr Vater für Sie kämpft, das heißt den Knüppel auch benutzt.

Ich habe heute noch Fantasien, in denen mich jemand, ein Mann, verteidigt und beschützt.

Aber Ihr Vater kämpfte nicht für Sie. G wollte Sie auch von Ihrem Vater wegreißen.

Da erinnere ich mich an einen Tag in den Wochen der Belagerung: Ich hatte – wieder einmal, aber diesmal endgültig – mit G Schluss gemacht. Jetzt überwacht G unser Haus. Parkt stundenlang gegenüber, sitzt im Auto, dreht Musik auf, glotzt rüber, lauert. Also: kein Schritt nach draußen. Nicht den Müll wegbringen. Nicht mal kurz die Tür öffnen und die Katze rauslassen. Es ist Herbst, früh dunkel. Meine Eltern wollen zum Einkaufsbummel in die Stadt. Ich entscheide mitzufahren, weil ich Angst habe, allein im Haus zu bleiben. Wir gehen zu unserem Auto. G rennt schreiend über die Straße auf uns zu. Er packt mich: einen Arm. Mein Vater packt den anderen. Sie zerren. G fleht und flucht, heult Rotz und Wasser.

Eine Nachbarin mit Hund bleibt mit offenem Mund stehen. Meine Mutter greift ein. Zu dritt schütteln wir G ab und schaffen es ins Auto. Er reißt an den Türen, schlägt gegen die Fenster. Mein Vater fährt los. G hechtet zu seinem Auto, jagt hinterher, bis in die City – gut zwanzig Minuten Fahrt – verfolgt er uns, aufblinkend, hupend, wild. An einer roten Ampel hängt mein Vater ihn kurzzeitig ab. Er biegt in eine Seitenstraße, parkt, macht den Motor aus und schreit: »Alle runter!« Immerhin: An dem Abend haben sie mir wirklich geholfen.

Sie haben Ihnen punktuell durch ihr Verhalten geholfen, aber der innere Konflikt blieb für Sie. Sie und G waren zwei leidende Menschen, die aber nicht erkannten, woran sie litten. G suchte in Ihnen die Erlösung. Für Sie war er nicht die Erlösung aus den Familienbanden, darum vielleicht Ihre Widerstandsunfähigkeit, Ihr Gelähmtsein, das Sie sich immer wieder vorwarfen.

Heute, nach der Analyse und nach einigen Textarbeitsgesprächen, kann ich nachvollziehen, was Sie meinen, wenn Sie von G auch als einem »leidenden Menschen« sprechen. Ich akzeptiere, dass Sie es tun. Sie waren aber zum Glück klug genug, um mir solche Sätze nicht während der Analyse zu sagen. Auf der Couch hätte ich eine Formulierung wie »zwei leidende Menschen« niemals akzeptiert. Ich wäre mindestens an die Decke gegangen. Eine solche Formulierung hätte mich in die Flucht getrieben, weil ich geargwöhnt hätte, Männer seien alle gleich und hielten immer zusammen. Mit Argumenten hätten Sie mir da nicht kommen können.

In der Analyse ging es um Sie, um Ihre Wut auf G, die Sie in vollem Umfang äußern mussten. Jetzt, beim Schreiben, können wir auch die gesamte Szene und alle Akteure darin sehen.

Psychologische Zusammenhänge zu verstehen, bin ich heute bereit, Mitgefühl für G zu entwickeln, ist dagegen keine Option. Er war volljährig, fast fünf Jahre älter, ich fast noch ein Kind. Und während ich dreißig Jahre später noch eine Therapie gemacht habe, wird er sich heute wohl kaum noch an seine »Jugendsünden« erinnern.

So wird es wahrscheinlich sein, aber wir wissen es nicht. Sie brauchen sich aber nicht zu rechtfertigen. Ihre Einstellung entspricht Ihrer Erfahrung mit G. Ich hatte schon nach der zweiten Stunde den Eindruck, bevor Sie sich mit G und mit seiner »Seele« beschäftigen, müssen Sie mit sich selbst sicherer sein.

Es ist gut, dass wir heute, nach Analyseende, noch die Möglichkeit haben, das Jugenddrama in diesem schriftlichen Dialog auf andere Weise aufzuarbeiten.

Jetzt, nach vielen Stunden Analyse, können Sie über die Auseinandersetzung mit der Jugenddrama-Zeit reflektiert schreiben.

Dieselbe Unmittelbarkeit wie in den Stunden möchte und kann ich nicht öffentlich machen.

24. Kapitel

Die Gegenwärtigkeit

Meist spielten Albträume mit G örtlich in der Umgebung meines Elternhauses. Daher war folgender Traum, in dem das Jugenddrama auch in meine eheliche Wohnung, in der G in Wirklichkeit nie gewesen war, eindringen konnte, für mich besonders bedrohlich:

G ist zurück, sitzt in unserem Wohnzimmer, genau in dem Sessel, in dem sonst mein Mann gern sitzt. Ich denke: »So oft hast du diesen Albtraum gehabt, du wusstest, du schaffst es nicht, dich von G zu befreien.« Und jetzt ist es bittere Realität geworden. Dennoch versuche ich, den Kerl loszuwerden, sage, mein Ehemann käme gleich nach Hause. Da fällt mir ein, dass ich ausgerechnet heute mit meinem Mann Streit hatte. Dennoch geht G ohne großen Widerstand, weil wir beide wissen, dass er zurückkommen wird. Ich rufe meinen Mann an, der kommt auch gleich, setzt sich in seinen Sessel … Ich bin voller Selbstekel, Scham und Schuldgefühlen gegenüber meinem Mann.

Es ist nicht verwunderlich, dass G in Ihren Träumen erschienen ist. Er war der erste nicht familiäre Mann, der in Ihrem Leben auftauchte, auch wenn Sie ihn nicht gewählt hatten. Er wollte Sie im Traum von Ihrem Mann losreißen wie früher in der Realität von Ihrem Vater. Sie sollten ihm gehören.

Ein furchteinflößender Satz, der an die alte Hilf- und Ausweglosigkeit rührt! Diese ist allen Jugenddrama-Albträumen gemeinsam. Mir ist dann, als erfülle sich das Schicksal: Du hast versucht, ihm zu entkommen, du hast alles unternommen und Hoffnung geschöpft, aber letztlich verloren, weil der andere stärker, robuster, von Natur aus siegesberechtigter war als du.

Es fällt mir schwer, die nächtlichen Gefühle auszudrücken. Dass ich dabei unweigerlich in die Anredeform falle, wundert mich aber nicht, denn mir schwant, dass G viele Verbündete hatte: meine Freunde, die Inaktivität meiner Eltern, mein Selbstbild, ein Opfer zu sein, mit einem Makel befleckt, weil G mich ausgesucht hat.

Was Sie »Makel« nennen, nenne ich die Liebeswünsche eines jungen Mädchens, das aber noch nicht »den Richtigen« gefunden hat und noch mit der Frage der Wahl beschäftigt ist.

Ich weiß, ich weiß. Ich stelle den Ausdruck »Makel« jetzt auch zurück.

Sie wollten nicht nur gewählt werden, sondern selbst wählen. Gab es nicht jemanden, den Sie gern gewählt hätten?

Doch jetzt fällt mir ein: Im Sommerurlaub auf einem Campingplatz in Frankreich traf ich für kurze Zeit einen Jungen namens Fabrice. Er konnte kein Englisch, ich kein Französisch und, um mich kennenzulernen, wollte er ausgerechnet »Ping-Pong« mit mir spielen, was ich als Tischtennis übersetzen, aber wegen meines Sehfehlers so gar nicht in die Tat umsetzen konnte. Trotzdem hat es ordentlich gefunkt. Das war das erste Mal, dass mir jemand gefiel. Ihn habe ich auch richtig geküsst.

Das ist ja erfreulich!

In der Konstellation mit G mussten Sie dagegen das Opfer sein. Sie fühlten sich wie gelähmt. G hatte viele Freunde, Sie viele »Feinde«, die Ihnen nicht halfen, Ihre Widerstandsbereitschaft aufrechtzuerhalten.

Äußere wie innere Feinde!

Die Furcht, der oder die Zuhörer(in) werde mich aufgrund meiner Erlebnisse ablehnen, bestand bis in die Analyse hinein. Außerdem wurde beim Erzählen alles wieder so wirklich, als materialisiere ich G mit meinen Worten, als »klingelten ihm die Ohren«, als warte er gleich hinter der Tür und passe mich, die ihn auf sich aufmerksam macht und die Gier in ihm wieder weckt, ab. Seinen Namen auszusprechen, war besonders schwierig, und obwohl ich es bald gut schaffte und es eine Weile fast selbstverständlich tat, konnte ich es überhaupt nicht ertragen, als Sie in einer der Stunden auch einmal den Namen nannten. Ich quiekte auf. Es war, als werde mir ein Eimer eiskaltes Wasser über den Kopf gegossen.

»Soll ich den Namen nicht sagen?«, fragten Sie sofort, und ich antwortete: »Doch, aber vorsichtig bitte, denn ich kann mir überhaupt nicht erklären, warum es ein solcher Unterschied ist, wenn Sie auch ›G‹ statt ›Jugenddrama‹ sagen.«

Den Namen zu nennen, heißt, ihn anzuerkennen. Dieses Verständnis scheint tief im Menschen verwurzelt, darum habe ich aus dem Bauch heraus die Metapher »Jugenddrama« gefunden. Erst als Sie sicherer waren, hatte ich das Gefühl, ich könnte den Namen aussprechen.

Mein Sicherheitsgefühl hatte immer auch mit meinem allgemeinen Befinden zu tun. Dieses schwankte zu Beginn der Analyse noch sehr. Einmal hatte ein intensives Erzählen unangenehme Folgen:

Am Wochenende tauchte beim Hausputz plötzlich das, was Sie in der Analyse die »innere Realität« genannt hatten – die Erfahrung mit G –, wieder auf. Es war, als hätte ich die Tür zu einem Zimmer, in dem es lichterloh brennt, aufgestoßen. Zwar gelang es mir, G nicht direkt auferstehen zu lassen, aber weil ich ja so viel von meiner Unfähigkeit, mich zu wehren, von meinem Gefühl, beschmutzt zu sein, erzählt hatte, war doch noch etwas von dieser Schande lebendig. Etwas in mir fühlte sich innerlich noch genauso kaputt an wie damals. War das die Angst vor der eigenen Courage in der Analysestunde?

Sie hatten sich mehr geöffnet, als Sie ertragen konnten, und das war wohl, ohne eine weitere Stunde direkt vor Augen zu haben, zu viel. Es war für Sie nicht leicht, ohne die Hilfe der analytischen Sitzungen aus den aktualisierten traumatischen Zuständen herauszukommen. Sie brauchten Zeit und ich brauchte Geduld.

Eine solche unangenehme Folge nach einer Stunde über das Jugenddrama trat zum Glück nur dieses eine Mal auf. Vielleicht, weil es eines der ersten Male war und/oder weil ich mich zuvor insgesamt, auch beruflich, sehr angestrengt hatte.

Schon zwei Analysestunden später ging es viel besser, auch in den Stunden und Tagen danach. Sie hatten zuvor aber noch einmal nachgehakt, ob ich in der Lage sei, die schädlichen Erinnerungen anschließend »wieder wegzupacken«. Theoretisch ja. Das Spielchen mit der »verschlossenen Truhe« kannte ich ja noch von meinem Verhaltenstherapeuten. Vielleicht muss man so etwas auch üben. Heute stehen beim Schreiben dieses Textes keine Türen zu brennenden Räumen offen.

Sie wollen sagen, die Feuerwehr funktioniert.

Darüber muss ich grinsen. Das ist so ein typischer Satz von Ihnen. Für mich ist das Ihre Art gewesen, Humor in eine ernste Therapiesitzung zu bringen.

25. Kapitel

Die letzte Begegnung

Als mir das Erzählen zunehmend schwerer fiel, sagte mein Analytiker: »Sie stottern ja richtig. Sonst können Sie immer so schön erzählen, jetzt stottern Sie nur noch.« Manche Dinge sind geheim und müssen es bleiben.

Nicht alles, was in der Analyse gesagt werden kann, kann auch aufgeschrieben werden und damit vielen zugänglich gemacht werden. Die Analyse bleibt damit einmalig individuell.

Manche Szene kann ich mittlerweile beschreiben, als sei sie jemand anderem passiert, als hätte ich sie für einen Roman entworfen, zum Beispiel diese:

Ein Sommertag: G und ich diskutieren wieder einmal meinen Wunsch nach Beendigung unserer »Beziehung«. Wir sitzen in seinem Auto, als er plötzlich losrast. Da ich ihn während seiner elenden Laberei nicht angesehen habe, habe ich nicht mitbekommen, wie er sich bereit gemacht hat. Der Überraschungseffekt wirkt. Die Beifahrertür ist noch offen und die gleichgültig glotzenden und hinter uns her lachenden Freunde sind nur wenige Meter entfernt. Ich erwäge für einen Moment, mich auf die Straße hinauszuwerfen, ich schreie, ich werde es tun, ich schreie, er solle anhalten, aber ich bin zu feige, mich aus einem fahrenden Auto zu werfen. An der Kreuzung, an der er abbremsen muss, gelingt es mir auch nicht, weil er mich gepackt hält und mehr Kraft hat als ich, einfach mehr Kraft.

Ich habe mir das lange als mein Versagen vorgeworfen, aber heute kann ich es mir verzeihen.

Niemand von meinen Freunden ist zu meinen Eltern gegangen, um Bescheid zu sagen, was passiert war. Und meine Eltern haben am späten Abend, als G mich zurückbrachte, nicht gefragt, wo ich war.

Im Wald. Nach halsbrecherischer Fahrt hielt G irgendwo an einem kleinen Autobahnrastplatz an. Wir waren dort die Einzigen. Aber auch einen Lastwagenfahrer hätte ich wohl nicht um Hilfe gebeten.

G hatte diesen – nennen wir es – Überraschungsausflug geplant. Er hatte, was ich selbstverständlich nicht wusste und worauf ich mich auch nie eingelassen hätte, Dinge für einen Nachmittag im Grünen in seinen Kofferraum gepackt: kein Picknick, daran hatte er nicht gedacht, dafür aber an ein Zelt und eine Decke.

Ich kann mich hautnah an meine Panik auf diesem Autobahnparkplatz erinnern. Aber was tun? Handys gab es noch nicht. Geld hatte ich nicht dabei. Vielleicht hätte ich in den Wald laufen können, wenn ich schnell genug gewesen wäre, ihn abzuhängen. Aber wohin? Versuchen, irgendwo eine Landstraße und Häuser zu erreichen und fremde Leute anzusprechen? Ich hätte gar nicht gewusst, mit welchen Worten ich denen hätte meine Not erklären sollen? Entführung? Nein, unmöglich: Ich kannte G ja, ich war ja offiziell seine »Freundin«, er war bekannt und beliebt und alles, was passiert war, war nur Spaß.

Immerhin war ich so widerspenstig, dass G seine körperlichen Annäherungsversuche schließlich aufgab, sie brachten ihm nicht die gewünschte Befriedigung, im Gegenteil: Er brach in Tränen aus, nicht ich. Dennoch: Es war schlimm genug und den Geruch von seinem Schweiß, nassem Gras und dem Gummi des alten Zeltes habe ich jetzt noch in der Nase.

Es hört sich an wie der Versuch einer Vergewaltigung, aber Ihr Wehren war erfolgreich. Sie sind tapfer.

Obwohl ich mich nicht aus dem fahrenden Auto geworfen habe?

Das wäre unvernünftig gewesen, weil Sie Ihre Gesundheit und Ihr Leben riskiert hätten.

Ich mag es noch nicht recht glauben, aber es tut gut, dass Sie es so sehen. Als ich Ihnen davon erzählte, hatte ich noch nicht die Distanz, die ich heute zu dieser Szene habe.

O-Ton Tagebuch: *»Gleich geht der Weinkrampf los. Es ist so, wie wenn sich am Himmel schon die Wolken zusammenziehen.«*

»Sie können auch hier weinen.«

Ja, ich weiß, ich dürfte auf der Couch laut schluchzen, aber ich schrie es dann doch erst im Auto heraus. In der Stunde begnügte ich mich damit, mich ans Kissen zu klammern, nahm es fest in meine Arme. »Das ist ein Haltekissen«, beschloss ich.

»Ein Haltekissen??«, fragte mein Analytiker.

Eine schöne Wortfindung kann wärmen und aufmuntern wie ein Sonnenstrahl.

»Und wissen Sie, nachts, wenn Sie schlafen und in der Praxis alles still ist, dann werden Ihre vielen kleinen Tierfiguren und Männchen in Ihrem Buchregal lebendig. Die tauschen sich dann über die Geschichten aus, die hier den ganzen Tag über zu hören sind.«

Mein Analytiker lachte.

»Auf meine Truhe, in der die schrecklichen Erinnerungen stecken, soll am besten der ›Zähnezeiger‹ aufpassen.« Ich streckte den Arm aus, um meinem Analytiker zu zeigen, welcher Figur in dem Bücherregal ich den Namen »Zähnezeiger« verpasst hatte.

»Das ist ein Krieger der Inkas.«

»Ja, das ist gut.« Ich wusste, dass die Stunde zu Ende war. Ich schwang die Beine von der Couch und zerknüllte das Papier für den Kopf. Bei der Verabschiedung strahlten wir uns an und mir ging es das ganze Wochenende über gut!

Sich zu verteidigen, macht stolz.

Das ist mir aber nicht immer gelungen. G war irgendwann klar, dass er mich nicht mehr lange würde an sich binden können. Bei unserer letzten Begegnung in unserem Haus – meine Eltern waren unterwegs – kam es zu einem Übergriff seinerseits. Auch an diesem Nachmittag habe ich mich verteidigt, auch an diesem Nachmittag hat G keine Befriedigung erlangt, außer der, mir wehzutun.

Ich kann mich vor allem an seine Augen erinnern. Seine mich festhaltenden Arme, sein Körper: Sie haben sich mir nicht eingeprägt, nur der Blick seiner Augen. Die vermeintliche »Liebe« war immer nur reine Gier.

Irgendwann in einer Analysestunde haben Sie mal zu mir gesagt: »Dem ging es vor allem um seine Befriedigung.« Diese Feststellung war so einfach nachzuvollziehen, dass ich mich bald fragte, warum ich nicht selbst darauf gekommen war, was mir womöglich nie gelungen wäre. Gleichzeitig war die Feststellung ungemein hilfreich. Ich dachte damals mehrere Tage über sie nach und stellte mit Erstaunen fest: Mein Analytiker hat recht! G hatte es sich nicht von vornherein zur Aufgabe gemacht, mich zu quälen; ich war sein Opfer, ja, aber nicht, weil ich ich war, sondern weil G geil war. Das zu verstehen, dass nicht meine Person seine Triebe, seinen gewaltigen Drang, seine Besessenheit ausgelöst hatten, war eine sehr große Erleichterung für mich. In der Stunde hatte ich Ihre Worte noch spontan abgewehrt: Das solle aber keine Entschuldigung für G sein, hatte ich Sie angefunkt, obwohl ich genau gewusst hatte, dass Sie das damit auch nicht hatten sagen wollen.

Ich habe mit dieser Intervention versucht, Ihnen die Motive von G nachvollziehbar zu machen.

Im allerersten Moment habe ich das nicht annehmen können. In einer der folgenden Sitzungen kam ich dann darauf zurück: »Sie sind der Einzige, der mir so etwas sagen darf. Bei allen anderen Menschen wäre ich sehr wütend geworden. Denen hätte ich unterstellt, dass sie mich nicht ernstnehmen und stattdessen G in Schutz nehmen wollen.«

An jenem Nachmittag aber, bei dieser letzten Begegnung zu zweit in meinem Elternhaus, war es anders. G war da bereits ein abgewiesener Mann. Nun ging es ihm eindeutig nicht mehr nur um sexuelle Befriedigung, sondern auch um Demütigung, Machtdemonstration und Rache. Er wollte schaden und Spuren hinterlassen.

Über den Schmerz, den G mir an diesem Nachmittag zugefügt hat, habe ich mit 19 Jahren, ohne lange nachzudenken, ohne abzusetzen und ohne den Text noch einmal durchzulesen, folgende Szene geschrieben:

Textauszug aus einem meiner ersten Jugendromane:

(…) Es klingelt. Meine Eltern können's nicht sein. Vielleicht Inga oder er. Draußen ist's schon dunkel. Ich muss das Licht in der Küche löschen, um zu sehen, wer draußen vor der Tür steht. Irgendwie hab ich ein komisches Gefühl, warum kann ich nicht sagen.

Er ist es, winkt, grinst, fröhlich fast. »Ich will nur meine Sachen abholen!« Seine Sachen. Ach ja richtig. Zwei, drei Schallplatten und ein Science-Fiction-Roman. Ich habe alles schon vorhin oben auf meinen Schreibtisch gelegt, zu seinem Foto und dem Stapel Liebesbriefe. Ob ich ihm die auch geben soll? Ich weiß nicht. Ich weiß gar nichts mehr.

Als ich die Haustür öffne, wird sein Grinsen noch breiter. Er sieht so anders aus, so fremd, mein Alex, das ist … das war …

»Kann ich reinkommen oder darf ich das jetzt nicht mehr?«

Ich zucke die Achseln, gehe rauf, um die Sachen zu holen. Danach bin ich ihn los. Mir ist so schlecht. Schon auf der Treppe höre ich, dass er mir nachkommt.

Im Zimmer ist kein Licht, ich drücke es im Vorbeigehen an, hetze zum Schreibtisch. Da liegen seine Sachen.

Ich will ihn loswerden. Ich hab Angst.

Schon sind seine Schritte auf der Treppe. Ich drücke die Platten an mich, drehe mich um. Er ist jetzt in der Tür. Ich hab überall 'ne Gänsehaut.

»Hier sind deine Sachen ...«

Eigentlich will ich noch mehr sagen, aber meine Stimme geht unter – er sieht so bedrohlich aus. Seine Augen – wie ein Tier – nein krank – Ich hab Angst.

Als er das Licht löscht, fallen mir die Platten aus dem Arm. Ein polterndes Geräusch am Boden, dann seine Stimme – schneidend, ein Messer, auf mich gerichtet. »Ich hab's dir gesagt, du läufst mir nicht davon!«

Oh Gott, oh Gott, lass es nur einen Albtraum, einen Film, irgendeinen schrecklichen, blöden Psychothriller sein, den sich irgendwer ausgedacht hat, nicht ich, nicht mich, nein ...

Ich mache drei Schritte zurück auf den Schreibtisch zu, irgendetwas fällt scheppernd herunter, die Kakaotasse von heute Mittag, der Packen mit den Briefen.

Ich höre ihn kommen. Ein Poltern, ein wildes Tier. In meiner Angst rudere ich mit den Armen. Wieder fällt etwas herunter. Auf die Tasse wahrscheinlich, sie zerbricht in Stücke. Wo ist der Nachmittag, das Licht, wo ist – meine Mutter – irgendjemand, irgendjemand?

Ich höre mich schreien, bevor er mich packt. Er ist doch viel stärker als ich. Er hält mir den Mund zu.

Gleich wache ich auf, oder ich sterbe vor Angst.

»Was schreist du so? Du kennst mich doch! Ich hab dir doch gesagt, dass du mir nicht davonläufst!«

Wenn Inga da wäre, irgendjemand, Inga – wo bist du?

Sein Körper ganz nah an mir, sein Herzschlag, der meinen übertönt, mein Vogelherz hat aufgehört zu schlagen, der Vogel ist abgeschossen, mitten ins Herz, das Blut läuft ihm die Brust herunter, den Bauch, die Beine – Nein!

Ich kann nicht schreien. Ich kann mich nicht bewegen. Er ist so schwer. Er erdrückt mich. Nein, bitte hör auf! Er wird mich erdrücken!

»Du läufst mir nicht mehr davon!« Nein, bitte! Warum hilft mir keiner! Warum wache ich denn nicht auf? Warum kann es denn nicht zu Ende sein? Ich möchte tot sein. Bitte, er erdrückt mich, er tut mir weh, ich möchte tot – (...)

(...) Das bin nicht mehr ich – das ist nicht mehr er – nicht mehr ich, ich bin nicht mehr. (...)

Viele Stunden der Analyse haben Sie mit dem selbstbewussten Satz eingeleitet: »Ich bin es.« Sie haben offensichtlich den Satz »Ich bin nicht mehr«, also ein Gefühl, vernichtet zu sein, überwunden.

Der Text gibt nicht die exakt wahre Geschichte wieder, nicht einmal die meiner über die Jahre schon verwaschenen Erinnerung – es war zum Beispiel nicht dunkel im Zimmer, es war hell, aber die Vorstellung, es sei dunkel im Zimmer gewesen, machte mir meine Erinnerung erträglicher. Der Jugendbuchtext entspricht einer gefühlten und zugleich von den schwierigsten Gefühlen befreiten Wahrheit. Die Verfremdung – G hieß natürlich nicht Alex – trug nur nebensächlich dazu bei, mich vom Geschehen zu distanzieren.

Ihre Wahrheit bleibt Ihre Wahrheit, und Sie haben sie mir in der Analyse erzählt. Sie entscheiden, wie viel Sie noch anderen, auch dem Leser, mitteilen wollen. An Ihrem Erleben der Vergewaltigung haben Sie mich teilnehmen lassen.

Ich habe Sie, während ich auf der Couch lag, an allen meinen Gefühlen teilhaben lassen. Es hört sich hart an, aber die Vergewaltigung war nicht das Schlimmste. Sie geschah überfallartig und dauerte naturgemäß nicht lang, war sicher auch nur eine halbe, denn er konnte sie nicht zu Ende führen; ich konnte mich befreien, weil ihn die Kraft verließ. Ich konnte ihn einfach wegstoßen und ihn heulend anschreien, er solle verschwinden, und das tat er schließlich, er ging wie ein getretener Hund. Wenn ich das jetzt schreibe, möchte ich in Lachen ausbrechen, so eines, das in haltlosen Schluchzern endet. Er ist währenddessen zusammengebrochen. In der Analyse war für mich wichtig, dass ich das Wichtigste, Unerträglichste, Leidvollste, Ekelhafteste, nämlich die unendlichen Stunden in der Wohnung seiner Großeltern, oft ansprechen konnte, aber nie musste, denn das Erzählen hat mich sehr angestrengt.

Mehr brauchen Sie nicht über das Jugenddrama und Ihr Leiden zu schreiben. Jeder Leser wird sich einfühlen können und Ihnen nahe sein.

26. Kapitel

Die Befreiung

Ich bin G allein losgeworden, aus eigener Kraft. Eines Tages war ich stark und erwachsen genug, um mein Nein zu verteidigen. Nicht, dass G nach dem, was geschehen war, aufgegeben oder sich aus Furcht vor Folgen aus dem Staub gemacht hätte. Er lungerte weiter um mein Elternhaus herum, rief nachts betrunken an. Ich musste höllisch aufpassen, sobald ich allein draußen unterwegs war, aber er tangierte mich emotional nicht mehr.

Sie sind ihn äußerlich losgeworden, aber nicht in Ihrer Seele. In ihr wirkten die Erfahrungen weiter.

Diese haben mein Leben mal mehr, mal weniger beeinträchtigt, es aber nicht zerstört oder ins Unglück gezogen. Ich erlebte ja auch andere Beziehungen.

Eines Tages bekam ich einen Liebesbrief von einem Jungen aus meiner Schule, einem, der Jeanshose und Jacke mit Stofffarbe grellbunt gemalt und in den Taschen drei verschiedene Messer stecken hatte. Den »bunten Ritter« hat mein Analytiker ihn getauft. Ich erinnere mich an den Liebesbrief, die etwas kantige Schrift, als habe er auf eine Schiefertafel gekritzelt. Er würde eine Pizza für mich backen wollen, stand da, aber noch besser könne er Toast Hawaii. Wir trafen uns erst einmal in der Eisdiele.

Ich kam mir wie auf Autopilot laufend vor, ein Gefühl, dass ich auch oft habe, wenn ich mit einem Buch, dem uncoolsten Medium überhaupt, durch eine Aula voller lärmender Schüler auf die Bühne gehe. Ich weiß: Die Situation ist zum Fürchten, aber meine Furcht kommt nicht an mich heran. Bei dieser ersten Verabredung streiften mein »bunter Ritter« und ich nach dem Eisessen übers stillgelegte Industriegelände; es war sicher nicht das, was er ursprünglich unter »Machen wir noch einen Spaziergang?« verstanden hatte, aber für mich schlug es einen Bogen zurück zu der Zeit vor G. Ich begann bald, die Jugenddrama-Zeit innerlich von mir abzukapseln, als hätte es sie nicht gegeben. Ich war jetzt die Freundin des »bunten Ritters« und der beschützte mich gern.

Mit der Zärtlichkeit war es schwierig, aber ich war erst fünfzehn, da war es erklärbar, dass ich ihn nur sehr langsam an mich herankommen ließ, wir uns vorsichtig aneinander herantasteten. Er musste ein gutes Jahr warten, bis ich zu mehr als Küssen und Händchenhalten bereit war. Unter freiem Himmel fühlte ich mich dabei anfangs sicherer als in geschlossenen Räumen. Bevor wir das erste Mal miteinander schliefen, ein weiteres halbes Jahr später, dann schon in seinem Jugendzimmer, schrieben wir vorher jeder für sich auf Zettel, ob wir es jetzt wollten oder lieber noch nicht, und tauschten diese dann aus.

Ich wollte: Ich wollte normal leben und lieben und diesen Jungen; er war für diese Lebensphase genau das Richtige für mich.

Diese Beziehung war genau das Gegenteil zu der Beziehung zu G. Sie haben über diese Nach-G-Periode kaum in der Analyse gesprochen, obwohl Sie jetzt erkennen und beschreiben, wie wichtig es ist, selbstbestimmt eine Liebesbeziehung aufzunehmen.

Es ist schade, dass der Schwerpunkt der zu erzählenden Themen eben immer auf den problematischen Lebensphasen und den aktuellen Sorgen lag. Es war zwar eine zeitlich großzügig bemessene, aber doch eine (analytische) Therapie. Ich hätte Lust, die Analyse bei Ihnen noch mal zu machen und nur von glücklichen Stunden meines Lebens zu erzählen!

Und dann gab es ja noch etwas sehr Selbstbestimmtes in meinem Leben: das Schreiben. Mein Opa, der nie ein Buch in die Hand nahm und auch keines von meinen las, sagte einmal völlig konsterniert zu mir: »Immer, wenn ich dich sehe, hast du einen Stift in der Hand.«

Auch Schmerzliches lässt sich schreibend verarbeiten. Papier ist bekanntermaßen geduldig. Es will zudem nichts Eigenes erzählen und ist, sofern man es gut versteckt, verschwiegen. Es gibt da durchaus Parallelen zum Psychoanalytiker …

Sicherlich gehört Verschwiegenheit zur Grundregel des Analytikers, aber er ist natürlich kein geheimes Papier, auf das Sie Ihre Erfahrungen und Gedanken aufschreiben. Er ist ein Individuum, das innerlich, schweigend oder auch sprechend reagiert. Daraus entsteht der Dialog, der förderlich sein kann.

Ich wollte meine Geschichte erzählerisch loswerden und mich zugleich von ihr lossagen. So verfügt das von mir sehr früh verfasste Buch, aus dem hier Passagen zitiert wurden, eigentlich über zwei Ich-Erzählerinnen.

Die eine schon bekannte Hauptfigur, das ernsthafte, schüchterne, sensible Opfer, weiht die andere Hauptfigur, eine Mitschülerin, in ihre Sorgen ein. Dieses um Hilfe gebetene zweite Mädchen hat wesensmäßig mit dem ersten nichts gemein. Sie bändelt mal mit dem einen, mal mit dem anderen Jungen an, ist ein Springinsfeld und keine gute Zuhörerin; sie nimmt die ihr anvertrauten Befürchtungen nicht ernst, hilft erst, nachdem das Schlimme schon passiert ist. Als Freundin ist sie nicht zu gebrauchen, sie ist egoistisch und gedankenlos. Dennoch wäre es mir unvorstellbar gewesen, das Buch ohne sie zu schreiben – und das nicht aus handwerklich-konzeptionellen Gründen. Ich habe stets die Identifikation mit ihr gesucht, habe in Lesungen auf Schülerfragen hin erklärt, ihr, nicht dem Opfer, zu ähneln. Wobei ich mich manchmal sogar zu der verdrehten Behauptung verstieg, das Buch wegen meines schlechten Gewissens verfasst zu haben, als Freundin nicht hilfreich gewesen zu sein. Lieber ein schlechter Mensch sein als ein verletzter.

Sie haben sich eine egoistische Person, die Nein sagen kann, erschrieben, so wie Sie sein wollten. Sie haben die schwache Figur, das Opfer (wie Sie schreiben), nicht akzeptieren können, vielleicht sogar verurteilt. Diese Diskrepanz förderte zwar Ihre schriftstellerische Produktivität, aber vielleicht nicht Ihr Wohlbefinden und Ihr positives Selbstwertgefühl. Insofern ist Schreiben allein keine Lösung innerer Konflikte zwischen »So soll ich sein/so möchte ich sein« und dem konkreten, aktuellen Selbsterleben. Wir haben in der Analyse feststellen können, dass Schreiben allein Ihnen nicht geholfen hat, die traumatisierenden Erfahrungen zu verarbeiten, sondern der Dialog mit mir. Ich glaube (hoffe), dass Ihre Kreativität, die sich aus der Diskrepanz Ihrer Figuren speiste, dadurch nicht vermindert wird.

Im Gegenteil: Ich bin nun frei, mir neue Themen, Stile und Zielgruppen zu suchen. Ich frage mich gerade, ob ich mir die Nein sagende, selbstbezogene Freundin, die taub für die Sorgen des Opfers ist, erschrieben habe, weil ich mir so das Verhalten meiner Mutter zu erklären versuchte? Wollte ich sie damit gar in Schutz nehmen, entschuldigen oder im Gegenteil auf ihr Versagen hinweisen?

Der Vergleich zwischen Ihrer Mutter und der fiktiven Freundin könnte bedeuten, dass Sie Ihre Mutter als Ideal erlebten, egoistisch, unbekümmert, draufgängerisch … So haben Sie zwar zeitweise Ihre Mutter beschrieben, aber sich immer von ihrem Verhalten abgegrenzt. So wollten Sie nicht sein, oder doch?

Doooch, auch. Meine Mutter kann strahlen wie der Sonnenschein und heute noch Mittelpunkt jeder Party werden, wenn sie möchte. Als junge Frau war sie sehr hübsch. Ich muss etwa 12 Jahre alt gewesen sein, als sie mir von ihren vielen Jugendfreunden erzählte. Wissen Sie noch, dass ich mehr als einmal geäußert habe, ich wolle Ihnen meine Mutter nicht vorstellen, weil sie Sie sonst bezirzen könnte? Ich fürchtete, Sie würden denken: Warum habe ich nicht die attraktive Mutter auf meiner Couch liegen?!

Dann hatten Sie Angst, dass, wenn Sie Ihre Mutter mitbrächten, ich dem Charme Ihrer Mutter erliegen würde und Sie verdrängt würden.

Ich hätte weder Ihnen noch meiner Mutter unterstellt, in so einem Fall gegen mich arbeiten zu wollen, doch hätte ich die Konkurrenz um Ihre Aufmerksamkeit befürchtet. Ich brauchte Sie als Analytiker für mich allein.

Ich möchte noch mal auf die Freundin im Buch zurückkommen. Eine solche hatte ich in Wirklichkeit nicht. Ich hatte nur eine, die still, mir ähnlich und mit ihren eigenen Sorgen beschäftigt war.

Doch trage ich beide Seiten, beide Hauptfiguren, in mir. Ich kann auch wie das leichtlebige, selbstsichere und von sich aus aufs andere Geschlecht aktiv zugehende Mädchen sein.

Das ist für die heutige Zeit, wohl für die gesamte Zeit nach G, nicht zu bestreiten, aber die Jahre waren auch geprägt durch Selbstunsicherheit, Selbstzweifel und die innere Frage: »Darf ich so sein?«

Ja, und durch die Frage: »Wenn ich so bin, welche Folgen hat es?«

Bei manchen Begegnungen mit Männern tauchten wahrscheinlich auch berechtigte Zweifel auf.

Ob ich mich nicht besser von denen fernhalten sollte, meinen Sie? Die Mädchenfiguren meiner späteren Texte machten mir vor, wie ein selbstbestimmtes Leben mit dem anderen Geschlecht aussehen könnte: Sie wehrten Versuche sexueller Übergriffe erfolgreich ab; sie schafften überhaupt alles, was ich in meinem Alltag zunächst nicht wagte und konnte. Beim Schreiben entwickelte ich mich mit ihnen, nahm sie mir zum Vorbild. Es stärkte mich, meine Hauptfiguren stellvertretend für mich zu kleinen Siegen und Erfolgen zu führen.

Bis zur Analyse schlüpfte ich in etliche solche Persönlichkeiten, erfand mir immer wieder neue Ichs für das Alter zwischen 13 und 15 Jahren; ich eroberte Jungs, löste haufenweise Probleme oder auch mal einen Kriminalfall. Jedes Mal schrieb ich nicht nur fürs Publikum – Sparte: »Bücher für starke Mädchen« –, sondern schrieb gefühlt auch meine eigene Lebensgeschichte um. Was ich selbst verpasst hatte, holte ich auf dem Papier nach. Ich feierte die tausend Möglichkeiten der Jugend.

Ohne dabei wirklich die Selbstzweifel, Ihr diskrepantes inneres Selbsterleben, das zwischen tapferem, wehrhaftem Mädchen und Opfermädchen schwankte, zu überwinden.

Für die wichtigsten Dinge im Leben braucht es eben immer zwei Menschen! Irgendwann während der Analyse ging mir auf, dass ich das Schlüpfen in andere Rollen jetzt nicht mehr brauche.

Die Befreiung liegt darin, nicht zu verdrängen, sondern Schmerz, Kleinheitsgefühle und Opfererfahrungen neben den Gefühlen von Widerstandsfähigkeit und Stärke anzuerkennen.

Durch dieses Anerkennen bekommt auch das Positive mehr Gewicht. Ich war ein Mädchen, das trotz Schmerz, Minderwertigkeitsgefühlen und Opfererfahrungen seinen Weg gemacht hat.

Und was mache ich heute hier? Ich schreibe unter fremdem Namen über mein Leben! Wie hat man das denn zu verstehen?

Sie akzeptieren Ihre differenten inneren Wahrheiten. So, wie Sie Ihre Erfahrungen mit G in Ihren Jugendbüchern weitergeben wollten, um Mädchen zum Widerstand aufzurufen, wollen Sie jetzt mit unserem Buch Menschen Mut zur Analyse machen. Dieses Buch könnte auch eine Wende in Ihrer Identität als Schriftstellerin einleiten.

Das Schreiben für Erwachsene hat mir mehr Spaß gemacht und ist mir auch leichter gefallen, als ich erwartet hatte. Gleichzeitig habe ich Lust auf ein neues Kinderbuch und merke bei jeder Schullesung, dass mir der Umgang mit Jugendlichen noch Laune macht, ich sie für das Lesen begeistern kann. Was ich nicht mehr möchte und brauche, sind meine persönlich gefärbten Starke-Mädchen-Bücher. Aus dieser Rolle bin ich herausgewachsen.

Teil 4

Die Heilung des Selbst

27. Kapitel

Sich zu Hause fühlen

Seit Kindesalter habe ich mir vor dem Einschlafen eine Geschichte ausgedacht. Konnte ich diese nicht zu Ende erzählen, bevor mich der Schlaf überkam, folgte am nächsten Abend die Fortsetzung. Oft ging es so spannungsreich zu, dass mein Analytiker, als ich ihm davon erzählte, murrend kommentierte: »Wenn Sie sich zum Schlafen solch Aufregendes ausdenken, brauchen Sie sich über Albträume nicht zu wundern!«

In dem Moment musste ich darüber lachen. Doch seit ich die Dramaturgie meiner Einschlafgeschichten sanfter gestalte, schlafe ich wirklich besser und auch schneller ein. Ein zentrales Thema war bisher die Suche nach einem sicheren Schlafplatz in einer unwirtlichen Umgebung: in Berglandschaften bei heraufziehendem Gewitter, in eisigen Wäldern voller wilder Tiere ...

Mein Analytiker fragte, ob es nur Orte seien, die mir Schutz böten, keine Menschen? Wieder war ich erstaunt. Mir war nie aufgefallen, dass ich mich in meinen Fantasien vor allem auf Zelte, Hütten oder auch Hängematten verließ. Nur eine einzige Einschlafgeschichte gab es, die von der Zuflucht bei einem Menschen erzählte, aber in dieser war ich im Widerstreit, ob ich mich ihm anvertrauen sollte oder lieber nicht. Früher wollte ich ja alles allein schaffen, bloß nicht um Hilfe bitten, hatte mir nur heimlich gewünscht, »gefunden« zu werden. Was Sie dann ja getan haben. Erinnern Sie sich, dass ich Ihnen einmal sagte: »Sie haben mich gefunden?«

Ja, es war ein Wort, das ich mit »weglaufen« oder »verstecken« verband.

Sie waren überrascht, fragten, ob ich wohl »verstanden« meine. Wir suchten in der Analyse oft ausgiebig nach dem passenden Ausdruck und beschrieben jedes Phänomen dadurch möglichst genau.

Die treffenden Worte für ein Gefühl oder einen Zustand zu finden, ist in der Analyse ebenso wichtig wie der richtige Zeitpunkt, sie auszusprechen.

In diesem Fall schlug ich als Alternative »Sie haben mich erkannt« vor und meinte damit: in meiner ganzen Persönlichkeit, meinen Stärken und Schwächen gleichermaßen.

Ein Zuhause impliziert für mich, verstanden zu werden, das heißt gut aufgehoben zu sein. Dazu kam, dass ich mich von Ihnen im richtigen Maße gemocht wusste. Es gab Zeiten, da hätte ich so eine Stunde »Begleitetes Schlafen auf der Couch« buchen können; ich weiß nicht, ob es das gibt, ich stellte es mir absolut entspannend und frei von Albträumen vor.

»Begleitetes Schlafen« gibt es als Methode in der Analyse nicht. Ihre Fantasie zeigt aber, dass Sie zeitweise entspannt und ruhig waren und sich sicher fühlten, sodass Sie hätten einschlafen können.

Ich brauchte vor allen Dingen Beruhigung. Daher schlafe ich auch gern ein, wenn mein Mann neben mir liegend noch liest. Ich suchte auch früher die Nähe zu den Eltern, kroch noch als Zwölfjährige gerne zu ihnen ins Bett.

Sie suchten die Nähe der Eltern und wollten von deren Zweisamkeit nicht ausgeschlossen sein.

In der Jugend wurde die Frage, ob mein Zuhause wirklich sicher ist, besonders wichtig für mich. Meinen Sitzplatz hatte ich immer frei zu machen, wenn Besuch kam. Blieb der über Nacht, auch mein Bett. Freundinnen meiner Mutter ließen ihre Kinder während meiner Abwesenheit in meinem Zimmer spielen.

Sie waren unsicher: Wo ist Ihr Platz, was gehört Ihnen? Sie fürchteten, Ihnen werde etwas weggenommen.

Unsere zwei Katzen, die in den Garten durften, verschwanden beide am selben Tag spurlos. Eine Nachbarin wusste von mehreren verschwundenen Katzen undhatte in der Lokalzeitung gelesen, dass Tierfänger unterwegs waren. Sie vermutete, dass meine geliebten Haustiere für Versuche eingefangen worden seien.

Diese brutale Erklärung vom Tierfänger war sicher noch belastender als die Erfahrung, andere Kinder dürfen Sie aus Ihrem Raum verdrängen.

Es war eine Vorstellung, mit der sich nur schlecht leben ließ. Unsicherheit und Misstrauen Menschen gegenüber bestehen bis heute. Ich weiß durch die Analyse aber um dieses Problem und kann versuchen, meine Gefühle zum Beispiel gegenüber Nachbarn vernünftig zu überprüfen und gelassen damit umzugehen.

Dieses Misstrauen gegenüber Ihren Mitmenschen und Nachbarn spielte in der Analyse eine große Rolle, und ich meine, es konnte auch gemildert werden, denn nicht jedes Misstrauen ist berechtigt.

Und doch nennt man dieses Gefühl, in Maßen erlebt, ein »gesundes«. Während der Analysezeit musste ich eine Ferienwohnung aufgeben, die mir sehr wichtig gewesen war: ein Schreibatelier in einem denkmalgeschützten Gemäuer, in dessen Natursteingewölben an Sommertagen Nachtfalter schliefen und in dessen verwunschenem Garten es winters nach Kaminofen und Pferden roch; ein Ort, an dem ich im Schatten unter der Linde arbeitete, bis der Laptop vor Blütenstaub klebte. Ich brachte liebend gern den Abfall heraus, weil der Weg zur Mülltonne so schön war.

Wir mussten unsere Wohnung verkaufen, weil ich, so sehr ich mich auch bemühte, gleichgültig und unempfindlich zu sein, mit den Übergriffigkeiten und Anmaßungen eines einzelnen, aber außergewöhnlich aggressiven Ehepaars nicht zurechtkam. Ich wurde krank, träumte von meiner Wohnung als Ruine und verbrachte viel zu viele Analysestunden mit diesem ärgerlichen Thema.

Es war ein wichtiges Thema. Sie fühlten sich aus dem Naturparadies, aus einem Zuhause, von den »bösen Nachbarn« vertrieben. In der Analyse konnten Sie dann doch von diesem Ort Abschied nehmen.

Am letzten Abend lag Schnee. In der kalten Stille schritt ich noch einmal den Garten ab; verweilte, wo unsere Stühle immer gestanden hatten; hörte meinen Mann sagen: »Wir sind hier sehr glücklich gewesen«; fragte mich, ob etwas von unserem Glück dortbleibt, wo unser Platz war. Mir bleibt von meinem verlorenen Garten ein Fotobilderbuch, das ich verschenken und selbst immer wieder ansehen kann.

Auch von der Analyse bleiben Ihnen Erinnerungen an einen Ort, an dem Sie auch glücklich waren. Diese Erinnerung können Sie durch unser Buch aufrechterhalten.

Meine Sehnsucht nach dem sicheren Platz scheint mir also nicht ganz unbegründet zu sein. Nach dem Jugenddrama fühlte ich mich zum ersten Mal sicher vor G in meinem Studienjahr in Italien. Es war, als hätte ich – zumindest tagsüber, die Nächte waren zum Glück meist kurz – meine Vergangenheit hinter mir gelassen. Ich wohnte in einer Wohngemeinschaft hinterm Bahnhof, fuhr nachts furchtlos mit dem Rad durch die Stadt – was ich bei uns nie tun würde –, fand viele Freunde aus verschiedenen Ländern, entdeckte mein Temperament und wollte nie wieder nach Deutschland zurück. Ich hatte, was ich brauchte: einen Schrank nur für Pasta, Seminare, in denen wir nur zu viert waren, eine Lieblingsbar, ein paar Blankobücher, Briefpapier, das Meer und Kater Gigino.

Italien war offensichtlich in Ihrem Erleben das Paradies. Warum Ihr Aufenthalt in Italien eine solche verändernde Wirkung hatte, war mir lange unklar.

Sie haben aber gleich gespürt, dass die Zeit wichtig für mich war. Ich wollte sie nicht groß zum Thema machen – sie war ja eine unbelastete Phase meines Lebens –, aber Sie forderten mich in einer Stunde sogar einmal auf, mehr davon zu erzählen, was Sie selten taten.

Ich kann aus eigener Erfahrung sehr gut mitgehen und nachvollziehen, dass die Lebendigkeit, die Heiterkeit, die Liebenswürdigkeit, die Gelassenheit und das manchmal auch etwas Chaotische in Italien – zumindest aus deutscher Sicht – Sie sehr angesprochen haben. Sicher auch die Kunst, die an allen Ecken zu finden ist. Hinzu kam, dass Sie in Italien von vorn anfangen konnten.

Es kannte ja niemand das Mädchen, das ich zuvor gewesen war. Ich konnte mich den Menschen dort neu vorstellen, heute würde man sagen: Ich habe mich neu erfunden.

Sie haben in einer fremden Umgebung den mutigen, lebensfrohen Teil Ihres Selbst wiederentdeckt. Das wäre eine Erklärung, es gab aber vielleicht noch andere Gründe?

Ich war stolz, ein Stipendium bekommen zu haben. Ich lief so leichtfüßig, als hätte ich zuvor Gewichte unter den Schuhen getragen. Stadt, Land und Menschen gefielen mir auf Anhieb: die Schönheit alter Gemäuer und abblätternde Farbe, das »C'è Italia«, die Unkompliziertheit und die Möglichkeit, neue Kontakte zu knüpfen. Ich erinnere mich an einen meiner ersten Tage, an dem es plötzlich einen furchtbaren Wolkenbruch gab. Das Regenwasser konnte in der Altstadt nicht abfließen, es stand in den Gassen an der Uni kniehoch. Mit einigen Leuten rettete ich mich unter einen höher gelegenen Torbogen. Die Leute blieben gut gelaunt. Mit der Erklärung, wir seien alle wie gebadet, lud mich ein Typ zum Kaffee ein. Wir gingen wirklich klatschnass in diese Bar ...

Nach dem Studium hatte ich meine erste eigene Wohnung im Kindheitshaus, im Apartment unterm Dach, in dem früher mein Onkel gewohnt hatte. Obwohl Omma Marianne mir partout nicht erlaubte, die ausrangierten Möbel diverser Vormieter zu entfernen, sondern nur ihre Hässlichkeit mit bunten Stoffen abzumildern, war es eine gute Zeit. Ich mochte auch hier das Unperfekte: dass wir trotz Katze noch Mäuse hatten, der Strom oft ausfiel, es zuweilen durchs Dach regnete und Omma jederzeit mit einem Teller Kuchen anklopfen konnte.

Unsere gemeinsame Reise zu ihrem Geburtsort in Mähren, Ommas »Daheim«, bedeutete ihr sehr viel. Überglücklich führte sie mich, die als Einzige aus der Familie zur Reise in ihre Vergangenheit bereit war, zu den Plätzen ihrer »Geschichten von früher«, die ich als kleines Mädchen so gern hatte hören wollen.

Daher war ich geschockt, dass ich gleich nach unserer Rückkehr ausziehen musste. Mein Onkel hatte sich von seiner Frau getrennt und bezog mit seiner neuen Freundin die erste Etage. Meine Dachwohnung beanspruchte er für deren Tochter, ein junges Mädchen. Dem konnte man nicht zumuten in ein normales Zimmer, wie es durchaus zur Verfügung gestanden hätte, zu ziehen. Wahrscheinlich hatte mein Onkel seiner Freundin und ihrer Tochter das Zusammenziehen damit schmackhaft gemacht.

Niemand aus der Familie hatte Verständnis für meine wirtschaftlich schwierige Lage, geschweige denn für meine Enttäuschung, meinen Platz für einen fremden Teenager räumen zu müssen. Omma war, ebenso wie meine Eltern, natürlich schon vor unserer Reise eingeweiht.

Die Hoffnung auf ein sicheres Zuhause wurde bitter enttäuscht. Selbst bei der Omma fühlten Sie sich nun nicht zugehörig, verdrängt von anderen. Verstand die Omma damals nicht, wie wichtig es für Sie gewesen wäre, sich angenommen und zu Hause zu fühlen?

Geahnt hat sie auf jeden Fall, was das für mich bedeuten würde. Wenn sie mir wenigstens offen erklärt hätte, dass sie auf mich keine Rücksicht nehmen konnte, dass sie den Sohn bei sich haben wollte und dafür die Bedingungen von dessen Freundin erfüllen musste.

Mein Vater sagte nur, er habe mich ja gewarnt, mich auf meine Familie zu verlassen, die sei nun mal ausschließlich an den eigenen Interessen orientiert. Er traf sich mit mir im Café, heimlich und verschämt bot er mir finanzielle Unterstützung an. Stellung zu beziehen gegen Frau, Schwiegermutter und Schwager, kam für ihn nicht infrage.

Jetzt fühlte ich mich auch vertrieben.

Die Vertreibung, eines Ihrer Angstthemen, wiederholte sich.

Ein Literaturstipendium rettete mich. Ich zog weit weg in ein anderes Bundesland, bevor der Baustaub des Großumbaus sich auf alle meine Habe legen konnte.

Zu dieser Zeit begann ich auch, Lesereisen zu machen. Als junge Autorin nahm ich jede Einladung an, übernachtete in unbewohnten Gemeinde- und Literaturhäusern, weil ich mir unbedingt beweisen wollte, dass ich unerschrocken, selbstständig und allen Prophezeiungen zum Trotz in der Lage war, von meinem brotlosen Beruf zu leben. Ich schlief überall: in überfüllten Nachtzügen, fremden Wohnzimmern und runtergekommenen Dorfgasthöfen, einmal sogar in einer Fabrik, aber ich schlief wie ein Hund, ein Ohr immer aufgestellt.

Sie mussten wachsam bleiben. So war es auch zu Beginn der Analyse. Sie waren angespannt, wachsam und aufmerksam beobachtend: Was kommt auf Sie zu? Sie waren zeitweise wie auf dem Sprung.

An »begleitetes Schlafen« wäre damals nicht zu denken gewesen. Doch bald habe ich mich bei Ihnen »wie zu Hause« gefühlt.

Warum hat sich das verändert? Was war der Anstoß?

Es waren – neben den Gesprächserfahrungen natürlich – viele kleine Zeichen: Ihr Kaffeebecher mit dem blauen Teddy drauf, eigentlich eine Kindertasse; ein Satz wie »Der Wind braust ums Haus«; Tagungsunterlagen verstreut auf dem Fußboden; Ihre Bemerkung, es sei immer viel

Betrieb an Ihrem Vogelfutterhaus; die Art, wie Sie Ihr Kissen aufschüttelten …

Es waren Zeichen von Harmlosigkeit und Unbekümmertheit, Zeichen einer gewissen »Kindlichkeit«, die Sie beruhigten.

Es war für mich, als schimmere in diesen Momenten Ihre Seele durch. Insofern stimmt es mit der Kindlichkeit, weil Kinder ihre kleinen Freuden und wahren Gefühle nicht verstecken. Was ich von Ihrer Person sah – oder zu sehen glaubte – gefiel mir. Außerdem: Wenn Sie für einen Moment selbstvergessen von einem Eichhörnchen sprachen, das in Ihrem Garten wohne, waren Sie ja auch entspannt. Katzen gähnen sich gegenseitig zu, um zu zeigen, dass von ihnen keine Gefahr ausgeht.

Lange noch träumte ich von meinem sicheren Schlafplatz.

Diesen sicheren Schlafplatz fanden Sie, als Sie selbst zu Ruhe kamen und Sie sich mit sich selbst und auch mit den Menschen, die Ihnen freundlich gesinnt waren, sicher fühlten. Es wird aber immer im übertragenen Sinn ein Risiko für Sie bleiben, einen sicheren Schlafplatz Ihr Eigen nennen zu können.

Na, ich hoffe doch, dass der gute Weg, auf dem ich bin, sich fortsetzt!

28. Kapitel

Lieben, ein Neubeginn

Die Geschichte Ihrer »verbotenen« Liebe haben Sie in der Analyse ausführlich und mit Stolz erzählt, Sie verstanden sie selbst als Überwindung des »Jugenddramas«. Aus dieser Liebe hätte auch ein Drama werden können. Sie wurde es nicht.

Mit siebzehn Jahren verliebte ich mich so unsterblich wie scheinbar hoffnungslos, denn der Mann, der mir so gut gefiel, war älter als ich, dazu noch gebunden und sozial unerreichbar; er nahm mich überhaupt nicht wahr und galt als ziemlich cool, während ich noch in der Mauerblümchenrolle steckte. Mir blieb nichts anderes übrig, als ihn mir in meiner Fantasie heranzuholen: Ich schrieb eine lockere Sommerflirtstory, lang genug für ein eigenes Buch. Meine Freundin lachte sich bei der Lektüre kringelig. Wohl niemand nahm meine Träume ernst, weder die Schwärmerei für den Mann noch die Hoffnung auf einen Start als Schriftstellerin.

Zu aller Überraschung fand ich sofort einen Verlag. Damit konnte ich mir Schüchternheit plötzlich nicht mehr leisten. Ich hatte auch lang genug ein Schattendasein geführt.

Das Buch erschien noch vor meinem Abitur. Die Lokalzeitung berichtete, das Fernsehen filmte mich in der Schule. Ein Lehrer sagte mir keck, wenn ich mich das nächste Mal verlieben wolle, solle ich doch bitte an ihn denken; andere nahmen die Sache weniger locker, diskutierten meinen Roman kontrovers im Unterricht. Auf einmal war ich im Mittelpunkt, da ich mir das Verliebtsein in einen älteren Mann herausgenommen hatte. Was für eine Wandlung in kürzester Zeit!

Sie waren bereit zu lieben, und Sie wollten selbst erobern und nicht erobert werden.

Für mich war nur wichtig, wie meine schriftliche Liebeserklärung bei dem Umschwärmten ankam: zum Glück positiv. Nachdem ich poetisch fantasiert hatte, wie gut es sich wohl anfühlen würde, wenn wir uns küssten, küsste er mich nach der Lektüre tatsächlich. An manchen der letzten Schultage hielt mein Geliebter mit dem Wagen auf dem Weg neben mir und streckte mir schnell einen Gedichtband oder eine Rose durchs Fenster zu – was war das für ein Unterschied zu der Angst vor G! Dass Liebe so viel Spaß machen konnte! Für mich war das Versteckspiel ein wunderschönes Abenteuer. Vor allem: Diesen Mann hatte ich mir selbst ausgesucht und mit viel Mühe für mich gewonnen. Ich fühlte mich wie ein neuer Mensch, sagte mir: »Mit dem Mädchen der Jugenddramazeit hast du nichts mehr gemein.«

Werde ich bei Lesungen heute von den Jugendlichen, fast immer den Jungen, nach dem Autorenverdienst gefragt, erzähle ich von meinem ersten Buch. »Schreiben lohnt sich auf andere Weise«, sage ich dann. »Wir haben geheiratet, das ist doch wohl wichtiger als die Höhe des Honorars.«

Durch das Schreiben bekam ich neue Kontakte, konnte die Enge der Vorortsiedlung verlassen, fuhr zur Frankfurter Buchmesse oder übers Wochenende mit meinem neuen Freund nach Paris. Ich fühlte mich unglaublich frei, wenn auch manchmal fremd im heimischen Umfeld. Was also tun? Wie das Glück feiern und die Irritation verarbeiten? Ich schrieb über mich in der dritten Person:

Abends standen ihre gleichaltrigen Freunde draußen auf dem Platz zwischen den Häusern und ihr Lachen drang bis zu ihrem Fenster herauf. Sie hörte ihre Geschichten, Witze, ihr Gelächter (...). Sie hörte sie sprechen, von ihr vielleicht, aber was sollten sie von ihr erzählen, von der, die sich abgesetzt hatte, die oft so schnell und heimlich verschwand und über deren Leben niemand mehr Genaueres zu sagen wusste. Alles hatte sich verändert. Die Kindheit war von ihr abgefallen, die Freunde von früher, deren Welt klein geworden war wie Kleider, denen man entwächst. Nichts passte ihr mehr, und das hatte sie so gewollt. Sie wollte anders sein. Nur manchmal so ein Schlag Wehmut mitten ins Gesicht, dann fragte sie sich, wie das alles so schnell gehen konnte.

Das hört sich so an, als wären Sie damals ohne Probleme ins Erwachsensein gesprungen. Aus dem Schreiben einer fantasierten Liebesbeziehung wird eine reale Liebesbeziehung. Sie haben damit Ihr jugendliches Leben, in dem vieles nur in der Fantasie, aber nicht in der Realität geschah, beendet. Es klingt in dem Text auch eine Traurigkeit an, die Jugendzeit mit ihren vielen Möglichkeiten zu beenden.

Ich habe bis heute nie den Eindruck gehabt, Möglichkeiten verpasst zu haben. Ich erinnere mich, wie mein Freund mir damals aus einem Roman den Satz vorlas: »Ich hatte wohl tausend Leben und wählte nur eines.« Er interpretierte ihn negativ: Alle Chancen könne man im Leben leider nicht nutzen. Das mag richtig sein, aber ich sah und sehe für mich diese Aussage: Ich hätte viel Überflüssiges machen können und habe für mich das Beste herausgesucht – oft gegen die Vernunft und den Widerstand der Anderen.

Im Zusammenhang mit dieser Liebesbeziehung haben Sie einmal gesagt: »Ich schreibe, damit man mich sieht.« Wenn dies ein weiteres Motiv ist, dann bedeutet schreiben nicht nur sich selbst sehen, sondern auch gesehen werden. Zeit Ihres Lebens hatten Sie die Angst, übersehen zu werden. Über die Liebesbeziehung zu schreiben, bedeutete damals auch, von ihm gesehen zu werden. Er hat Sie nicht nur wahrgenommen, sondern auch gewonnen.

Dabei hatte unsere Liebe – vernünftig betrachtet – keinerlei Zukunft. Niemand konnte mir zuraten, meinem Herzen zu folgen, ich selbst hatte meine Zweifel. Wir nahmen uns deshalb fest vor, uns bald wieder zu trennen, und versuchten es tapfer: Trennung direkt nach dem nächsten gemeinsamen Urlaub, Trennung definitiv nach dem nächsten Abendessen, nach meinem Geburtstag, nach dem nächsten und allerletzten langen Wochenende oder – dann aber endgültig – zum Jahresende.

Wie schön, dass wir das nicht geschafft haben.

29. Kapitel

Familiäre Konflikte

Meine Mutter weihte ich früh in mein geheimes Liebesverhältnis ein. Sie hörte mir zu, war eine zuverlässige Vertraute, eine Art Freundin – ganz anders als in der Zeit des Jugenddramas. Ich kam mit Sternchen in den Augen nach Hause, und diesmal war meine Mutter für mich da, freute sich mit mir, sodass ich ihr auch von mir erzählen wollte. Ich genoss die Gespräche und schöpfte Kraft daraus.

Mein Vater erfuhr durch Zufall, mit wem ich übers Wochenende an die Ostsee gefahren war. Er war gekränkt, dass ich ihm vorgeschwindelt hatte, ich führe mit einem Mitschüler, aber er beruhigte sich schnell und versuchte nie, mir hereinzureden – wahrscheinlich wusste er, dass es sinnlos gewesen wäre.

Die Begegnungen zwischen meinen Eltern und meinem Freund, den sie mehr oder weniger akzeptierten, liefen in den ersten Jahren freundlich und weitestgehend harmonisch ab; es gab Abendessen, Ausflüge und sogar gemeinsame Urlaube. Doch nach unserer Hochzeit, auf der es zu einem Eklat mit meinem Onkel kam, verschlechterte sich das Verhältnis rapide und bald steigerten sich die gegenseitigen Antipathien bis zum Wunsch, man möge sich bloß nie wiedersehen.

Nach meinem Eindruck aus der Analyse haben Ihre Eltern Probleme mit Ihrem Mann und umgekehrt Ihr Mann immer wieder Probleme mit Ihren Eltern. Dieses Konfliktfeld ist bis heute ungelöst.

Lange Zeit habe ich sehr intensiv versucht, die Bindung zwischen meinen Eltern und meinem Mann zu kitten, was ein großer Fehler war. Ich habe mir zu sehr einen harmonischen familiären Zusammenhalt zwischen den Menschen, die mir am nächsten stehen, gewünscht. Hätte ich die Analyse nicht gemacht, wäre ich zerrieben worden.

Ihr Bedürfnis, in Harmonie zu leben, war sehr stark.

Ich habe nicht gedacht, dass der Wunsch nach Harmonie so schädlich sein könnte. Nach einer verpatzten Weihnachtseinladung, die im ersten Drittel der Analyse lag, hatte ich folgenden Traum, den ich nun in den Tagebüchern wiedergefunden habe:

Nachts nach einer Party plötzlich allein in der Stadt: mein Mann weg, die neue Handtasche, die er mir geschenkt hat, liegt aufgerissen in der Gosse; ich trage nur einen Schuh, weiß nicht, was passiert ist, wie alt ich bin. Mein Vater bringt mich ins Elternhaus: ein Abrisshaus mit morschen Treppen, verschimmelten Tapeten, ohne Bad. Und dabei muss ich mir dringend den Mund auswaschen, habe ich doch Waschmittel geschluckt und bin vergiftet. Meine Mutter kommt dazu, sie hat andere Sorgen, hat eine halbtote Katze gefunden, die ins Wohnzimmer gekotzt habe.

Heute fällt mir zu dem Traum ein: Ich verliere sie alle. Meinen Mann verschluckt die Nacht, ich stehe mit leeren Händen da, abgekämpft, nur halb bekleidet, altersmäßig geschrumpft; das Haus meiner Eltern bietet auch keine Zuflucht, es zerfällt genauso wie ich, selbst meine Katze stirbt, und das Schlimmste: niemand weint um den anderen.

Auch in der Analyse spielte Ihre Angst, dass Sie Ihre Beziehungen wie in dem Traum selbst zerstören, wenn Sie streiten, sich verteidigen oder andere anklagen, eine große Rolle. Sie haben erst nach und nach erfahren, dass dies nur Ihre Befürchtung ist und nicht unbedingt eine notwendige Folge von Unstimmigkeiten. Ihr Mann scheint mir viel sicherer im Umgang mit seinen Aggressionen, oder?

Mein Mann macht aus seinem Herzen keine Mördergrube. Vielleicht haben Männer es auch leichter als Frauen, ihre Wut und Aggressionen nach außen zu tragen. Er fürchtet sich im Gegensatz zu mir nicht vor Streit und offenen Worten. Mit wütendem Protest versuchte er sich von meinen Eltern zu lösen.

Ein typisches Festtagsabendessen bei meinen Eltern, das zu Unmut führte: Der Tisch ist überaus fein dekoriert – Decke, Servietten, Kerzen: alles farblich aufeinander abgestimmt –, aber der Salat liegt unangemacht in der Schüssel wie ein Häufchen Elend und den besonders angekündigten Nachtisch haben sie vergessen, was mein Vater als Schuld meiner Mutter darstellt. Es kommt kurz zum hitzigen Wortwechsel zwischen meinen Eltern. Mein Vater bittet meine Mutter, jetzt wenigstens eine Flasche Wasser zu holen. Sie geht los, dreht eine Pirouette, singt in der Küche, füttert die

Katze, kommt nach einer Weile, summend und sich drehend zurück und fragt, ob sie etwas habe mitbringen sollen.

Mein Mann fühlte sich nicht geachtet. Meine Mutter meinte, er stelle sich an: In einer Familie könne man schon mal eine Verabredung vergessen, kein Geburtstagsgeschenk haben, Vegetariern ein Fleischgericht vorsetzen …

Mein Mann dazu: auf diese Familie könne er gern verzichten. Nur: ich kann das nicht. Für mich liegt die Wahrheit irgendwo dazwischen. Ich relativierte und entschuldigte. Ich nahm meine Eltern in Schutz vor ihm und ihn in Schutz vor ihnen, denn natürlich beschwerte sich meine Mutter bei mir, dass er, wenn sie anriefe, immer kurz angebunden, überhaupt nicht an ihnen interessiert sei, sie, meine Eltern, nicht achte. So ging es über Jahre hin und her.

Ihr Mann versucht auf seine Art, Ihnen bei der Trennung von den Eltern und dem Erreichen einer größeren Unabhängigkeit zu helfen. Wichtig scheint mir, dass Sie Ihren eigenen Weg finden, sich unabhängiger von den Eltern zu fühlen. Ist dieser Weg noch offen?

Er öffnet sich so langsam. Ich kann zunehmend beiden Seiten Kontra geben, meine Mutter zurückweisen, wenn sie mir Vorwürfe macht – »Du rufst ja nie an« –, und meinen Mann zurückweisen, wenn er sagt: »Du rufst deine Mutter ständig an.«

Bis etwa zur Mitte der Analyse hatte ich Angst vor gemeinsamen Treffen und Angst, dass keine stattfinden, denn, so meine Erfahrung, je länger die Phasen, in denen Streit unausgesprochen besteht, desto tiefer und unüberbrückbarer die Gräben. Ich stand stets zwischen den Streitenden. Mit dem Argument, mir zuliebe die Wut auf den Kontrahenten nicht an diesem direkt auslassen zu können, um die Eskalation nicht noch voranzutreiben, wurde ich von beiden Seiten verbal attackiert.

O-Ton Tagebuch: *Zoff zu Hause, und das an meinem Geburtstag. Ich kam völlig durch den Wind bei meinem Analytiker an. Obwohl wir gestern noch darüber gesprochen hatten, hatte er sich meinen Geburtstag nicht gemerkt. Ich legte mich hin. Er blätterte in seinem Kalender herum.*

»Und Sie haben eigentlich auch Besseres zu tun, als mir zuzuhören!«, murrte ich enttäuscht.

»Nein«, sagte er sofort und hörte mit dem Rascheln auf, dafür fing ich jetzt an zu weinen. Die Tränen strömten von der ersten Minute an, zum Glück hatte ich ein Taschentuch eingesteckt.

Eine Ehe könne man nicht einfach so auflösen, weil einem die Schwiegereltern nicht passten, sagte mein Analytiker, während ich ihm mein Leid klagte, und vielleicht weiß er auch, dass mein Mann das nicht so meint, nicht die Scheidung will, weil ich mir wieder ein Familientreffen wünsche.

»Dann rief noch meine Mutter an, um mir zu gratulieren …«

Er erinnerte sich: »Ach, Sie haben ja Geburtstag. Da gratuliere ich natürlich.«

»Das ist kein Grund zum Feiern!«, schluchzte ich von ganz unten.

»Das ist aber schade. Gerade einen Geburtstag soll man doch genießen.«

Dass er es nett sagte, machte meinen Schmerz noch größer. »Ich bin Kamikaze drauf, ich bin niemandem etwas wert, ich wäre am liebsten gar nicht gekommen! Ich könnte mir vorstellen, gleich gar nicht nach Hause zu fahren, ans Meer abzuhauen …!«

Ich gratuliere in der Regel nicht zum Geburtstag, weil er mir nicht gegenwärtig ist. Meine Gratulation war daher eine Ausnahme für Sie, da Sie sehr niedergeschlagen wirkten wegen des Streites in der Familie. Sie, das heißt Ihr Selbstwert, lag am Boden. Statt »abzuhauen«, gingen Sie ins Schwimmbad, eine kluge Entscheidung, da konnten Sie als gute Schwimmerin Ihr Selbstvertrauen wiedergewinnen.

Dazu hatten Sie mir geraten! Obwohl Sie in der Regel natürlich keine Ratschläge geben, füge ich mal augenzwinkernd hinzu. Sie haben mir auch geholfen, die Dinge klarer zu sehen, sowohl Kritik an meinen Eltern zu üben als auch meinem Mann die Stirn zu bieten, wenn der sich mal wieder in seinen Zorn hineinsteigert. Ich kann nicht behaupten, dass ich das schon zur Gänze geschafft hätte. Ich bin aber gelassener geworden. Ich will mich nicht mehr selbst wie in dem oben genannten Traum kaputtmachen. Dennoch: Mich liebenden Menschen die Meinung zu sagen oder ihnen Grenzen zu setzen, fällt mir immer noch wahnsinnig schwer.

»Ich habe in mir so eine weiche Stelle«, sagte ich einmal niedergeschlagen zu Ihnen.

»Eine freundliche Stelle«, entgegneten Sie, wodurch diese gleich viel weniger eine Schwachstelle war.

»Außerdem«, klagte ich weiter, »liebt mein Mann anders. Er ist eher wie ein Kanal, ich bin mehr wie ein Flussdelta.«

»Das hat aber viel Kraft. Nur ein großer Storm bildet ein Delta«, antworteten Sie.

Sie haben die Kraft und die Fähigkeit, die in Ihrer Kindheit einmal sicher vorhanden war, wiedererlangt, sich von Streit und Unstimmigkeiten nicht ins Bockshorn jagen zu lassen. Sie haben die Angst, die Zuneigung der Eltern zu verlieren, überwinden können, oder?

Im Allgemeinen ja, aber natürlich fürchte ich ihre Reaktion auf dieses Buch.

30. Kapitel

Weinen ist besser als Selbstverletzung

Vor der Analyse entstand folgendes Gedicht, das meinen damaligen Umgang mit mir selbst deutlich macht. Das Gedicht verunsichert und schmerzt mich noch heute:

Klirr!
Ungeschick, das mir gegeben:
kostet jetzt der Tasse Leben.
Greif ich also nach dem Besen,
nasse Reste aufzulesen,
macht es klirr wohl auch in mir.
In mir fragt's, wie blöd ich sei,
schimpft mich aus: »Du faules Ei,
schlampig, tollpatschig, verträumt!«
Jetzt wird richtig aufgeräumt:
»Viel zu freundlich und bescheiden,
trotzdem kann dich keiner leiden!
Du magst dich auch selber nicht,
schlag dir doch in dein Gesicht! –
Pah! Geschieht dir recht.«

Das Gedicht beschreibt Ihre damalige innere Verfasstheit. Wenn Ihnen ein Missgeschick passierte, dann konnten Sie nicht verständnisvoll mit sich umgehen. Sie mussten sich bestrafen, verletzen und beschimpfen. Dies war eine Folge Ihres Erlebens, schuldig und falsch zu sein. Dieses Erleben hatte seinen Ursprung in der Kindheit und wirkte sich besonders auch in der Zeit des Jugenddramas aus.

Meist ging das so schnell, dass es ungeheuer schwierig war, etwas dagegen zu tun. War ich an dem Tag bereits angeschlagen – unter Stress, in Zeitdruck, enttäuscht, mit jemandem uneins –, war es mir fast unmöglich, diesen Mechanismus zu stoppen. Manchmal blieb es dabei, dass ich mich nur wüst beschimpfte oder gerade noch rechtzeitig an mir vorbei in die Luft schlug.

Seit der Analyse habe ich die Selbstverachtung und Selbstbezichtigung und die daraus resultierenden Folgen viel besser im Griff; ich denke, es liegt daran, dass ich mich insgesamt weniger von außen anschlagen lasse.

Ihr Ich ist stärker geworden und Sie müssen nicht unmittelbar Impulse abreagieren und einer inneren Stimme der Selbstentwertung und Bestrafung folgen.

Ich kann mir mehr Fehler verzeihen als früher, kann Fehler auch besser zugeben und zu ihnen stehen. Sie fragten mich einmal, wer das sei, der mich innerlich so beschimpfe, wessen Stimme ich höre. Ich stellte mich erst mal dumm, tat so, als würde ich die Frage nicht verstehen. Ich war das, nur ich, ich selbst war mir unerträglich peinlich. Meine Mutter hatte sich früher, wenn ihr Vergleichbares in der Küche passiert war, auch selbst beschimpft, aber natürlich nicht geschlagen. Wie sie auf meine Missgeschicke reagiert hat, weiß ich nicht mehr; es war aber eher ihre Art, geknickt zu sein, dass wieder ein »ganz besonders schönes« Stück in Scherben lag. Nur zögerlich gab ich Ihnen gegenüber zu, dass ich die schimpfende Stimme meines Vaters im Kopf hörte. »Aber es ist gemein, das zu sagen.«

»Nein. Das ist nicht gemein«, widersprachen Sie.

Womöglich stimmt das. Ich lästerte auf der Couch ja nicht. Ich will auch hier niemanden anklagen. Dennoch kostet es mich Überwindung, solche kritischen Wahrheiten überhaupt zu äußern, denn ich bin sicher, dass es meinem Vater, höre oder läse er davon, sehr leidtun würde, mich wegen meiner Ungeschicklichkeit beschimpft und gar indirekt solche Folgen provoziert zu haben. »Du machst noch unseren ganzen Hausrat kaputt! Du bist doch einfach ein Trampeltier!« Es tut mir leid, dass er das gesagt hat, es tat und tut mir weh, und gleichzeitig tut er mir leid, mehr leid als ich mir selbst.

Dieses Kapitel steht im Buch sehr weit hinten, denn natürlich haderte ich auch mit mir, diese, seine Worte aufzuschreiben.

Sie durften nichts Böses über Ihren Vater sagen.

Vor mir selbst durfte ich das nicht. Es hätte uns sicher geholfen, wenn ich mal den Mund aufgemacht und meine Meinung gesagt hätte. Ich liebe meinen Vater, auch wenn man von einer liebenden Tochter wohl nicht erwartet, dass sie ein solches Buch schreibt. Immerhin bleibe ich – hoffentlich! – anonym und hoffe daher, ihn nicht damit zu verletzen. Ich nehme ihm das nicht einmal übel. Die Wahrheit mag dem Menschen zumutbar sein, aber deshalb ist sie noch lange nicht leicht erträglich.

Sie schildern Ihren Vater, den Sie lieben, wie Sie ihn erlebt haben, und der sich in manchen Szenen offensichtlich nicht in Sie einfühlen konnte. Vielleicht war es auch in Ihrer Kindheit und Jugend schwer für Sie, dem Vater Ihre Situation verständlich zu machen.

Ich konnte nahestehenden Menschen noch nie richtig böse sein. Als ich klein war, schlug, wenn ich eigentlich wütend war, der Satz »Aber ich liebe sie doch« wie eine Glocke in meinem Kopf. Von der lieben Oma Lucie wurde stets der harmonische Zusammenhalt der Familie gefordert. Bloß keinen Streit! Außerdem predigte sie mir unzählige Male ihren Wahlspruch, was ihre Wünsche, ihre Selbstverwirklichung anging: »Erst kommen die anderen: erst dein Vater, dein Opa, du ... (etc. etc.), dann zehn Karren Mist und dann erst ich.«

Was für ein Selbstverständnis! Die moralische Weltsicht der Oma hat Sie beeinflusst, Sie durften nicht die stolze Rose sein, die sich schön und wertvoll findet, Sie sollten sich den Bedürfnissen der Anderen unterordnen.

»Sei wie das Veilchen im Moose, bescheiden, sittsam und rein, und nicht wie die falsche Rose, die immer bewundert will sein.« Tausendmal habe ich diesen Spruch gehört. Meine Oma Lucie hat Selbstbewusstsein nicht für fünf Pfennig gehabt. Ich musste ihre Sicht auf die eigene Person verinnerlichen, verbrachte ich doch bis zur Einschulung mehr als die Hälfte meiner Zeit mit ihr. Dennoch haben mir ausgerechnet Zurückweisung und mangelnde Wertschätzung besonders Probleme gemacht. In puncto Gekränktsein ähnele ich meinem Vater.

Bis zur Analyse konnte ich echten Herzschmerz praktisch nur aushalten, indem ich körperlichen Schmerz dagegensetzte. Der Drang war stark wie ein Schluckauf. Bald versuchte ich, einen Satz meines Analytikers dagegen zu setzen: »Weinen ist besser als Selbstverletzung.« Dieser Satz wurde mir zum Mantra. So simpel er klingen mag: Ich war noch nie selbst auf diese natürliche Lösung gekommen, und für mich wirkte er wie ein

Zauberspruch. Die Belastungsgrenze, bis zu der ich dank des Satzes standhalten kann, hat sich im Laufe der Zeit immer weiter ausgedehnt.

Bald träumte ich nachts nicht mehr, dass ich mich verletze oder mich umbringen will. Ich stand nicht mehr vor der Messerschublade und stierte hinein. Ich hob die Hand nicht mehr gegen mich selbst, nur noch, wenn ich nicht schnell genug war, mir meinen Zaubersatz »Weinen ist besser als Selbstverletzung« zu sagen. Ich schaffe es heute, ohne Selbstverletzungen auszukommen.

Beim Weinen waren Sie traurig über sich selbst, bei der Selbstverletzung haben Sie sich körperlich bestraft.

Ja, aber nicht nur. Wenn ich harte Zurückweisungen zum Beispiel durch meinen Mann erfahren habe – er hat leider die Neigung, im Streit sehr verletzende Dinge zu sagen, überzogene Formulierungen, die meiner Meinung nach in einem Ehekrach nichts zu suchen haben –, habe ich versucht, mich von der unerträglichen seelischen Qual durch körperliche Gegenreize abzulenken. Sie wissen ja, wie dünnhäutig ich bin.

Ihre Grenzen sind sehr durchlässig. Negative Kritik oder Verletzungen können Sie so treffen, dass Sie Ihre Selbstsicherheit und Ihr Standvermögen verlieren und sich selbst beschuldigen.

Umso schlimmer, dass ich die negative Sicht Anderer auf mich übernommen habe, nicht standhalten, die von Anderen im Affekt geäußerten Anwürfe nicht abwehren konnte. Wahrscheinlich kam auch da wieder das »Loch im Bauch« ins Spiel. Ich habe mein Wissen um meine zwar höchst unperfekte, aber nicht gänzlich unliebenswerte Existenz nicht erreichen können, sondern die »Lücke« mit den negativen Bewertungen des Anderen gefüllt, mir also wünschen müssen, es sei besser, es gäbe mich nicht.

Auch in der Analyse erwarteten Sie anfangs unbewusst verletzende, kränkende Bemerkungen und ablehnende Verhaltensweisen von mir.

Was ich durch Worte und Zuhören bis heute erreicht habe, ist für mich ganz viel. Es ist für mich auf jeden Fall besser, als – Rat meines Verhaltenstherapeuten – im Falle eines Falles ein Gummiband zu suchen, um es mir ums Handgelenk flitschen zu lassen.

Und was mache ich heute, wenn ich einen Fehler mache? Mich selbst auslachen, wenn es nur um einen kleinen Schaden geht, weinen, wenn es problematischer ist. Das ist mein Vorschlag, den ich mir irgendwann selbst in der Analyse gemacht habe, und ich halte mich daran, versuche es zumindest. Meine eigenen Fehler sind mir oft als unverzeihlich im Vergleich zu denen der anderen erschienen. Heute ist es kein Riesenunterschied mehr, wer die Verabredung verschusselt, den Schlüssel verbummelt oder eben die Tasse fallen gelassen hat – aber ein Unterschied ist es schon noch. Mir ist natürlich klar, dass ich selbst mit zweierlei Maß gemessen habe. Aber wenn ich mich dann selbst bezichtigte, hat mein Mann über mich den Kopf geschüttelt und so kam letztendlich genau das heraus, was ich empfunden hatte: Ich war die unerträglich Schuldige, zumindest immer dann, wenn ich bereits innerlich angeschlagen war.

Jede weitere Kritik verstärkte die Selbstkritik.

Wie Wasser auf die Mühlen. O-Ton Tagebuch: *»Ich bräuchte ein Frühwarnsystem wie für Erbeben«, sagte ich zu meinem Analytiker. Mit diesem Bild hatten wir Spaß. Wir erfanden einen Seismografen, der anzeigt, »wenn es in der Erde grollt und rumpelt«.*

Mein Analytiker kann sehr schön erzählen, wird aber auch gerne medizinisch: Der müsse Pulsschlag, Blutdruck und Hautwiderstand messen. So macht das Reden Spaß!

Ich denke auch, ich kann ein Gespür für den Grad meiner inneren Verletztheit entwickeln. Bis es so weit ist, kann ich mir diese kleine Schwäche vielleicht einfach gönnen? »Andere Leute schlagen etwas kaputt oder betrinken sich, und das ist dann in Ordnung.«

»Und dabei ist Alkohol auch schädlich, meinen Sie?«

»Ja.«

»Aber es ist besser, einen Teller zu zerschlagen, als die Hand gegen sich selbst zu erheben.«

»Warum? Wenn ich den Teller zerklirre, muss ich auffegen und habe keinen Teller mehr. Gebe ich mir eine Ohrfeige, habe ich ein paar Minuten eine rote Backe, und das war's.«

Widerwillig musste mein Analytiker lachen. Genauso wie er gelacht hat, als ich gesagt habe: »Wer die ganze Nacht schnarcht, dass die Wände wackeln, ist normal, aber wer einmal pro Nacht ganz kurz im Traum um Hilfe schreit, der hat ein Problem!«

»Sie sehen das sehr pragmatisch. Aber es ist inadäquat.« Darüber musste ich lachen: »inadäquat«.

Er sagte, ich dürfe ruhig mal mehr auf Andere wütend sein.

Leider spüre ich sehr schnell, wenn die Menschen in meiner Umgebung schlechte Laune bekommen – und fürchtete es bisher. Ein Beispiel: Auf meine Initiative machten mein Mann und ich einen Ausflug. Auf der Rückfahrt gerieten wir in einen Stau. Er meckerte: über den Verkehr, nicht über mich. Dennoch fühlte ich mich an diesem Tag dafür verantwortlich, dass wir überhaupt losgefahren waren. Ich war quasi schuld am Stau. Ich wollte mich kratzen, meine Hand suchte schon eine geeignete Stelle, aber durch die Analysegespräche gelang es mir, mein Bedürfnis zu hinterfragen, und mir kam ein revolutionärer Gedanke: Warum soll ich mir eigentlich wehtun, nur weil jemand anderem eine Laus über die Leber gelaufen ist?!

Es ist eine typische Szene dafür, dass Sie die Schuld auf sich nahmen und sich bestrafen wollten.

Es ist wie beim grundlosen Entschuldigen, mit dem ich eigentlich nur signalisieren will, dass der andere sich gerade unmäßig gehen lässt und sich zügeln oder entschuldigen sollte. Mittlerweile kann ich auch dieses völlig überflüssige Schuld-auf-mich-Nehmen als einen Ausdruck dafür erkennen, dass ich mich über andere ärgere, mich aber nicht traue, sie auch mit meiner Wut zu konfrontieren. Habe ich das richtig interpretiert?

Ja.

»Weinen ist besser …« Während der Analyse schrieb ich mir den Satz auf, malte ihn – als Etikett auf einem bauchigen Einmachglas mit Erdbeeren, was für mich Wärme, Ruhe, Zeitlosigkeit, Geduld ausstrahlt – und heftete ihn in meinem Zimmer an die Wand. Mein Analytiker leicht unwirsch dazu:

»Den sollen Sie im Kopf behalten, nicht aufschreiben!«

Er ist mehr gewesen als der stille, strikt analytische Zuhörer, der keine Ratschläge gibt. Er wird sicher gleich behaupten, er gäbe auch keine Ratschläge! Wenn ihm nämlich doch mal einer entfuhr, nahm er ihn schnell mit den Worten »Das war *nur* eine Idee!« zurück. Ich war aber sehr froh über solche »Ideen« und brauchte es auch, dass ich ab und zu handfeste Hilfen bekam.

Sie wünschten sich Ratschläge und Hilfestellungen, dann fühlten Sie sich akzeptiert und wahrgenommen.

Da fällt mir ein: Als ich mich wieder einmal niedergeschlagen auf die Couch warf und Sie mit einem »Ich schon wieder« begrüßte, sagten Sie: »Das will ich ab jetzt nicht mehr hören!«

Das waren Hinweise darauf, dass Selbstbezichtigungen in der Analyse nichts zu suchen haben und Sie überlegen sollten, welche Ausgangsstimmung Sie in die Stunde mitbrachten und warum.

Ein bisschen haben Sie auch eine Vaterrolle übernommen. Ich hatte noch Nachholbedarf.

Mein Vater hatte vor allem Augen für meine Mutter. Noch heute denke ich manchmal: Er schwärmt für sie, sie bringt seine Augen zum Leuchten. Und sie sonnt sich darin. Es ist schön, das zu sehen. Ich denke aber auch: Ein Kind hätten sie zu ihrem Glück eigentlich nicht gebraucht.

Ich will kein »Veilchen im Moose« mehr sein und auch keine Mimose, auch wenn ich wohl immer ein zartes Pflänzchen bleiben werde, eins das leicht einknickt und nicht winterhart ist. Im Kräutergarten der Psychoanalyse fand ich Schonung, wurde mit meinem alten Heilkraut an meiner Seite zum Lippenblütler, drehte mich zum Licht, befreite mich von Kletten, zog mir den Sauerdorn und zündete mir die Königskerze, auf dass ich immergrün über mich hinauswachsen möge.

Schön ist, dass jederzeit Sprachspiele in der Analyse möglich waren. Ich blühte auf, wenn ich diese in die Gespräche integrieren konnte.

Sie blühten auf, da Sie das Lebendige, Stolze und Schöne integrieren konnten und dadurch wieder an Selbstsicherheit gewannen.

Die Reduzierung der Selbstverletzung war ein großer Erfolg, der sich – mit kleinen Rückschlägen – bereits im ersten Jahr der Analyse eingestellt hat. Mittlerweile kann ich sagen, dass ich dieses Problem ganz hinter mir habe. Weniger Wut auf mich selbst scheint allerdings auch zu bedeuten, aggressiver und streitbarer gegenüber Anderen zu sein.

Als ich es bemerkte, sagte ich erschrocken zu meinem Analytiker: »Wenn das so ist, will ich die Entwicklung lieber noch stoppen!«

»Meinen Sie, die Anderen können das nicht aushalten?!«, entgegnete er.

»Doch, es sind ja nur Wider*worte*, die ich gebe.«

Dennoch: Wer bis hierhin gelesen hat, weiß, wie wichtig mir Worte sind. Daran, dass ich meine Wut, auch wenn ich sie als berechtigt empfinde, gegenüber den Anderen äußere, daran werde ich mich wohl nie so recht gewöhnen. Immerhin habe ich mich an mich gewöhnt. Ich habe inneren Halt gefunden.

Halten

wie halt ich mich aus

wenn kein Halten mehr ist
ich die Waage nicht halte
zwischen Gefühl und Verstand
wenn kein Einhalt
kein Rückhalt

nur die alten Gewalten
das alte Verhalten
ward stets eingehalten

– innehalten –

ich halte mich aus
weil Menschen ohne Vorbehalt
die Hand hinhalten
mich lieb behalten

mancher hält sich fern
und hält mich doch fest

Die Worte »Halten«, »Gehaltenwerden«, »Sich-aushalten-Können« hatten in Ihrer Analyse eine besondere Bedeutung.

31. Kapitel

Festtagsgefühle

So ein stiller Analytiker, so ein geheimnisvolles Dahinter, kein offenes Gegenüber, in dessen Gesicht man lesen könnte wie in einem aufgeschlagenen Buch, also so ein Typ »verbotenes Buch mit sieben Siegeln«, der weckt natürlich Neugier. Ich habe Informationskrümel über ihn sorgfältig aufgelesen und meine Schlüsse gezogen: Aha, heute riecht's nach Apfelkuchen und das in Geschenkpapier eingewickelte Päckchen aus dem Bücherschrank ist verschwunden, da wird gleich nebenan Geburtstag gefeiert! Aha, das Schrankfach daneben, das sieht immer vollgestopft und chaotisch aus, das ist seine persönliche Rumpelecke, also ist er als Mensch auch nicht nur analytisch-aufgeräumt und organisiert.

Wie auch schon an anderen Stellen sprechen Sie etwas Wichtiges an, die sogenannte Anonymität des Analytikers. Die gibt es je nach Konstellation der Analyse nur begrenzt. Schon die Art der Praxiseinrichtung zeigt manches von der Person. Sie haben mit der Wahrnehmung der »Rumpelecke« festgestellt, dass ich nicht gerne alles in Akten oder hinter Schranktüren verstecke, sondern aktuell zu Bearbeitendes offen liegen lasse, damit ich gemahnt bleibe.

Das hätte ich nicht gedacht. Meine Interpretation oder das, was ich darin sehen wollte, war: Sie sind mir ein bisschen ähnlich, Sie lassen auch mal Chaos zu und »fünfe gerade sein«; Sie haben auch Ihre Gruseltruhen mit schlechten Erfahrungen, Sie verdrängen auch mal was; Sie haben auch mal keine Lust und einfach Laune, alles hinzupfeffern. Deshalb war das meine Lieblingsecke; für mich war das ein Schlüsselloch, durch das ich hinter die Analytikerfassade gucken und den Menschen sehen konnte.

Die Anonymität wird aus methodischen Gründen angestrebt, da die Fantasien und Projektionen auf den Analytiker bzw. die Analytikerin angeregt werden sollen, was man Übertragung nennt. Gerne wird die Anonymität als »Fassade« bezeichnet, die neugierig macht, was dahintersteckt. Sie und ich lernen aber beide von unseren Zuschreibungen.

Nicht alle meine Zuschreibungen stimmten. Aus Sehnsucht, eigener Traurigkeit, Unzufriedenheit, Eifersucht oder auch purer Lust am Fantasieren habe ich Ihnen so manches angedichtet: einen Sohn, einen Schäferhund, Kanarienvögel ... Irgendwann haben wir festgestellt, dass ich meinem Bild von Ihnen, je nachdem in welcher Stimmung ich gerade war, Gesichter aufgeklebt, Masken wie im antiken Theater übergezogen habe.

Diesen »Gesichtern« Sprache zu geben, war sehr wichtig. Es waren Ihre Gesichter, die Sie in mir sehen wollten. Manche dieser Gesichter entstanden anlässlich konkreter Wahrnehmungen im Analyseraum, andere waren Ihre Mutmaßungen und hatten mit Ihrer Innenwelt zu tun und mit Ihren Wünschen, wie Sie mich sehen wollten.

So steckte hinter der Rumpelecke wohl mein Wunsch, Sie als unperfekten und damit für mich besonders liebenswerten Menschen zu sehen.

Da Ihr Wohnhaus nebenan lag, hat Ihre Familie bei der Einordnung Ihrer Person zwangsläufig eine Rolle gespielt. Ich war oft versucht, sie oder besser die Vorstellung, die ich von ihr hatte, mit meiner Familie zu vergleichen. Ich wusste wohl, dass das Gras auf der anderen Seite der Straße immer grüner aussieht, und ich habe dabei auch oft ein schlechtes Gewissen meinen Eltern gegenüber gehabt, ich fühle mich ja von ihnen geliebt; dennoch habe ich alles aufgeschnuppert, was vom Leben des Analytikers zu mir herüberwehte.

Auch habe ich das gute Gefühl des Aufgehobenseins, das Sie mir gaben, in meine Traumwelt und ein Kinderbuch transportiert, Sie mir in meine Welt, in eine Idealwelt, hineingeschrieben – als Menschen mit Rumpelecke natürlich.

Sie haben mich so modelliert, wie Sie mich brauchten.

Während der langen Analyse-Sommerferien und in einer insgesamt sehr problematischen Phase mit den Eltern und meinem Mann hatte ich folgenden Traum, den ich in der Analyse erzählte:

Ich bin mit meinem Mann bei meinem Analytiker zum Abendessen eingeladen. Meine Eltern wollen und kommen auch mit, obwohl sie nicht eingeladen sind. Mein Mann spricht aus, was ich denke: Ich werde uns furchtbar mit ihnen blamieren, weil sie noch weitere Leute, allesamt esoterisch-abgehobene

Quatschköpfe und Selbstdarsteller, mitschleppen. Vergeblich versuche ich, die große, laute Gruppe vor der Tür wegzuschicken. Ich will die Beziehung zu meinem Analytiker und die Analyse weder gefährden noch teilen, ich will beides für mich behalten. Seine Frau öffnet. Mein Vater reckt den Hals und sagt freudig: »Da ist ja schon die lange Tafel. Festlich gedeckt!« Besonders meinem kranken Vater kann ich den Wunsch, dabei zu sein, unmöglich verweigern. Bevor es mich innerlich zerreißt, flüchte ich.

Mein Analytiker ist in diesem Moment nicht an der Tür, sieht das Problem nicht, soll es aber auch nicht sehen. Vor Angst und Scham renne ich weg, setze mich schließlich auf einem Bordstein wie ein Teenager. Wieder einmal! Wenn jemand käme, mich zu holen! Dann aber weiß ich, er wird kommen, er lässt mich nicht fallen, das hat er gesagt. Es kommt tatsächlich jemand: ein junger, meinem Analytiker dennoch ähnlich sehender Mann, der mich aufliest.

Zuletzt liege ich bei meinem Analytiker auf der Couch, wir reden übers Weglaufen und Gefundenwerden, ich sehe ihn, wie er ist und ich ihn kenne, in seiner Denkerpose mit der Hand am Kinn und Seitenblick zu mir. Erleichterung!

Damals, so lese ich in meinem Tagebuch, sagten Sie: »*In der Psychoanalyse kommen Sie mit all Ihrem Erlebten hierher, Sie bringen all diese Personen mit, die lange Tafel in meinem Haus ist die Analyse.*«

Ich schnaubte. »Da schmeckt einem ja das Essen nicht mehr, wenn ich die alle mitbringe!«

»Der Sinn der Analyse ist, dass es Ihnen dennoch schmeckt«, antworteten Sie.

Diese Sitzung, so notierte ich mir später, habe etwas Erhebendes gehabt. Zu diesem Zeitpunkt empfand ich die Tatsache, dass ich eine Analyse machte, schon lange als etwas mich Festigendes, Stärkendes. Ich verglich sie mit Gesangsunterricht, und ich beschloss, mich von nun an gar nicht mehr dafür zu schämen, Analysandin zu sein, sondern dazu zu stehen. Heimlich war ich sogar stolz darauf, ich hatte Bedarf, okay, aber ich hatte auch Mut.

Sie hatten den Mut, mit mir ein Arbeitsbündnis einzugehen und auch peinliche Gefühle zu benennen. Sie hatten den Mut, mir Ihre Projektionen auf mich und Ihre Wunschfantasien vom Analytiker mitzuteilen: der Analytiker, der Sie zum Essen einlädt, der Sie in seine Familie aufnimmt, der jung und hilfreich ist … In verschiedenen Phasen der Analyse tauchte Ihr Wunsch auf, mehr von mir und meiner Familie zu erfahren und Ihre Vorstellungen mit der Realität zu überprüfen.

Darum hat mich der Traum von der Einladung nicht überrascht, da mir Ihre Wünsche vertraut waren. Nur wollten Sie nicht den ganzen »Ballast« Ihres Familienlebens mitbringen. Sie konnten sich aber nicht von dem Ballast befreien, stattdessen haben Sie gelernt, damit umzugehen.

Diesen zeitweise aufgetretenen Wunsch nach Aufgenommensein in Ihre Familie oder besser in das »Analysen-Familien-Haus« habe ich nie als konkreten verstanden. Selbst auf der Couch liegend und also nicht mit beiden Beinen auf dem Boden stehend, war mir klar, dass er nur ein Bild für etwas Tieferliegendes war. Mit dem Hervorbrechen solcher irrationalen, *ungeheuerlichen* Wünsche in der Analyse hatte ich nicht gerechnet und schon gar nicht damit, dass diese auch zur Sprache kommen würden. Solche Bedürfnisse und Gefühle zuzugeben, sich ihnen hinzugeben – das hat mich enorm viel Mut gekostet.

Erleichterung erfuhren solche seelischen Anstrengungen durch Ihre Akzeptanz und Erklärungen. Zum Beispiel haben Sie einmal gesagt, bei Ihnen sei kein realer Ort, sondern ein meditativer Raum, in dem ich im Rahmen unserer Vereinbarungen ohne das Störende der Realität meine Innenwelt betrachten könne.

Der folgende Text, ursprünglich gedacht für junge Leser, zeigt wie ich versuchte, Lebensgeschichte, Träume und Psychoanalyse literarisch zu verarbeiten und negative Erlebnisse und Erwartungen ins Positive zu wenden.

Eine Geburtstagsgeschichte

Noch nie hat das kleine Wiesenungeheuer Geburtstag gefeiert. Wiesenungeheuer beißen in knatternde Rasenmäher und lassen Bauern in Kuhfladen ausrutschen. Sie kitzeln im Frühling die Blumenzwiebeln wach und lassen die Wiese wachsen und wogen wie ein wildes Meer. Sie spielen Verstecken mit Mäusen und tanzen mit Maulwürfen. Sie lieben einfach Späße – nur Geburtstag feiern sie nicht. Seit einem Jahr hat das kleine Wiesenungeheuer nun aber ein Kind zum Freund, und das, obwohl Menschen Wiesenungeheuer gewöhnlich übersehen.

Nicht aber Florian. Florian rennt den Hügel hinunter. Das kleine Wiesenungeheuer buckelt den Boden auf und gibt ihm Schwung. Florian springt und kugelt lachend durchs Gras. Das kleine Wiesenungeheuer pikst ihn mit Disteln und streichelt ihn mit Moos. Florian rollt sich auf den Bauch, drückt die Nase in die duftende Erde, sagt: »Ich mag dich.«

Und das kleine Wiesenungeheuer wird klatschmohnrot. Mit so einem Freund muss man feiern!

»Wenn die Sonnenblumen aufgehen«, flüstert es Florian zu, »feier ich Geburtstag.«

»Toll! Was wünschst du dir denn?«

Das kleine Wiesenungeheuer überlegt. Einen Freund zu haben, ist ja schon das größte Geschenk. »Nur, dass du kommst«, sagt es.

Am Abend tanzt das kleine Wiesenungeheuer zum Zirpen der Grillen und Zwitschern der Schwalben und ruft übermütig: »Ich feier Geburtstag!« Das hören auch seine Verwandten. Sie fühlen sich eingeladen.

Bergungeheuer lässt vor Freude eine Steinlawine krachen, Seeungeheuer überflutet vor Rührung die Enteninsel und Wolkenungeheuer lässt einen waschechten Wirbelsturm los.

»Du bekommst eine Party, die die Welt nicht vergessen wird«, versprechen sie dem kleinen Wiesenungeheuer.

Das verkriecht sich vor Schreck ins tiefste Mauseloch. Wie dumm ist es gewesen! Seine Verwandten sind so unbekümmert, unbändig, ungestüm, einfach ungeheuerlich. Der Geburtstag wird in einem Unwetter enden.

Womöglich wird Florian sich fürchten. Und danach nie wieder zum Spielen kommen.

Soll das kleine Wiesenungeheuer das Fest absagen?

Das wäre eine dicke Enttäuschung, denn jetzt freuen sich alle darauf. Also schmückt es tapfer die Wiese: Die Küchenkräuter duften, die Blumen leuchten wie Lampions, die Apfelbäumchen tragen süße Früchte. Am großen Tag ist Florian der erste Gast, bringt Mohnkuchen mit. Das kleine Wiesenungeheuer warnt ihn vor womöglich gefährlichen Überraschungen. Doch er will bleiben.

Bald zieht zischend das Wolkenungeheuer auf und hebt den Jungen zur Begrüßung wie einen Ballon in die Luft. Unter ihm prasseln die Äpfel von den Bäumen. Dann braust das Seeungeheuer heran, füllt den Bach und lässt die Fische über dem Wasser Purzelbäume schlagen.

Mit Getöse bricht ein Felsen entzwei – das Bergungeheuer gratuliert. Im Gestein blitzt es wie von Diamanten.

»Unglaublich!«, ruft Florian begeistert.

Jetzt weiß das kleine Wiesenungeheuer, dass sich die Gäste gut unterhalten werden. So viel können sie zusammen machen: im Bach des Seeungeheuers einen Staudamm bauen, im Wolkenungeheuer-Wind Drachen steigen lassen, im Steinbruch des Bergungeheuers nach Fossilien hämmern. Und natürlich auch Geburtstagslieder singen: Es wird gepoltert, getrommelt, geprasselt, gebraust. Jeder soll hören, dass hier eine Wahnsinnsparty steigt.

»Donnerwetter«, sagen die Menschen und bleiben stehen, als sich zur Krönung des Fests die Verwandten des kleinen Wiesenungeheuers mit einem Regenbogen verabschieden.

Florian ist erschöpft, aber glücklich. »So eine Party will ich auch. Nächste Woche kommt ihr alle zu mir!«

Das kleine Wiesenungeheuer richtet lächelnd umgeknickte Sonnenblumen auf. Zu Florian in die Wohnung kommen? Das wird ein Spaß!

Sie haben mir das Bilderbuch mit wunderschönen Illustrationen vom kleinen Wiesenungeheuer geschenkt. Sie sind das kleine Wiesenungeheuer, das mit seinem in der Analyse gewonnenen Freund ein krachendes, rauschendes Geburtstagsfest feiern will, ein Fest, das alle Grenzen sprengt. Ihr Text ist wie ein Traum von der besseren, der schönen Welt. Sie dürfen in Traumwelten eintauchen wie in der Analyse.

Beim Schreiben steuert man – sofern es sich um Herzensprojekte und nicht um Auftragsarbeiten handelt – den Handlungsverlauf bewusst so, wie er einem gerade guttut, man wählt die Farben, nach denen es einem verlangt, und findet eine Lösung, die das Leben nicht besser machen könnte.

In der Analyse dagegen entrollt sich der Lebenslauf unbewusst, die Biografie erzählt sich selbst und man lauscht zuweilen höchst überrascht den eigenen Worten. Beides – reden und schreiben – bereichert das Leben.

32. Kapitel

Die passenden Worte

In diesem Buch geht es um die duale Beziehung zwischen Analysanden und Analytikern, die auch »das analytische Paar« genannt werden. In diesem Kapitel soll die Beziehung zwischen Ihnen und mir besonders auf der Basis unserer gemeinsamen Erfahrungen in unserer Zusammenarbeit dargestellt und sprachliche Probleme benannt werden, die wir als analytisches Paar mit dem Finden der richtigen Worte hatten.

O-Ton Tagebuch: *Zu Beginn sagte er einen Termin ab. Ich murmelte: »Ja«, und schluckte meine Enttäuschung herunter, aber sie muss ihm trotzdem nicht entgangen sein. Er sprach mich nämlich darauf an, sagte, ich hätte aber nicht verärgert, sondern verständnisvoll reagiert. »Sie haben zu viel Verständnis für andere. Besonders für Menschen, die Sie«, – Pause, Räuspern – »… lieben.«*

Was für ein Schreck! Was fällt dem ein?!

Ich ließ ihn abtropfen, tat so, als beträfe das alle möglichen Leute, die Freundinnen zum Beispiel. Erst später, wieder in ruhigerem Fahrwasser, sagte ich: »Ihre Bemerkung mit dem Lieben habe ich ja wohl abgewehrt wie einen Matchball!«

»Ja. Sie haben ja auch ein anderes Wort benutzt.«

Sieh an, das hat er sich gleich gemerkt! Vor einigen Stunden hatte ich ihm gesagt, dass er mein Verhältnis zu ihm als »Bezogenheit« bezeichne, fände ich total blöd. Noch blöder, geradezu entwürdigend, fand ich es zwar, als mein Verhaltenstherapeut mir damals unterstellte, ich sei »abhängig« von ihm (wie eine Drogensüchtige!). Und jetzt also: »bezogen«. Das kenne ich nur im Zusammenhang mit Bettwäsche. Was, hatte ich meinen Analytiker gefragt, solle man sich denn bitte unter so einem weltfremden Begriff vorstellen?

Das war unklug von mir gewesen. Ich hätte damit rechnen müssen, dass er – Analytiker! – meine Frage nicht beantworten, sondern mich stattdessen auffordern würde, ein anderes, für mich passendes Wort zu finden.

Ich hatte überlegt, schließlich »Zuneigung« gewählt.

Er, jetzt wieder daran erinnert, machte forsch den nächsten Schritt: »›Zuneigung‹ und ›Liebe‹ sind sich aber sehr ähnlich.«

»Nein, ›Zuneigung‹ ist besser! ›Liebe‹ ist wie ein schwerer Sack!«

»Warum denn das??«

Schon waren wir beim Jugenddrama. Unser Gespräch scheint oft ziellos und fröhlich wie ein Schmetterling durch die Weltgeschichte zu taumeln, landet aber letztlich immer wieder auf furchtbarem, äh: fruchtbarem Boden.

»Gs Behauptung, mich zu lieben, war mit so viel Anspruch und Forderungen verbunden, dass Liebe für mich etwas Erschreckendes hat.«

»Dabei ist das doch etwas Schönes.«

»Pffft! Nicht, wenn sie einseitig ist. Dann ist sie das nur im Ausnahmefall. Wenn der Liebende es schafft, keine Erwiderung zu erwarten, und den anderen frei lässt, dann ja ... Aber wer schafft das schon?«

Wir schwiegen einen Moment. Ich drehte mich auf die Seite, sagte: »Ich habe mich gefragt, welche Worte es noch für ein Gefühl zwischenmenschlicher Verbundenheit gibt: Was ist mehr als einfache Sympathie, aber noch keine übermächtige Liebe? Da ist mir nur ›Zuneigung‹ eingefallen.«

»Das Wort ist ja auch schön: die Bewegung zum anderen hin.«

»Ha, ha«, jetzt hatte ich Oberwasser, »wenn ich das mal so sagen darf: Sie neigen sich mir auch zu, wenn Sie mir zuhören und manchmal Ihren Kopf zu mir beugen.«

Er hätte das auf seine Schwerhörigkeit schieben können, aber er tat es nicht. Später sagte er sogar, es gäbe auch gegenseitige Sympathie. Das hat mich gefreut! Und nachdem ich ihm mein Glück über unsere wie auch immer geartete, merkwürdige, temporäre Verbindung versichert hatte, sagte ich:

»Ich komme mir vor, als sei ich auf einen hohen Turm gestiegen und nun, wieder unten, blickte ich hinauf und fragte mich, wie ich das bloß geschafft habe. Ich bin ganz erschrocken über meinen Mut.«

»Sie haben mutig etwas erklettert, das Ihnen eigentlich zu hoch ist.«

»Ja. Ist das nicht verrückt, dass wir hier so offen über so was reden? Und wir sehen uns nicht mal an dabei!«

»Das ist Analyse. Sie wollten doch wissen, was Analyse ist.«

Die Nachzeichnung der Stunde berührt das Thema der Beziehung in der Analyse. Sie haben gespürt, dass sie nicht so distanziert und sachlich ist, wie Sie sich vorgestellt hatten. Wir haben uns gefragt: Was ist es für ein Gefühl, das in der Beziehung im Laufe des Prozesses aufgekommen ist? Ist das Sympathie,

Zuneigung, Bezogenheit, ist das Liebe, die Sie mit dem sexuellen Begehren von G verbanden, oder nur eine temporäre neutrale Verbindung? Sie hatten teilweise Angst vor emotioneller Nähe, weil Sie nicht wussten, was passieren würde, wenn Sie Ihr Gefühl von Zuneigung zuließen. Sie hatten die Vorstellung, Sie dürften sich nicht auf Ihr Gefühl einlassen und müssten Distanz wahren.

Im normalen Leben bleiben Gefühle, besonders wenn sie dem anderen Menschen mitgeteilt werden, ja nicht ohne Folgen. Ich weiß nicht, wovor ich mehr Angst hatte: dass Sie sich belästigt fühlen könnten – diese Befürchtung bestand schon bei dem Wunsch nach »Familienzugehörigkeit« – oder dass Sie meine Zuneigung zu sehr erwidern könnten.

Ohne eine positive Beziehung, die mit den Begriffen »Zuneigung« oder »Liebe« beschrieben werden kann, entsteht auch kein Gefühl von Sicherheit, von Wohlbefinden und Vertrauen, kein Gefühl des Sich-verlassen-Könnens. Es ist die Sehnsucht des Menschen, zu lieben und geliebt zu werden. In der Analyse sprachen wir über dieses Grundbedürfnis des Menschen. Sie konnten dieses Gefühl nach und nach annehmen und mussten nicht angstvoll dagegen ankämpfen.

O-Ton Tagebuch über die folgende Stunde: *Er fragte, was er sonst nie tut, wie ich gestern zurechtgekommen sei!*

»Erschöpft, aber glücklich.« Nein, peinlich ist mir meine Zuneigung für ihn nicht oder besser: nicht mehr; sie ist auch nicht, wie ich es zunächst fürchtete, »unanständig«. Eher denke ich, ich müsste mir Gedanken um meinen Charakter und meine Liebesfähigkeit machen, wenn ich nach vielen Stunden intensiver Gespräche nichts für ihn empfände.

»Das alles nutzt mir sogar, aber in welcher Form es nutzt, ist nicht leicht zu erzählen, es ist etwas tricky.«

»Was ist das?«

»Tricky.« Ich legte mein verrutschtes Tuch wieder richtig aufs Kissen, grinste. Er grinste zurück: aufmunternd.

Wieder liegend: »Es nutzt mir, wenn ich gegen schlechte Erinnerungen und böse Bilder aus der Zeit des Jugenddramas ankämpfe. Ich nehme das Gefühl von hier mit, halte es wie einen Schild, an dem die Pfeile der Vergangenheit abprallen.«

»Was genau nutzt Ihnen: Geborgenheit, Vertrauen?«

»Ganz klar Vertrauen. Daraus ist der Schutzschild gemacht. Manchmal ist er aber nicht ausreichend …«

»Dann müssen wir ihn noch stärker machen.«

Sie beschreiben nun selbst, dass die analytische Beziehung Ihnen tatsächlich geholfen hat, neue Erfahrungen in Sachen Zuneigung und Beziehung zu gewinnen. Während Sie zuvor noch die Benutzung des Wortes »Liebe« mit einer gefahrvollen Situation verbanden, können Sie jetzt selbstbewusst zu sich und Ihren Gefühlen stehen. Sie wollten dieses Wort nicht benutzen, da Sie es mit der Erfahrung mit G in Verbindung brachten, und das, obwohl Sie danach andere positive Erfahrungen mit der Liebe gemacht haben. Ich vermute, dass auch Ihre Erfahrungen in der Kindheit es Ihnen erschwert haben, Vertrauen und Bindung zu erleben, und Sie es nun zumindest partiell nacherleben können.

Ich glaube, dieses Nacherleben von Vertrauen und Sich-fallen-lassen-Können hat mir entscheidend geholfen. Meine beiden größten Probleme habe ich durch diese Erfahrung von Sicherheit und Zuneigung bewältigen können. Ich habe Zuneigung zu Ihnen empfinden und ausdrücken dürfen, ohne dass Sie meine Gefühle ausgenutzt haben; gleichzeitig wurde mir von Ihnen Zuneigung entgegengebracht, ohne dass diese mir Angst gemacht hat.

33. Kapitel

Verwirrung

»Vertrauen« klingt so einfach und natürlich, ist es für mich aber nicht. Das Vertrauen, das ich im Laufe der Zeit zu meinem Analytiker aufgebaut habe, ist wie eine neu erworbene Fähigkeit: Ich konnte sie nutzen und mich auch in schwierigen Situationen an sie erinnern.

Sie haben die basale Kompetenz, vertrauen zu können, in der Beziehung zu mir aktivieren können. Sie war in Ihrer Analyse ein wesentlicher Wirkfaktor, der Ihr beschädigtes Selbst hat heilen können.

Natürlich hatte ich auch zu meinem Mann schon seit vielen Jahren Vertrauen und doch gab es einen Lebensbereich – den der körperlichen Liebe –, in dem ich das manchmal aus dem Blick verlor. Mein Vertrauen in ihn, in mich und die ganze Welt um uns herum geriet kurzzeitig aus den Fugen, weil er in meiner Wahrnehmung nicht mehr er war und ich nicht mehr ich. Mir war dann der Kontakt zu uns verloren gegangen, meine Wirklichkeit rutschte mir manchmal so weg, dass es eine Schande war.

Sie sahen Ihre Vorstellungen in der sexuellen Beziehung als Ihren Fehler, Ihre Schuld, Ihre »Schande« an, so als hätten Sie sich einfach davon befreien können, wenn Sie es nur wollten. Es brauchte ein Verstehen dieses Phänomens und neue Erfahrungen, damit Sie es überwinden konnten.

Dabei gab es durchaus Parallelen zum Gefühlszustand der »Lücke«, nur waren es hier – um bei dem in diesem Zusammenhang früher benutzten Bild zu bleiben – nicht die Bücher, die ich nicht erreichen konnte, sondern mein Körper und der meines Partners.

Sie haben nach meinem Eindruck Vertrauen zu Ihrem Mann, nur in der sexuellen Beziehung drang Ihre Erfahrung aus der Zeit des Jugenddramas zeitweise in Ihre Gefühls- und Erlebenswelt ein. Es war dann, als flössen zwei differente Erfahrungsbereiche zusammen. Darum die Verwirrung: Wer ist wer?

Die schöne Gegenwart wurde von der schlimmen Vergangenheit im Erleben einfach weggeschwemmt. Die Zeitebenen vermischten sich; es kam zu einer »Verwirrung« meiner Wahrnehmung, die mir Lust zwar möglich machte, ihr aber oft einen schlechten Beigeschmack gab.

Meinen Körper kannte ich, bevor das Jugenddrama über mich hereinbrach, noch nicht in all seinen Funktionen. In meiner Kinderclique von Gleichaltrigen war niemand frühreif, wir spielten noch mit Lego und liebten unsere Kuscheltiere. G war mein erster körperlicher Kontakt mit dem anderen Geschlecht, abgesehen von der Körperlichkeit, die ich aus meiner Familie kannte.

O-Ton Tagebuch: *Als ich erzählte, dass mein Vater auf Spaziergängen manchmal meiner Mutter und mir lachend mit dem Griff eines Regenschirms zwischen die Beine fuhr, regte mein Analytiker sich auf – ich merke das, er rutscht dann immer unruhig hin und her – und nannte meinen Vater auch »übergriffig«, wie den Jungen aus dem Schwimmverein.*

Ich nahm meinen Vater in Schutz: »Ich glaub nicht, dass das so sexuell motiviert war. Alle waren dabei, auch Oma und Opa. Das war ein total dummer Spaß, der nur zeigte, dass er sich nicht in andere hineinversetzen konnte.«

Schnauben hinter meinem Kopf.

»Mein Vater wollte mir Boxen beibringen, damit ich mich im Notfall verteidigen könne. Diese von mir nicht sehr geschätzten Kämpfchen im Wohnzimmer erfüllten ihren Zweck aber nicht. Er sagte dauernd, dass er durch meine Deckung ›schon wieder durch‹ sei, was ich erniedrigend fand. Mit meiner Mutter hat er auch dauernd geboxt, gekämpft, gefochten. Die wollte das, obwohl sie häufig blaue Flecken hatte.«

»Grob!«

»Ja, aber es gab auch viel Gutes. Mit meinem Vater hatte ich immer ein kuscheliges Verhältnis. Er hat mich als Kind oft gewärmt, ich nannte ihn meinen Bollerofen, das war schön, auch Käbbeln und Toben war toll oder dass er mir später, wenn wir mit mehreren zusammensaßen, immer den Rücken gekrault hat, was er heute noch tut und ich genieße. Wenn ich ihn umarme, weiß ich: Das ist mein Vater.«

»Hmmm ... Sie haben ja mal erzählt, dass Sie sehr offen und körperbetont aufgewachsen sind.«

Ich erinnerte mich an das Gespräch und kicherte. »Na gut, ich hab ein paarmal mitbekommen, wie mein Vater im Vor-Liebesspiel meiner Mutter das Unterhemdchen vom Körper gerissen hat und sie dann im Schlafzimmer verschwunden sind.«

»Waren Sie auch mal dabei, als Ihre Eltern Sex hatten?«

»Nein, aber ich wusste das immer. Die haben unverblümt gesagt, ich solle sie am Nachmittag nicht stören, sie wollten ins Bett. Nur als ich jünger war, stand ich mal vor der Schlafzimmertür und hab angstvoll gefragt, ob's Mama nicht gutgehe!« Ich ahmte prustend meine Kinderstimme nach: »Mamamama, was machst du für Geräusche, was hast du?« – »Nur haben meine ach so freizügigen Eltern, die zum Beispiel FKK-Urlaub machten …«

»Hm!« Das knappe, hingeschleuderte »Hm!« der Missbilligung.

»… mich leider nicht aufgeklärt.«

»Die haben nicht dafür gesorgt, dass Sie nicht in falsche Hände geraten«, stellte er fest. Wie ich aufgeklärt worden sei?

»Durch die Bravo, die Mitschülerinnen, das Leben … Ich wusste nichts, weil es mich zunächst auch gar nicht betraf, geschweige denn interessierte. Es kam alles so überraschend …«

Plötzlich hatte ich – mitten im Gespräch – unglaublich Lust, mich zu zerkratzen, besser noch: zu zerfetzen! Ich hielt's kaum aus, sagte es ihm. Er redete beruhigend auf mich ein, der Drang ging vorüber.

»Wut war das, Wut auf mich, weil ich G nicht gewappnet war.«

»Ihre Eltern haben Sie nicht gewappnet. Die haben Sie dem G ausgeliefert!«

»Meine Güte«, entfuhr es mir, »jetzt nehmen Sie aber auch wirklich gar kein Blatt mehr vor den Mund.«

»Es ist Zeit, die Dinge zu benennen. Sie reden sich die Vergangenheit schön.«

Nach meinem Verständnis gibt diese nachgezeichnete Stunde sehr gut wieder, dass ich den Eindruck hatte, dass in Ihrer Familie eine sexuell aufgeladene Atmosphäre herrschte, die aber für Sie in der Jugend eine Überforderung darstellte. Sie waren diesen Situationen ausgesetzt und wussten damals nichts damit anzufangen, da die »Aufklärung« für Sie fehlte. Nach meinem Eindruck ging diese Atmosphäre von Ihrem Vater aus und die Mutter beteiligte sich. Die Art und Weise, wie Sie unseren Dialog in Ihrem Tagebuch beschrieben haben, zeigt, dass Sie wohl das Gefühl hatten, dass ich damit nicht einverstanden war.

Ich habe Ihr »Hm!« als einen Laut der Missbilligung interpretiert.

Meine Intention war, Sie so zu ermuntern, nachzuspüren, wie Sie sich wirklich gefühlt haben, und nichts zu beschönigen.

Ich denke, ich wünschte mir auch, dass Sie etwas gegen das Verhalten meiner Eltern setzten.

Das tat ich, weil ich den Eindruck hatte, dass Ihnen damals etwas übergestülpt wurde und Sie davor zu wenig Sicherheit erlebt hatten, um selbst etwas entdecken zu können, sondern sich belagert fühlten – auch in Ihrer Familie.

Der Gedanke, dass die Situation in meinem Elternhaus schon vor dem Jugenddrama ungünstig gewesen sein könnte, ist mir bis dahin nie gekommen. Ich hatte im Gegenteil oft gedacht, es gut zu haben, so natürlich und intensiv aufzuwachsen.

Einer meiner zentralen, sich wiederholenden Albträume hatte folgendes Thema: *Meine Burg oder mein Haus wurden vom Feind, der meist in Form wilder Tiere – Monsterhund, Wolf, Tiger – auftrat, belagert und angegriffen. Ich konnte mich schützen, wenn ich alle Einfallstore verschloss. Hastig sicherte und kontrollierte ich Fenster und Türen, aber immer gab es irgendwo eine Schwachstelle, die von mir oder meinen Mitbewohnern übersehen wurde. Daraufhin drang das Biest ein und verbiss sich in meinem Bauch.*

Diese Träume belegen das, was ich oben interpretiert habe. Sie mussten sich verteidigen, Sie konnten nicht offen sein und etwas auf sich wirken lassen, weil Sie in den Beziehungen zu den Eltern keine hinreichende Sicherheit erfahren hatten. Alle Einfallstore mussten geschlossen werden, damit Sie nicht von Gs sexuellen Gefühlen, die Sie damals als Bedrohung, verbunden mit Aggressivität – wie durch ein »wildes Tier« –, erfahren haben, überwältigt wurden. Darum war diese Erfahrung mit G so traumatisierend für Sie und hat Ihre Einstellung zur Sexualität zeitweise auch als erwachsene Frau beeinflusst, wie Ihre »Verwirrungen« und die Albträume zeigten.

Bis weit in die Analysezeit hinein plagten mich diese Träume regelmäßig, dann ließen sie nach, ich habe keinen solchen mehr gehabt – bis auf einen, als ich mit der Niederschrift des Jugenddrama-Themas begann. Jetzt ist wieder Ruhe.

Ich denke, die »Verwirrungen« entstanden, weil ich mich als Burg gesehen habe, die lange der Belagerung durch G standgehalten hat und letztlich doch geschliffen wurde. Und das Schlimmste daran war, dass mein Feind innerhalb der Mauern war, der, der das Fenster aufgelassen hat, war ich selbst, mein eigener Körper war zu schwach, sich immerzu zu verteidigen, er hat den Verrat begangen.

Ihr Körper hat Ihr Selbstverständnis im Stich gelassen. Ihr Selbst war für Sexualität und Liebe noch nicht und nicht mit G bereit. Dennoch tauchten in dieser Phase der jugendlichen Entwicklung erstmals sexuelle Gefühle auf, die dem Ansturm von G nicht standhalten konnten, obwohl sie standhalten wollten. Darum sprechen Sie von Verrat.

Ich verstehe das so: Mein Körper hat meinen Willen verraten. Ich hätte gern verhindert, körperlich irgendetwas zu fühlen, und habe alles, versucht, es zu verhindern.

Damals waren Sie wie eine Burg, die sich gegen äußere Feinde wehrte. Die Feinde sind heute aber Ihre Erinnerungen, die Sie mit aktuellen Erfahrungen verbinden. Sie versuchen jetzt, Ihre inneren Verhältnisse so zu gestalten, dass die positiven Erfahrungen in Ihren Beziehungen überwiegen. Dadurch ist Ihr Selbst stärker geworden und kann sich gegen die eindringenden Bilder der Vergangenheit zur Wehr setzen.

Aber reicht das?

Ich habe oft im Zusammenhang mit Vergewaltigungsopfern gelesen: »Die Opfer leiden lebenslänglich.« Ich denke: Der Satz trifft sicher zu oft zu. Er ist auch total gut gemeint, weil er zum Schutz der Opfer gerechte(re) Bestrafungen der Täter fordert. Aber er stigmatisiert, ohne es zu wollen. Für mich hieße das: Wer einmal Opfer war, bleibt es für immer. Nehme ich, als Betroffene, diese Aussage in ihrer ganzen determinierenden Brutalität als Wahrheit an, kann ich mich gleich aufgeben, dann lohnt es nicht zu kämpfen. Dieser Satz darf nicht stimmen!

Auch ich bin bisher bei meinen »Verwirrungen« immer davon ausgegangen, dass ich diesen mein Leben lang ausgeliefert bleiben müsse.

Sie sind selbst ein Beispiel dafür, dass die Opfer nicht ein Leben lang Opfer bleiben und Ihren belastenden Erinnerungen und Vorstellungen ausgeliefert sein müssen. Sie haben am Anfang der Analyse den Mut gefasst, den inneren »Gespenstern« – ich erinnere Sie an das Graffiti – nicht so viel Raum zu geben und sie zu bekämpfen. Die bestimmen jetzt nicht mehr Ihr Leben und Ihre Beziehung, Sie haben Ihr Leben in die Hand genommen.

Ich habe die Schicksalsergebenheit abgelegt.

Meine Mutter hat mir erzählt, ich sei ein schicksalsergebenes Kind gewesen. Die Schieloperationen, das Verlassensein im Krankenhaus – das hätte ich eben stumm leidend hingenommen. Ich hätte nicht rebelliert.

»M-m«, hörte ich meinen Analytiker, nachdem ich ihm davon erzählt hatte, murmeln, »ein fügsames Mädchen.«

Ich brauste auf: »Wie ich das hasse, dass ich so ein beschissenes Opferlamm war!«

Mit diesem Ausbruch hatte er wohl gerechnet. Ich spürte, wie er hinter mir lächelte. Hin und wieder haben Sie mich mit solchen Bemerkungen extra provoziert!

Ich benannte Ihre Schwäche, sich fügen zu müssen.

Das Benennen förderte die Erkenntnis, war in dem Moment aber ein Schock.

Das war es und Sie zeigten es. Sie meinten als Kind – und Sie haben viele Beispiele dazu erzählt –, sich nicht wehren und nicht »Nein« sagen zu dürfen.

Im Gegenzug darf ich jetzt nicht nur »Nein«, sondern auch »Ja« sagen, »Ja« zu mir, »Ja« zu meinen Bedürfnissen und zu meinem Versuch, das Jugenddrama für immer hinter mir zu lassen.

Es wird Ihnen nach meinem Eindruck in Zukunft auch ohne die analytischen Sitzungen, ohne meine Anwesenheit gelingen, Ihre Selbstbejahung aufrechtzuerhalten.

Sie nahmen mir die Ängste und hielten mich im Hier und Jetzt fest, indem Sie mich stets ermutigten, weiterzureden, mich mit meinen Worten wieder zusammenzufügen.

Es ist unglaublich, was auszusprechen in einer Analyse alles möglich ist und wie klein diese unfassbar groß geglaubten Geheimnisse werden, sobald sie einmal heraus sind. Wie Ballons, denen man die Luft rausgelassen hat. Auch G war so ein Ballon, meine Angst hatte ihn aufgeblasen und mein Sprechen ließ ihn Stück für Stück zurückschrumpfen.

Ihre Angst vor dem »Nein«-Sagen und vor seiner Reaktion hat G aufgeblasen und gewaltiger und größer gemacht. Anfangs drang das »böse Tier« noch häufig in die Analyse ein, später haben Sie erkannt, dass es Ihre Fantasien und Ängste waren, die Vergangenes und Erlebtes in die aktuelle Beziehung brachten.

Als Jugendliche habe ich eine Zeit lang gedacht, ich würde G nie wieder los, und habe in mein Tagebuch geschrieben, dass ich Angst vor der Zukunft habe und eigentlich gar nicht mehr leben wolle.

So wie ich als junger Mensch überzeugt war, ich könne nicht singen, niemals, keinen Ton, eher würden Steine musikalisch, ich müsse den Mund halten, unbedingt. Dennoch bin ich eines Tages in eine kleine Musikschule gegangen. Damals gab es schon ein erstes kleines »Ja« zu mir. Singen ist für mich, als würden kleine Fensterchen in der Brust aufspringen. Vor einem anderen Menschen zu singen, hat auch mit Vertrauen und Sichöffnen zu tun. Ihnen habe ich mal ein selbstverfasstes Lied von der Liebe zu einem Apfelbaum vorgesungen.

Ich erinnere mich, es war ein sehr eindrucksvoller Moment, den ich so verstand, dass Sie Ihren Selbstwert wiedergewannen und Ihr Opfer-sein-Gefühl, Ihre Schuldgefühle und Ihre Scham überwinden können.

34. Kapitel

Auf einem guten Weg

In meiner Psychoanalyse haben wir nie Pläne für mich gemacht, nur in besonders kriseligen Situationen hat er mich aktiv zu etwas ermuntert oder mir von einer Sache abgeraten. Wollte ich aber im Normalfall wissen, wie er an meiner Stelle handeln würde, musste ich meine Luchsohren aufstellen und versuchen, die Schwingungen herauszuhören, die mir die für mich wegweisendsten, hilfreichsten schienen. Diese Statements habe ich dann oft wie Bonbons im Mund hin und her geschoben und geprüft, ob sie mir schmecken. Da waren zum Beispiel diese Sätze über meinen Mann: »Sie haben ihn gewählt.« Und: »So kennen wir ihn doch.« Mein Analytiker sagte sie gelassen und wohlwollend, eine Einstellung, die ich aus Gesprächen mit Freundinnen oder meiner Familie nicht kannte. Mir ist klar geworden, dass mir die Macken meines Mannes, genauer gesagt: das, was *mir* an ihm nicht passte, tatsächlich vorher bekannt waren. Ich hatte mich von vornherein auch in seine schwierigen Seiten verliebt, obwohl mir früh klar war, dass das von mir angestrebte Normalleben – Haus, Kinder, Familie – für uns nicht möglich sein würde.

Ich meine, Sie waren darüber nicht nur erfreut, sondern auch traurig und enttäuscht, mussten es aber akzeptieren.

Ich habe es akzeptiert, wollte für mich auch das Außergewöhnliche.

Nachdem wir in einer Analysestunde sehr intensiv über meine Ehe gesprochen hatten, träumte ich in der folgenden Nacht, mein Mann habe ein Überraschungsgeschenk für mich. Im Traum schob er ein paar Zweige zur Seite und vor uns lag eine wunderschöne, blühende Landschaft. »Die ist für dich«, sagte er; ich wachte mit innerem Frieden auf.

Ihre Ehe ist nach Ihren Schilderungen in den Stunden nicht nur eine »blühende Landschaft«, und dennoch sind Sie zufrieden und oft auch glücklich, wie

Sie sagen. So ist es in lebendigen Beziehungen, die nicht nur von der Idealisierung leben.

Vulkanische Landschaften sind ja auch besonders fruchtbar. Auf der Couch liegend spazierte und rannte, kletterte und kroch ich ständig durch die Landschaften meines Lebens, meist bei Aprilwetter, das heißt: Stimmungsumschwünge im Minutentakt. »Ach, das ist jetzt wieder das«, sagte mein Analytiker, wenn der nächste Wintereinbruch den Kontakt zu mir selbst unterbrach und ich denken musste, *alle* Menschen ließen mich am liebsten im Regen stehen, ich sei allein auf weiter Flur, wo ich Wind und Wetter schutzlos ausgesetzt sei. Ich lernte, mich mit solchen Sätzen, mit dem Enttarnen des Gefühls, gegen die inneren Stürme zu stemmen; ich lernte, Pflöcke einzuschlagen, damit diese mich nicht wegrissen. Ich redete oft von den Pflöcken, als hätte ich nicht mehr Gewicht als ein Luftballon; die Arme ums Kissen geschlungen, äußerte ich wieder und wieder den Wunsch, mich irgendwo fest zu verankern, so lange, bis ich mich an meinen Worten, an unseren Worten, verankern konnte. Meine Sprache, die Verbindung zwischen uns, habe ich als festes Tau, Rettungsleine, Ariadnefaden empfunden. Auf meiner »Landkarte einer Psychoanalyse« ist sie als Redefluss zwischen uns dargestellt, eine Wachstum fördernde, weit mäandernde Lebensader.

Die Redekur half Ihnen weiter, weil Sie nicht nur über die Frühlings- und Sommerlandschaften sprachen, sondern auch über Herbststürme und Wintereinbrüche mit Frost und Kälte, das heißt über Enttäuschungen, Wut, Trauer und andere unangenehme Gefühle.

Mit dem Malen der Karte habe ich versucht, mich meinen Zentralregionen noch auf andere Weise zu nähern. Es gab mehrere Themen, die sich oft wiederholten, und es ist Ihnen nicht überdrüssig geworden, sich das anzuhören. Auch diese Erfahrung zu machen, hat vielleicht bei mir zu mehr Gelassenheit und Gewöhnung an mich selbst und meine Schwächen geführt.

»Sie sind, wie Sie sind«, sagten Sie. Auch so ein wichtiger Satz.

Mit sich selbst wohlwollend umzugehen, war das Ziel Ihrer Analyse, und das gelang nicht auf Anhieb, dafür waren Wiederholungen und die Wahrnehmung der Muster in den Wiederholungen Voraussetzung.

Je mehr ich mich kennenlernte, desto mehr konnte ich auch über mich lachen, weil die meisten meiner als schrecklich empfundenen Schwächen ja doch harmlose Schönheitsfehler sind.

Humor gehört auch zur Analyse. Ich erinnere mich gut, Sie haben auch manche witzige Bemerkung gemacht oder Sie fanden meine Worte lustig.

> Einmal, als das Unbewusste
> wieder mal soufflieren musste,
> weil es alles besser wusste,
> sagte ich: »Dann komm doch raus,
> drück dich ganz bewusst mal aus!«

Ihr Gedicht gibt das Humorvolle in unserer Psychoanalyse wieder.

Sichtbaren Niederschlag fand dieses Phänomen besserer Laune und größerer Ausgeglichenheit in meinen Erzählungen: Sie wurden heller.

Das jeweilige Lebensgefühl floss in Ihre Beschreibungen mit ein.

Nicht nur mein Blick auf meine Umgebung ist milder und offener für das neben dem Hässlichen existierende Schöne geworden, auch mein Figurenpersonal geht liebevoller und weniger misstrauisch miteinander um. Zudem gibt es Ruhepausen in meinen Romanen wie in meinem Leben. Ich bin nicht mehr so streng mit mir. Ich gönne mir öfter ein »Nein« und verurteile mich dafür nicht mehr, sage mir stattdessen: »Alles kann man nicht schaffen.« Dadurch sind meine Träume vielleicht auch nicht mehr so anstrengend, zumindest habe ich den Traum, in dem ich eine endlose Leiter hinaufsteigen muss, nicht mehr.

Heute kann ich sowohl Hilfe annehmen als auch freundliche Hilfsangebote ablehnen, wenn ich den Eindruck habe, man wolle mir zu viel aus der Hand nehmen. Ich versuche, zu meinen Verunsicherungen zu stehen und mich zugleich nicht allzu sehr verunsichern zu lassen. Manchmal denke ich, ich wolle die Quadratur des Kreises, und manchmal, dass alles ganz einfach sei, nur meine Ansprüche an die eigene Perfektion zu hoch gewesen sind. Von den Höchstleistungen habe ich mich lösen können.

Immer öfter finde ich es beim Blick in den Spiegel ganz in Ordnung, mein Leben lang mit mir zusammen zu sein. Ich schätze meine

Fantasie, auch das ein Verdienst meines Analytikers, der diese gern als »Pfund, mit dem Sie wuchern können« darstellte. Viele Menschen meiner Vergangenheit hatten sie eher belächelt und als schrullige Laune abgetan. Er dagegen begriff sie als Lebensbereicherung und Chance für mich.

Ich habe schon lange keine Abendangst mehr gehabt. Dieses diffuse wie existenzielle Gefühl von Unbehagen, Gefährdung und Vergänglichkeit ist verschwunden.

Ich kann meinen Körper besser einschätzen, »hineinhorchen«, wie Sie mal sagten. Ich ahne, ob es mir schlecht geht, weil ein Problem von außen gekommen ist, zum Beispiel ein schlechtes Essen, oder ob mir übel ist, weil ich mir Sorgen mache, unter Stress-Durchfall leide und nicht richtig laufen kann, weil meine Mutter gerade nicht laufen kann und am Telefon beklagt, dass es ihr schlecht gehe und ich sie nicht besuchen würde. Meine eingebildeten Solidaritäts-Beinschmerzen lindern mein schlechtes Gewissen, helfen letztlich aber niemandem weiter.

Ich habe mich so gut wie möglich mit der Distanz zwischen den Menschen meiner Familie abgefunden. Ich freue mich, wenn es kurze Treffen ohne Krach gibt und sage mir: »Das muss eben reichen.« Ich brauche niemanden mehr in Schutz zu nehmen, nur weil ich ihn liebe, ich kann selbst sagen: »Ja, es stimmt, diese Person hat mich damit sehr verletzt, das war schlecht.« Genauso wichtig ist für mich aber, dass ich frei entscheiden kann: »Ich verschleiere nichts und verzeihe trotzdem, auch wenn andere Menschen das vielleicht nicht tun würden.«

Ich versuche meine Position zu halten, ich schlage mir meine Pflöcke ein; ich beende Gespräche, wenn ich merke, dass sie mir schaden. Ich bringe mich in Sicherheit, ich schlage mich nicht oder laufe planlos weg, sondern gehe zum Sport, pflüge das Wasser um und lasse meine Wut dort.

Es ist ein ständiges Strampeln. Nichts geht einfach, nichts läuft von selbst. Hinter jeder Wegbiegung lauert die Möglichkeit des Rückfalls. Ich kam so manches Mal gefrustet in die Stunde, sagte zu Ihnen: »Ich hab mal wieder versagt.« Und Sie antworteten mit Ihrer klaren Einfachheit, Ihrer Freundlichkeit und Ihrem Optimismus, all den Eigenschaften, die auch Ihren Textbeiträgen in diesem Buch anzumerken sind: »Aber es ist doch gut, dass Sie es mir erzählen können.«

Psychoanalyse ist für mich ein nicht endender Weg, so wie in dem Sechszeiler formuliert:

Wenn die Worte Wege sind,
sind die Schriften Straßen,
sind die Sätze Schritte
und die Silben meine Zehen.
Bis ich meine Wahrheit find,
soll'n sie unaufhörlich gehen.

Psychoanalyse ist der Anfang eines Weges, der zur Reflexion über das eigene Denken und Verhalten führt und insbesondere auch über die Stellung in der Familie und der Gesellschaft. Er endet erst mit dem Leben.

35. Kapitel

Die Seilschaft

Manches kann man nur schenken,
nicht einfach: geben,
zur Verfügung stellen,
verleihen oder gar verkaufen.

Sie schenken mir Gehör.
Ich schenke Ihnen Vertrauen.

Die Worte gehen
– grammatikalisch gesehen –
nur eine Verbindung ein.

Die Gaben gehen
– psychoanalytisch gesehen –
ihre glücklichste Verbindung ein.

In der langen, guten Mitte der Analyse erreichten unsere Gespräche einen Zustand der Vertrautheit, in dem ich mit Ihnen überall hingehen konnte, bis ans Ende meiner Welt, bis dorthin, wo keine Wege mehr sind. Obwohl Sie von uns wohl eher der Wanderfreudige sind, habe ich unser Miteinanderreden wie eine Fortbewegung zu Fuß empfunden. Ihre Bemerkung aber, ich hätte viele Wildbäche in mir, nahm ich als Kompliment.

Wir benutzten häufig Bilder aus Landschaftsbeschreibungen, um innere Vorgänge deutlich zu machen. Sie lieben ja auch die Beschreibung von Landschaften und stellten die Analyse als Landschaft dar wie im Umschlagbild des Buches.

Bei einer unserer »Wort-Wanderungen« landeten wir auf einem Gletscher und stellten uns vor, dass Krampen an den Schuhen oder besser noch ein Anseilen hier von Vorteil wären.

Ich fragte: »Sind Sie mein Bergführer?«

Sie antworteten: »Wenn Sie so wollen, ja. Sie sind mit mir verbunden, bei mir angeseilt, ich halte Sie wie ein Bergführer seine Begleitung.«

Mir kamen die Tränen. Ich streichelte mit meiner rechten Hand meine linke. »Wenn jetzt aber ein Nebel aufzieht, und ich Sie am Ende des Seils nicht mehr sehe?«

»Nein, das kann nicht passieren. Sie bestimmen, wie kurz oder wie lang das Seil zwischen uns ist.«

Das Anseilen ist nicht nur am Berg oder auf einem Gletscher sinnvoll, sondern auch, wenn Sie in eine Höhle absteigen. Denken Sie an die Höhle, in der Miria lebte. Ihre Liebe zu Höhlen und Ihre Angst haben zu dem Anseil-Bild geführt.

Die Seilschaft war nur eine der Fantasien, die wir in der Analyse entwickelten, dennoch wurde sie für mich die Bedeutendste, weil ich mir vorstellte, ich könne mich vor dem Schlafengehen, bevor ich das gefährliche Terrain der Träume betrete, an meinem Analytiker anseilen. Umfingen mich plötzlich bedrohliche Nebel, hielte er mich in der Spur, und griffen böse Untiere an, stünde er mir zur Seite oder zöge mich einfach aus der Gefahrenzone heraus.

Ich beschloss, mich von nun an jeden Abend »anzuseilen«. Das war meine Idee und, obwohl ich nicht viel auf sie gab, nicht einmal dachte, dass ich sie mit Ausdauer umsetzen würde, wollte ich unbedingt, dass meine mir selbst auferlegte Fantasietherapie anschlug.

Mit der Anseilfantasie nehmen Sie mich als Bergführer, der Sicherheit vermittelt, mit in Ihre Zukunft.

Teil 5

Das Ende der Analyse und der Übergang vom Reden zum Schreiben

36. Kapitel

Der Analytiker zieht weg

Die Entscheidung, in eine andere Stadt zu ziehen, hatte damit zu tun, dass ich mit dem 80. Lebensjahr die Privatpraxis langsam reduzieren, das zu große Familienhaus aufgeben und mich an den Großelternaufgaben beteiligen wollte. Ich hatte es Ihnen mitgeteilt, aber nicht explizit begründet. Ich wollte die Praxis noch etwa zwei Jahre in demselben, dann gemieteten Raum in meinem Haus fortführen. Schon zwei Jahre zuvor hatte ich keine neuen Patienten mehr angenommen. Alle Behandlungen waren weit fortgeschritten oder gingen dem Ende zu.

Ich hatte nach seinen Urlaubsterminen für den Sommer gefragt. Mein Analytiker druckste ungewohnt herum, murmelte schließlich, ich könne es auch gleich erfahren: Im Sommer ziehe er fort, in eine andere Stadt.

Damit hatte ich nicht gerechnet. Die Couch schien unter mir nachzugeben. Mein Analytiker gehörte doch hierher! Hier war er zu Hause! Die Analyse war hier zu Hause!

»Ist es da so schön?«, würgte ich heraus und schob das blaue Kissen zu einer Steilwand hinter mir auf. Der Verlust war erschreckend stark. Ich versuchte, mir nichts anmerken zu lassen.

Er, weggedreht von mir, sagte, mit ebenfalls von Trauer belegter Stimme, für mich werde sich kaum etwas ändern, denn er wolle die Praxis noch eine Weile für seine letzten Patienten weiterführen.

Ich spürte, dass diese Mitteilung, die Ihnen die Begrenzung der Psychoanalyse bewusst machte und den Trennungsprozess einleitete, vielleicht etwas zu früh für Sie kam. Aber ich war mir auch im Klaren, dass Sie bald Veränderungen an dem Haus merken würden und dann die Frage sowieso aufgekommen wäre.

Wir schwiegen lange, was wir sonst nie taten, schon gar nicht zu Beginn. Der Raum erschien mir schon jetzt anders, seine Sicherheit erodiert. Später würde ich bei jeder Veränderung ängstlich nachfragen, ob diese nun ein

Zeichen des endgültigen Abschieds sei, aber zunächst konnte ich nichts anderes tun, als gegen die Tränen anzukämpfen.

Noch am Vortag hatten wir die Idee des Anseilens gehabt. Hätte er mir das Halteseil gar nicht erst angeboten, dachte ich enttäuscht. Heute denke ich, was für ein Glück, dass die Fantasie keine Stunde zu spät entwickelt wurde.

Es war das einzige Mal während der ganzen Analyse, dass ich während einer Stunde zur Uhr im Regal hinüberschielte, hoffte, die Zeit sei bald um. Um jeden Preis wollte ich vermeiden, schon auf der Couch in Tränen auszubrechen. Ich wusste, es würden nicht die leisen, wohltuenden sein, die sonst ins Kissen sickerten.

Ich fühlte mich verlassen, wieder einmal auf der Strecke geblieben, wieder einmal übersehen; ich war verletzt und untröstlich, weil mir mit diesem guten Ort etwas Wichtiges, Bedeutsames verloren gehen würde. Wie oft hatte ich mir vorgestellt, dass mein Analytiker jetzt in seinem Haus neben der Praxis anzutreffen sei! Ich hatte ihn nie zwischendurch angerufen, keinen Termin verschoben. Doch vor dem Einschlafen, nach einem Albtraum, während langer Pausen oder in schwierigen beruflichen oder privaten Situationen hatte es mich beruhigt, ihn dort zu wissen.

»Ich habe Sie mir wie einen Baum hierhin gepflanzt«, klagte ich.

»Dieser Ort bleibt Ihnen erhalten«, versicherte er mir, »ich komme so lange, wie Sie mich brauchen. Es geht weiter. Sie können sich darauf verlassen.«

Ich habe nicht daran geglaubt. Es widersprach einfach allen meinen Erfahrungen. Ich habe zwar geglaubt, dass Sie Ihr Versprechen würden halten *wollen*, sich jedoch schnell Gründe finden würden, die das unmöglich machten.

Ich hatte Ihnen zu verschiedenem Anlass und schon zu Beginn der Analyse immer wieder versichert: Es geht weiter, Sie werden nicht fallen gelassen. Daraus ist wohl verständlicherweise die Vorstellung entstanden, Psychoanalyse sei wie ein Baum, der, einmal an einen Ort gepflanzt und dort wachsend, von diesem Ort nicht wegzubewegen ist. Psychoanalyse ist eine Begegnung, in der es einen Anfang und ein Ende gibt.

Ich fragte mich, ob ich überhaupt das Recht hätte, Ihr Angebot anzunehmen. Ich kenne Leute, die dreißig Jahre jünger sind als Sie und es als extreme Belastung empfinden würden, diese Strecke dreimal die Woche zur Arbeit zu fahren. Ich fragte mich, ob Sie es als anständig empfänden, ja womöglich erwarten würden, dass ich von mir aus die Analyse beendete? Zu meiner großen Erleichterung war ich nicht die einzige Patientin, wegen der Sie sich zweieinhalb Jahre lang morgens Lunchpakete machen mussten. Ich habe Sie oft gefragt, ob es sich für Sie auch wirklich noch lohne, die Fahrerei auf sich zu nehmen.

In der Stunde, in der ich es erfuhr, tat ich mir vor allem selbst leid. Sie sollten nicht merken, wie sehr ich getroffen war, weil ich fürchtete, dass meine Gefühle nicht angemessen waren. Erst auf der Heimfahrt heulte und schluchzte ich meinen Kummer ungebremst heraus.

Den nächsten Termin wollte ich zunächst gar nicht wahrnehmen, fuhr dann aber doch zu Ihnen, weinte bei Ihnen, sagte, ich wolle von nun an den Rest der Zeit nutzen, viermal die Woche kommen. Und ich sprach von der Möglichkeit eines schriftlichen Dialogs …

Der schriftliche Dialog ist dann auch zustande gekommen und sehr intensiv geworden. Der Beginn des Trennungsprozesses war also nicht nur schmerzlich, sondern auch kreativ, schuf eine neue Idee. Der Zeitpunkt der Mitteilung war von meinen äußeren Bedingungen bestimmt. Er traf bei Ihnen auf eine innere Verfasstheit, in der Sie Trennung noch nicht ertragen konnten.

Sie sind noch zweieinhalb Jahre in Ihre Praxis gefahren und erst zu Beginn des letzten halben Jahres habe ich gedacht, dass es jetzt für mich reicht, ich die Analyse gut beenden kann. Wären Sie nicht in Ihre alte Praxis gekommen, hätte ich meine entscheidenden Schritte zur Lösung meiner Probleme nicht machen können und – trotz aller Vernunft und allen Verständnisses – zudem das Gefühl gehabt, zurückgelassen worden zu sein. Deshalb war es für mich so immens wichtig, dass Sie die Fahrten auf sich genommen haben. Weil Sie das für mich getan haben, gibt es unser Buch.

37. Kapitel

Die Rosenbäumchen

Das Thema der Rosenbäumchen symbolisiert für Sie den Beginn des langen Abschieds vom Ort der Analyse und für mich von dem Wohnhaus.

Der erste Termin nach gut sechs Wochen Sommerpause und dem Umzug, in denen mich die Unsicherheit, ob er wirklich für die Analysestunden zurückkommen werde, umgetrieben hatte, war an einem heißen Tag. Ich parkte nicht wie sonst vorm Haus, sondern – vorsichtig – weiter weg, näherte mich langsam und Schleifen drehend in offenen Sandalen, mit denen ich trotz der Sommerglut einen Tannenzapfen aus dem Nachbargarten vor mir herkickte, so, als ginge ich zum Strand, ginge nur spazieren. Ob er da ist, fragte ich mich. Wenn nicht: auch nicht schlimm! Damit ist zu rechnen, und dann – na und?! – gehe ich eben wieder, als wäre gar nichts, als käme ich nur so hier vorbei.

Ich erkannte sein Auto an seinen Initialen auf dem Nummernschild. P.J. musste also wirklich da sein, in der stillen, menschenleeren Mittagshitze. Das Haus sah auf den ersten Blick normal aus, vertraut, und für eine verrückte Sekunde dachte ich, er sei nicht umgezogen, habe es sich anderes überlegt; mein Herz hüpfte. Im Nachhinein fand ich das dumm, denn bei genauerem Hinsehen war deutlich, dass die Bewohner weg waren. Das Haus war nur noch eine leere Hülle, der Garten hatte Durst. Ich sah weg; was ging mich das Haus an? Dieser Ort hatte mir nichts zu bedeuten! Nicht die Pflanzen, nicht die Fröhlichkeiten, die den Vorgarten dekoriert hatten: der kleine, bunte Holzvogel, die gelbe Plastikwindmühle.

Die neuen Besitzer veränderten sehr bald den Garten vor und hinter dem Haus. Ich habe es wie Sie wahrgenommen, es war ein Teil des Prozesses, Abschied zu nehmen.

Für Sie muss es ja viel schwerer gewesen sein und trotzdem sind Sie jede Woche zu Ihrem alten Haus zurückgekehrt. Ich hätte das an Ihrer Stelle nicht gekonnt. Ich bin an keinen meiner geliebten Zuhause-Orte zurückgekehrt, nicht mal in mein Kindheitshaus.

Mit dem habe ich Ihr Haus oft verglichen. Zum Beispiel habe ich mir so eine Windmühle, wie sie – wahrscheinlich für die Enkelkinder – in Ihrem Vorgarten steckte, als Kind von Herzen gewünscht, aber nie bekommen. Die Bank vor dem Wohnhaus, auf der ich nie jemanden habe sitzen sehen – und ich wette, dass da auch nie jemand saß –, hat mich an meine Oma Lucie erinnert. Unzählige Male sollte ich ihr als Kind ein Haus mit einer Bank davor malen: »Mal mir meinen Lebenstraum: ein Haus mit einer weißen Bank und einem Apfelbaum.« Dauernd hat sie von Bank und Baum geredet – und meine Mutter hinter ihrem Rücken die Augen verdreht –, aber als Oma schließlich einen Garten hatte, hat sie sich weder den einen noch den anderen Traum erfüllt.

In den Garten meiner Eltern hätte eine Bank wohl genauso wenig wie die Windmühle gepasst. Vor meinem Elternhaus: ausgetretene Turnschuhe, locker zusammengerollte Socken, Kisten mit Gemüse, Töpfe, Mäusegedärm, das die Katzen nachts nicht mitgefressen hatten, der Behälter für den Kompost mit dem Teesieb obenauf.

Ich habe noch nicht recht verstanden, warum mich ein Lebensstil, der für uns, meine Eltern und meine Familie mütterlicherseits, nie infrage gekommen wäre, so ins Grübeln gebracht hat. Ich glaube nicht, dass ich es auch nur ansatzweise eklig fand, wenn meine silberfarbene, einem schnellen, schmalen Gespenst gleichende Streunerkatze Lisa mir als Liebesgabe frühsommers ein totes Kaninchen vors Bett gelegt hat. Ich habe Lisa vergöttert, ihr seltenes Auftauchen, ihr zerrissenes Ohr, ihre Flöhe, ihr lautes Schnurren.

Nach dem Sommer also ist etwas von dem, das diesem Ort der Analyse unübersehbar innewohnte und das mich gleichermaßen anzog wie auf Distanz hielt, fort.

Es ist verständlich, dass Ihnen mit dem Abschiednehmen von der Analyse der Abschied von der Kindheit einfällt, denn die Analyse führt zum Abschiednehmen von der Kindheit.

Aber Sie waren noch da, Sie wirkten verloren auf mich, weil drumherum alles so wüst, unordentlich und vernachlässigt war.

Ich fragte mich: »Leidet er auch so wie ich?«

Die Veränderungen machten mir viel aus. Nicht nur weil dies der Analyseort war, sondern weil es mir jedes Mal wehtut, wenn ich Säge und

Schredder höre und sehe, wie Menschen aus blühenden Vorgärten Steinwüsten machen. Vielleicht bin ich eben einfach so geblieben, wie ich aufgewachsen bin? Jetzt gerade gefällt mir das sehr, obwohl die Liebe zur Natur in unserer Welt sehr von Nachteil ist. Man darf durchaus sagen, man könne kein Tier leiden sehen, aber keinen Baum? Sagt man besser nicht.

Also erwog ich, wenigstens heimlich die Rosenbäumchen, die im Vorgarten standen, zu gießen. Zur nächsten Stunde füllte ich mir zwei Plastikflaschen mit Wasser und transportierte sie im Auto dorthin. Vierzig Minuten kollerten sie rumpelnd durch meinen Fußraum, aber als ich sie ausgießen wollte, trat gerade jemand aus dem Haus und ich traute mich nicht. Mit den vollen Flaschen fuhr ich wieder nach Hause und kam mir reichlich dämlich vor.

Als die Bauarbeiten umfangreicher wurden, fragte ich, was aus den Bäumchen werde. Sie standen genau da, wo Platz für einen weiteren Parkplatz wäre. Ob ich sie, sofern sie dort nicht stehen bleiben könnten, mitnehmen und umpflanzen dürfe?

Ich habe Ihnen damals gesagt, ich würde die neuen Besitzer fragen, ob Sie die Bäumchen ausgraben könnten. Die Besitzer wollten sie loswerden, ich konnte sie nicht mitnehmen, deswegen konnten sie zu Ihnen ziehen.

Ich wollte die Bäumchen irgendwie retten, und ich wollte, das kann ich durchaus zugeben, mir auch ein Stück von Ihnen mitnehmen. Einmal haben Sie mir ein Buch ausgeliehen und ich erwog, es Ihnen nicht zurückzugeben, sondern zu behaupten, ich hätte versehentlich Kaffee darüber geschüttet und Ihnen deswegen ein neues Exemplar gekauft. Das habe ich aber nicht gemacht. Stattdessen habe ich lieber beschlossen, ein eigenes Buch mit Ihnen zu schreiben.

Und ich wollte mir konkret etwas von diesem Ort bewahren, seien es auch nur zwei alte Rosenstöcke voll welker Blüten. Zu meinem Glück habe ich einen Mann geheiratet, der meine Verrücktheiten mag. Mein Mann und ein gartenkundiger Freund halfen, die Rosenbäumchen auszugraben. Wir kauften Rosenerde, gossen wie die Weltmeister.

Als die Rosen da waren, in meiner Stadt, vom Frühstückstisch aus zu sehen, war das zuerst seltsam. Die beiden hatten mich jedes Mal begrüßt, wenn ich einen Analysetermin hatte. Sie gehörten zur Analyse wie die Einrichtung im Zimmer.

Jetzt also, bei mir: ein paar wenige, winzige Blüten, knorrige Stämmchen, zarte Spuren der Pflege, graugrüne Flechten – und kaum Gewicht. Wie leicht sie waren! Ich besah sie mir, als erwartete ich eingeritzte Zeichen, Botschaften, Schwüre für die Ewigkeit – das Versprechen, dass sie angehen würden: auf einer vernachlässigten Wiese, deren Erde zunächst von Steinen befreit werden musste. Zum Gießen muss ich jedes Mal mit den vollen Eimern durchs Treppenhaus. Es schwappt, die Nachbarn schauen, wie sie immer schauen. Gärtner, das sind hier Menschen, die gegen Grashalme antreten, als zögen sie in den Krieg. Würden sich die Rosen da wohlfühlen?

Verunsichert erwog ich, sie lieber in den insektenreichen Naturgarten meiner Eltern einzusetzen. Die Ablehnung meiner Mutter kam spontan: »Solche komischen, veredelten und in Form geschnittenen Bäumchen passen doch nicht in unseren Garten!« Das schmerzte. Fairerweise muss ich hinzufügen, dass meine Mutter die Rosen dann aber während Phasen meiner Abwesenheit gießt. Die meisten Sachverhalte sind eben nie schwarz oder weiß, zumal es diese Farben in der Natur nicht gibt.

Die Rosenbäumchen sind wie dieses Buch: Betrachten weckt Erinnerung!

Und wie geht es ihnen jetzt, gut zwei Jahre nach dem Verfassen dieses Textes? Zwei Sommer haben sie geblüht, der letzte späte Frosteinbruch ist ihnen allerdings nicht gut bekommen. Ehrlich gesagt: Rosen*bäumchen* sind es nicht mehr. Ich konnte mich nie recht überwinden, die Seitentriebe abzuschneiden, was aber wohl auch gut war, denn dadurch leben sie noch. Nur sind sie jetzt eben verwilderte Rosenbüsche, wozu mir das Sprichwort einfällt: »Wie der Herr, so's Gescherr.«

38. Kapitel

Abenddialoge

Die Abenddialoge entstanden aus der Idee, sich für die Nacht und das Abtauchen in den Schlaf und seine (Alb-)Träume anzuseilen. Ich entwickelte ein Ritual, das ich – vergleichbar einem Abendgebet – mit wenigen Ausnahmen vor jedem Einschlafen ausführte und oft noch immer ausführe. Meist war es nur ein kurzer Gedanke: Anseilen! Hatte ich am Tag eine intensive Analysestunde gehabt, glaubte ich, nun wieder liegend, meinen Analytiker hinter mir zu spüren. Seine Stimme, die Art seines Redens mit mir, sein Wesen sind mir so vertraut, dass ich mir noch heute vorstellen kann, er sei in der Nähe.

Die Metapher »Anseilen« ist in einer Episode der Analyse entstanden, in der Ihre Angst, in den Schlaf »abzusteigen«, im Vordergrund stand. Sie fürchteten, wie Sie sagten, die »Tiefen der Nacht«. Da ich früher Bergsteigen praktiziert habe, ist mir das Anseilen eingefallen. Anseilen reduziert die Angst, aber man ist mit einer Person sehr eng verbunden, die keinen Fehltritt machen darf. Ich wurde Ihr »Bergführer«, der mit Ihnen in die »Höhlen« (des Schlafes) absteigt und Sie sichern soll. In der Analyse haben Sie zwar das Anseilen erwähnt, aber nie einzelne Dialoge geschildert. Ich bin neugierig.

In der letzten Phase der Analyse hatte ich zwar mehr Vertrauen in Ihre Akzeptanz aller meiner Ihre Person betreffenden Gedanken und Fantasien. Dennoch erzählte ich Ihnen mündlich keinen konkreten Dialog. Ich wusste nicht, wie Sie darauf reagieren würden. Einige dieser Dialoge habe ich mir gleich am späten Abend notiert, so, wie ich mir auch nachts Träume notiere.

I
(das Standardgespräch, von dem alle Variationen abstammen)
Ich: Kann ich mich anseilen?
Er: Möchten Sie das?

Ich: Dann fühl ich mich sicherer.
Er: Na gut.
(das Abrollen von Seil, das Klicken von Karabinerhaken)
Er: Fünf Meter!
Ich: Nur fünf Meter Seil bis nach ... da, wo Sie jetzt gerade sind? Das reicht?
Er: Ja, fünf Meter.
Ich: Ich bin eingehakt.
Er: ...
Ich: Dann gehe ich jetzt in meine Geschichten.
Er: Mmm, gehen Sie.
Ich: Gute Nacht.

Ich bin wirklich für Sie wie ein Bergführer, der Anweisungen gibt.

II
(ein stürmischer Herbstabend, der Regen pladdert gegen die Dachfenster)
Ich: Sind Sie schon zu Hause?
Er: Hm-m.
Ich: Gut, dass Sie nicht mehr auf der Autobahn sind!
Er: ...
Ich: Haben Sie einen heißen Kakao bekommen?
Er *(lacht)*: ...
Ich: Sagen Sie doch mal, bitte! – Ich liebe es, wenn mein Mann mir nach einem anstrengenden Tag am Abend einen Kakao macht. Das ist auch eine schöne Kindheitserinnerung an meine Oma Lucie.
Er *(sanft)*: Ich bin gut nach Hause gekommen.
Ich *(mich einkuschelnd)*: Danke.
Er: Hm-m.

Sie sorgen sich jetzt um mich.

III
(aus einem beängstigenden Traum aufgewacht)
Ich: Sie sollten doch aufpassen!
Er: M-mh, ich bin da.
Ich: Aber Sie sind eingeschlafen!
Er *(leicht empört)*: Es ist ja auch mitten in der Nacht.

Ich: …
Er *(listig):* Sie haben es doch allein aus dem Traum geschafft.

IV
(nach einem schlechten Tag)
Er: Heute seil ich Sie mal an.
Ich: Ich bin ganz erledigt.
Er: Ja.

Sie gestalten mich so, wie Sie mich brauchen.

V
(vor dem Abschied, die Termine finden nur noch ausgedünnt statt)
Ich *(wehmütig):* Sie haben gesagt, Sie blieben mir in meiner Erinnerung erhalten, aber ich weiß nicht … Jetzt, da ich so selten bei Ihnen bin, spüre ich Sie nicht mehr hinter mir; ich träume auch nicht mehr so oft von Ihnen. Ich wünsch mir so sehr einen Traum, aber es kommt keiner.
Er: …
Ich: Aber es ist schon besser, wenn es nicht wehtut, sondern einfach nur leise aufhört …
Er: …
Ich *(kämpferisch):* Andererseits: Sie werden immer bei mir sein, Sie haben schließlich in meiner Seele getanzt.
Er: Ich hab in Ihrer Seele getanzt???
Ich: Jaa-ha!
Er: Sie dichten mir ja vielleicht was an!
Ich: Was haben Sie erwartet?
Er: Und wie hab ich da getanzt?
Ich: Haha, das wüssten Sie jetzt gern. Wenn Sie ein Geheimnis rauskriegen wollen, dann werden Sie plötzlich gesprächig!
Er *(lacht verhalten, dass man so mit ihm redet!):* …
Ich: Auf der Couch würde ich mich jetzt umdrehen. Ich kann Sie genau vor mir sehen, weiß genau, welchen Blick Sie draufhaben, den amüsierten Pokerface-Blick. Sie beugen sich vor, kneifen die Augen leicht zusammen und lächeln, indem Sie die Nase kräuseln.
Er: Pah-ha! Nase kräuseln, tss.
Ich: …

Er: Da haben Sie doch Ihr Bild von mir! Ihr Bild bleibt Ihnen doch.

Ich *(mit Tränen in den Augen):* …

Er *(aufmunternd):* Hm?!

Ich *(zerknirscht):* Jaa. Aber es ist nicht dasselbe. Sie haben selbst gesagt: Die Texte und die Gespräche auf der Couch, das kann man nicht vergleichen, Nacherzählung und Leben, Abbild und Original …

Er *(nach einer Pause, scheinbar träumerisch):* Aber Bilder sind auch berührend.

Ich: Das ist jetzt wieder so eine typische Volte von Ihnen. Sie wollen überall etwas Positives herauswinden.

Er: Tja!

(Schweigen)

Ich *(munterer):* Ich freu mich, dass ich Sie demnächst noch mal sehe und dass ich Sie über das Buch immer haben werde, Ihr Bild zumindest …

Er *(in froher Aufbruchstimmung):* Ja!

Ich: Gute Nacht.

Diese Dialoge sind wie Selbstgespräche zu zweit. Auch der Zweite sind Sie selbst, der Teil von Ihnen, der Sie beruhigen kann. Sie nehmen meine Person in der beruhigenden Funktion, um in die »Höhle der Nacht« absteigen zu können und sich sicher zu fühlen. Nach und nach gelingen das Festhalten und das Sichern auch ohne meine reale Präsenz.

39. Kapitel

Traumarbeit II

Im weiteren Verlauf der Analyse sah ich hinsichtlich meiner schaurigen Nächte langsam Licht am Ende des Tunnels. Ich erkannte, dass ich auch gute Träume haben kann: So »begegnete« ich im Schlaf zum Beispiel Schwärmen von blauen Wellensittichen, »traf« meinen Analytiker in Italien, »flog« mit meinem Mann über herbstlich bunt verfärbte Wälder und »fand« wunderschöne Muscheln und Schnecken am Strand.

Als Kind hatte ich mit meiner Mutter sehr gern Muscheln gesammelt. Ein Traum: *Ich lese die Muscheln auf und bewundere sie, ihr glänzendes Perlmutt, ihre gewundenen Türmchen, die mir wie verzauberte Paläste erscheinen. Da rollt die nächste Welle an und reißt mir all die Schätze aus den Händen. Ich bin sehr traurig, doch nur für einen Moment, denn die übernächste Welle bringt – für kurze Zeit – neue Wunder mit.*

Das Positive wird Ihnen von der Welle der Wut oder Trauer weggerissen.

Und doch kommt es – mit der übernächsten Welle – wieder! Es ist auch ein Traum über den Lauf des Lebens.

An die Urlaube mit meinen Eltern habe ich übrigens sehr schöne Erinnerungen, sie waren voller unbeschwerter, glücklicher Momente. Heute bin ich erwachsen, es ist viel passiert, gemeinsame Urlaube machen wir nicht mehr. Trotz aller Wehmut hat mich der Traum beglückt, so, als hätte ich am Strand mit meiner Mutter ein *Strahlenkörbchen* oder einen *Engelsflügel* gefunden. Meine Träume konnten also auch ungeheuer farbig, voller Musik und Liebe sein!

Ich begann, sie anders zu sehen, mit Neugier zu betrachten, gern zu notieren und meinem Mann munter beim Frühstück zu erzählen. Ein Festhalten des Inhalts gelang nur, wenn ich mir nachts Notizen machte – immer vom Ende zum Anfang hin, als ginge ich beim Nacherzählen rückwärts durch den Traum.

Die Schrecken waren natürlich auch noch da. Nur, weil ich Gutes erfuhr und mich nun »angeseilt« in meine Nächte begab, lösten sich die Albträume ja nicht in Luft auf. Und doch ... Erklären kann ich es mir nicht, aber schon kurze Zeit, nachdem ich die Idee der Seilschaft entwickelt und zu praktizieren begonnen hatte, wurde es deutlich besser.

Die Angst wurde insgesamt erträglicher, der Grad der Brutalität der nächtlichen Bilder nahm ab; manchmal hatte ich den Eindruck, es tobe zwar wüst in mir, aber ich spüre es nicht mehr so stark, so, als hätte ich eine dicke Entzündung in der Backe und vom Zahnarzt ein Schmerzmittel bekommen.

Ein paarmal konnte ich mich im Traum an meine Schutzgedanken »Ich bin angeseilt« oder »Ich bin nicht allein« erinnern. So konnte ich die Handlung wenden. In anderen Träumen wehrte ich mich oder rettete aktiv die Situation: *Mein Mann bricht in einen zugefrorenen See ein. Ich kann ihn aber herausziehen und wärmen.*

Natürlich gab es auch Rückfälle. Beim Erwachen fühlte ich dann kurzzeitig sogar größeres Unglück als früher, weil die Albträume trotz Seil-Vorstellung nicht verschwunden waren. Wir konnten diese Albträume aber besprechen; ich beruhigte mich, beschloss, es weiter zu versuchen, seilte mich wieder an, verzweifelt und entschlossen, mich den alten Schrecken nicht mehr auszuliefern. Es gab wieder Rückfälle, aber die albtraumfreien Phasen wurden länger.

Und dann, eines Nachts: *Auf der Straße werden wir von betrunkenen Randalierern bedroht, manche haben gefährliche Hunde dabei, einer reitet auf einer riesigen Gummiente auf mich zu. Da merke ich, dass etwas nicht stimmt. Ich schlage auf die Gummiente ein und rufe: »Das ist ein Scheißtraum!«* Ich rief so laut, dass mein Mann es neben mir im Bett hörte und mich weckte.

Die Veränderung bestand darin, dass Sie sich aus den Albträumen befreien konnten, weil Sie merkten, dass es sich um Träume und nicht um wirkliche Erfahrungen handelt. Und dennoch zeigen diese Albträume, in denen Sie verfolgt werden, dass die Angst noch wirksam ist und Sie wohl je nach Lebenssituation genötigt sein werden, mit Albträumen umzugehen.

Vor Kurzem gelang es mir, dem mich angreifenden Bären auf die Nase zu tippen und ihm zu sagen: »Du bist nicht echt, du bist nur ein Traum, ich träume so etwas öfter«, woraufhin der Bär in sich zusammenfiel. Das machte mich den ganzen folgenden Tag stolz. Ich hoffe nur, ich erinnere mich beim nächsten Bären daran. Leider weiß ich nämlich nicht immer, dass ich mich in einem Traum befinde. Ich muss mich auch weiterhin oft in Träumen wehren, muss kämpfen und protestieren. Es bleibt also anstrengend.

Zum Abschluss möchte ich noch meinen schönsten Traum, den ich zum Guten wenden konnte, erzählen. In ihm ist noch einmal alles drin, wie in meiner Analyse:

Ich habe Ärger in einem Geschäft: Erst will die Verkäuferin mich betuppen, dann revanchiere ich mich und betuppe sie um zehn Euro. Anschließend gehe ich hinaus und gerate in eine Gegend mit zugemauerten Fenstern und Abbruchhäusern. Ich weiß: Jetzt wird es gefährlich, gleich wird mir Böses begegnen. Ich weiß: Ich bin in einem Traum. Es gelingt mir, umzukehren, der Gefahr aus dem Weg zu gehen.

Auf einmal bin ich auf der Strandpromenade Norderneys. Das Meer ist blau, der Himmel strahlt in irren Farben, weit draußen glitzern Wellen und Schiffe. »Sind die Farben nicht fantastisch? Was ein Licht!«, rufe ich einer Person zu, die auch aufs Meer schaut. Sie kommt mir bekannt vor: Ist es eine jüngere Version von meinem Analytiker? Er lächelt und ich frage ihn: »Ich träume das jetzt und Sie? Sind Sie eine Figur, die ich mir ausgedacht habe, oder träumen wir beide zufällig dasselbe und treffen uns hier im Traum?« Er lächelt wissend, antwortet nicht.

Au Mann, selbst im Traum bleibt er Analytiker! Das spricht eigentlich dafür, dass er es wirklich war.

Der Traum gibt Ihre Analyse wieder. Wir haben gemeinsam in der Analyse anfangs hässliche Lebenslandschaften gesehen und durchschritten. Diese brachten Gefahren mit sich und wirkten bedrohlich, oft mussten Sie auch vorsichtig sein, befürchteten, betrogen zu werden. Wir haben später auch schöne weite Lebenslandschaften erreicht, in denen Sie sich voller Begeisterung fühlten, wie im Traum am Meer.

Ich bin für Sie sowohl eine fiktive Traumfigur wie eine reale Figur, manchmal mischen die sich. Mit der fiktiven Traumfigur verbinden Sie einen jungen Analytiker, der noch nicht seine Praxis schließt.

40. Kapitel

Durch den Fluss schwimmen

Ich fühlte mich leicht in der letzten Sommerpause. Meine Analyse schien mir nicht mehr so dringend nötig. Im Gegensatz zum Vorjahr dachte ich, dass ich nun auch ohne sie zurechtkäme, dennoch tat es gut zu wissen, dass es nach den Ferien noch weiterging.

Mir gegenüber hatte ich eine neue innere Zärtlichkeit entwickeln können, außerdem Selbstliebe und Liebesfähigkeit anderen gegenüber. Als mein Mann und ich in den Urlaub fuhren, war es, fand ich, eine gute Zeit, das Unmögliche zu versuchen: die »Verwirrungen« zu beenden und die Liebe ganz und gar zu genießen.

Ich zeigte meinem Mann und mir, dass ich auch diese Seite habe: ein Kleid anziehen, Sandalen statt Stoffschuhe, flatternder Rock statt Jeans. »Mach ein Foto von mir«, bat ich ihn und warf meine Haare zurück. Bis vor wenigen Jahren hatte ich sie kurz getragen, meine Weiblichkeit eher versteckt.

Auf der Reise in den Süden Frankreichs waren wir in einer ehemaligen Abtei die einzigen Besucher. Nur der Baukörper der hohen Basilika ist erhalten. Draußen Zikaden, drinnen vollkommene Leere, nicht mal Fresken, nur sandfarbener Stein, Pfeiler, Bögen, ein paar Ovale aus Licht. Mein Mann setzte sich in den Kreuzgang. Ich hatte Zeit und traute mir etwas für mich ungewöhnlich Mutiges zu: Ich sang. Meine Stimme füllte den Raum, der stärkte und formte sie. Ich staunte über meinen eigenen Ton, meinen Mut, die ruhige, perlende Freude.

In dieser letzten Phase haben Sie sich neu gefunden. Sie hatten Mut gefasst, Sie selbst zu sein und Ihren Ideen und Einfällen zu folgen. Sie mussten sich nicht mehr ängstlich fragen: Ist das so richtig? Sie hatten an Selbstvertrauen gewonnen.

Deshalb fühlte ich mich auch stark genug, meinen Kopf von jeder Form der Erinnerung freizuhalten: von Worten und Taten Gs, die mich nicht losließen, genauso wie von Fernseh- oder Zeitungsbildern, die thematisch an das Jugenddrama rührten und mich tagelang bewegten. All das sollte sich nicht mehr mit meinen neuen, meinen guten Erlebnissen vermischen. Im Kopf frei zu sein von den Folgen der Vergangenheit – das war das Unmögliche. Ich wollte endlich die Gegenwart feiern, meine Liebe und Lust vor der wiederkehrenden Vergangenheit retten.

Wie oft hatte ich versucht, mich dem Rausch der Liebe hinzugeben und dabei im Hier und Jetzt zu bleiben! Stets hielt ich eine Weile stand, dann brach mir meine Verteidigung weg. An guten Tagen konnte ich sie wieder aufrichten, konnte zu mir und meinem Leben zurückfinden, an schlechten hatte ich dazu nicht die Kraft. So war es von jeher gewesen, aber jetzt wollte ich diese Rückfälle nicht mehr hinnehmen.

Die Analyse hatte mir den Rücken gestärkt. Der Aufenthalt an der Dordogne schaffte mir zudem räumlichen Abstand zu meiner Heimatstadt. Beim Blick von einem Hügel über den Fluss empfand ich das beruhigende Gefühl, es wirklich wagen zu können. Ich mag das Gewachsene dieser Landschaft: mittelalterliche Dörfer, Wälder, Bogenbrücken und ein Fluss, der noch frei fließen darf. Gehört diese Landschaftsbeschreibung in ein Kapitel über den Kampf gegen die Wiederkehr »böser Bilder«?

Zur Bewältigung Ihrer schmerzlichen Erfahrungen und deren Folgen, die sich in Ihren Erinnerungen breitgemacht hatten (Intrusionen), ist Ihnen ein Blick in eine geliebte Landschaft eine Hilfe. Sie nennen die Erinnerungen »böse Bilder«. Durch die geliebten Landschaften verlieren die »bösen Bilder« ihre überwältigende Bedeutung.

Dieser Blickwechsel ist ein wohltuender und notwendiger Ausgleich, um dieses heikle Thema anzugehen und zu Papier zu bringen. Die Flusslandschaft passt, weil ich dort meine wichtigsten Schritte zur Veränderung machte.

Sie setzten die gewonnene innere Sicherheit in mehreren Lebensbereichen um, wie ich in den Stunden nach dem Urlaub feststellte. Sie hatten an innerer wie äußerer Unabhängigkeit gewonnen.

Zum Schutz vor meiner Vergangenheit hatte ich mir im Laufe der Jahre angewöhnt, mir im Bett selbst davonzufliegen. Ich hatte mir beim Sex einen anderen Namen gegeben und war so jemand anders, war ein Mensch mit einer anderen Geschichte, befand mich an einem anderen Ort, einer anderen Epoche. Ich war nie ich.

Aber egal, wie ich mich nannte und was ich war: Ich war immer ein zu junges Mädchen, es war immer mein erstes Mal und immer mindestens eine Überrumpelung, es geschah gegen meinen Willen und nie mit dem Menschen, den ich liebe. Wenn ich nicht ich war, konnte er ja auch nicht er sein.

In andere Personen zu schlüpfen, ein anderes Mädchen zu sein oder auch zu anderen Kulturkreisen zu gehören (siehe Miria), war Ihr Versuch, sich von den frühen bedrängenden Erfahrungen zu lösen, sie unschädlich zu machen. Sie können heute mit den Erfahrungen aus der Zeit des Jugenddramas distanzierter umgehen.

Ich brauche diese Fantasien, jemand anderes zu sein, nicht mehr. Nach der Traumadurcharbeitung in der Verhaltenstherapie *konnte* ich mir eine Zeit lang nicht mehr vorstellen, jemand anderes zu sein, weil ich mich wieder an zu viel erinnerte: zu sehr an Details, zu sehr an G, an zu viel Vergessengeglaubtes. Das war schlimm. Meine Schutzfunktion – so mangelhaft sie auch gewesen sein mag, so hilfreich war sie doch – funktionierte nicht mehr. Fantasienamen ade. Ich musste ich bleiben und mich meinem eigenen Schicksal ergeben. Monate habe ich nach der Verhaltenstherapie dafür gebraucht, wieder auf den alten Stand zurückzukehren.

Bei meinem Analytiker erzählte ich auch von den »bösen Bildern«, aber ich erzählte sprunghaft, häppchenweise, assoziativ. Ich erzählte nur, wenn ich von selbst davon anfing, und nur so lange, wie ich wollte; wenn ich zwischendurch Pausen und Themenwechsel brauchte, bekam ich sie.

Mein Analytiker achtete auch darauf, dass ich mich nicht mit dem übermäßigen Wiederholen dessen quälte, was ich wusste und bereits ausgesprochen hatte. Ich stellte mir die Vergangenheit nicht wie in der Verhaltenstherapie plastisch vor und schon gar nicht spielten wir Szenen in einer Stunde mehrfach durch. Ich erzählte Wichtiges trotzdem immer wieder: Wenn ich nach ein paar Stunden oder Wochen erneut auf das Jugenddrama und die »bösen Bilder« im Besonderen zu sprechen kam, gab es Wiederholungen, aber, da auch Zeit vergangen war, war das Erzählen jedes Mal ein bisschen anders, jedes Mal ein bisschen leichter.

In der Psychoanalyse bestimmten Sie die Geschwindigkeit, mit der Sie in die Szenen eintauchten. Nach meinem Eindruck war es eher eine hohe Geschwindigkeit.

Mir kam es unglaublich langsam vor. Das Wichtigste war aber, dass Sie mir zuhörten, ohne aufgeregt zu kommentieren und emotional mitzugehen. Als mein »Fels in der Brandung« mussten Sie ja auch unerschütterlich fest stehen. Sie blieben gleich anwesend, gleich haltend.

Wir sprachen auch über einen wiederkehrenden Albtraum von mir, der, was den Grad der Brutalität anging, eine extreme Steigerung der Burgbelagerungs- und Bauchbiss-Träume war. Diese Träume hatten wir ja schon auf das Jugenddrama zurückgeführt. In den Albträumen vom »langsamen Sterben« sollte ich regelmäßig zu Tode gequält werden, konnte allerdings, egal, was man mit mir machte, nicht sterben. Waren sie eine Reaktion auf die von mir als Folter empfundene Zeit in Gs Zimmer?

Sexualität ist Leben, in Verbindung mit Aggressivität kann Sexualität auch zur Folter werden. Sie haben Sexualität in der Begegnung mit G als Folter erlebt, als qualvolles Sterben.

Mir fällt dazu das Wort »Willensauslöschung« ein. – Und kaum schreibe ich das, muss ich Luft holen, brauche, wie in den Analysegesprächen, eine Pause. Auch hier auf dem Papier ist nun Zeit für einen *Blickwechsel*:

Im Urlaub an der Dordogne:
Abends nimmt der Fluss die Farbe der untergehenden Sonne an, im Beet saugen die Insekten den Nektar bis zum letzten Tropfen Licht.

Hummeln starten wie ungeübte Radfahrer an der Ampel, taumeln mit pudergelben Satteltaschen bepackt davon. In schwindelerregender Geschwindigkeit umschwänzeln Taubenschwänzchen die Blüten. Ein einziges Wirbeln, Wedeln und Saugen. Wie mögen Insektennächte sein? Sind ihre Traumbilder ein Kaleidoskop der am Tag besuchten Blüten?

Kommt die Dämmerung, glucksen im sumpfigen Dunkel die Stimmen der Frösche. Die Bäume rücken dichter zusammen. Der Fluss verliert sich in der Ferne. Der Graureiher gleitet darüber hinweg: wehklagend.

Blickwechsel:
Während der Liebe wollte ich manchmal mit dem gleichen traurigen Laut wie der Reiher meinen Schmerz herausschreien. Das Glück, das ich sehr wohl empfand: Ich hatte Spaß, war aber nie völlig frei von der Vergangenheit. Lust war immer auch Schmerz, war Versagen, unverzeihlich, mir gar nicht zu gönnen.

Ich wollte oft in Tränen ausbrechen und mich am Körper meines Mannes festkrallen. Aber wie hätte er das verstehen sollen? Ich befürchtete, er würde denken, er hätte mir gerade wehgetan, dabei war es jemand anderes, vor langer Zeit.

Blickwechsel:
Gs Zimmer, das mehr eine Werkstatt war: Bastelkram, Bett, Knubbeltapete. Die Wohnung, die Gs Großeltern gehörte, denn mit den eigenen Eltern hatte G sich zerstritten. Ein massiver Wohnzimmerschrank »Eiche brutal« mit Pornovideos statt Büchern. Die Oma ging putzen, der Opa war bei Opel, wir waren allein. Es war nicht abgemacht, dorthin zu fahren. Wir wollten doch eigentlich unsere Freunde abholen.

Ich erinnere mich an den Rückweg nach Hause. Wie ich renne und versuche, mich zu erinnern, wo wir langgefahren sind. Wie ich mich über die Schulter umsehe, um sicherzugehen, dass er mir nicht folgt. Wie ich ahne, dass ich es nicht schaffen kann – die Strecke beträgt sicher zehn Kilometer. Jedes sich von hinten nähernde Motorengeräusch eine Gänsehaut im Rücken.

Ich erinnere mich an den Geruch der Seife, körnig, grün, mit irgendwelchen Kräutern.

An das rausgezogene Telefonkabel.

An Gerangel und seine kräftigen weißen Arme.

An abgeschlossene Türen, bis auf die vom Balkon, Hochparterre, nicht zu hoch zum Springen, aber ich hab's nicht geschafft.

Jemanden um Hilfe zu bitten, wäre mir nie in den Sinn gekommen.

Blickwechsel:
Manchmal klemmte die Tür bei meinem Analytiker. Ich wollte gehen, doch sie öffnete sich nicht sofort. Hatten wir in der Stunde über das Jugenddrama geredet, bekam ich einen Schrecken: eingesperrt! Es dauerte nur eine Sekunde. Dann hatte ich die Tür auf und die Wirklichkeit wieder. Mein Analytiker stand an seinem Sessel, wie er zum Abschied immer dastand. So, als wolle er sagen: »Schön, dass Sie bei mir waren.« Was er natürlich nie gesagt hat. Dafür hat er mir nachgelächelt, bis ich draußen war.

Es ist gemein, wenn andere Menschen ausbaden müssen, was Gs Verhalten in mir ausgelöst hat: Misstrauen, Ängste, Verwirrungen, »böse Bilder«.

Es vermischten sich die Bilder der Erinnerung mit aktuellem Erleben und lösten sich wieder. In der Analyse konnten Sie die verschiedenen, zeitlich getrennten, erlebten Situationen unterscheiden und schließlich auch neu bewerten und G weniger Bedeutung verleihen.

Ihnen hatte ich davon erzählt, davon, dass ich Gs Stimme höre, davon, dass ich mich erinnere, wie G mich gefesselt hat … und mehr … Sie haben mich nicht verstoßen, Sie fanden mich nicht ekelig, nicht schuldig, nicht unwürdig, weil ich das, was geschehen war, nicht vergessen konnte.

Ich lernte mir zu sagen: Jetzt bin ich erwachsen, bin selbstständig, bin frei, gehe freiwillig mit meinem Mann ins Bett. Ich sagte es mir wieder und wieder und strengte mich an, meinen Namen im Kopf zu behalten.

Ich hatte das reflexive Verb »sich öffnen« nie gemocht, es war eines der furchteinflößendsten, die ich kannte, aber nun verknüpfte ich es mit Vertrauen.

Blickwechsel:
Im Wasser der Dordogne liegen lange Inseln aus Unterwassergräsern. Wo die Stängel die Oberfläche erreichen, lehnen sie sich mit dem Rücken an die Strömung und öffnen ihre weißen Blütengesichter. Das Wasser rauscht um sie herum und sie blühen, duften, strecken sich der Sonne entgegen.

An der Badestelle lege ich meinen Körper in den Fluss, für einen kurzen Moment trägt er mich scheinbar auf Händen.

Die Libellen haben die Flussblumenwiese längst entdeckt. Es gibt tiefviolette und türkisblau-weiß getupfte, ihre Flügel sehen aus wie mit Aquarellfarbe bepinselt, aber ihre Konturen sind scharf wie ihre Bewegungen; wahrscheinlich gebänderte Prachtlibellen: Männchen. Sie befühlern die Flussblüten und trinken und zucken vor Erregung. Sie sind selbst ganz klein und zerbrechlich.

Auch ein winziger Vogel kommt vorbei, rastet, als wären die grünen, schwimmenden Stränge fester Grund. Schneckenhäuser klammern sich an, Spinnen eilen hinüber, die Frösche verstecken sich dort, wo die Strömung unzählige Strähnen zu Dickicht verflochten hat. In gewölbten Blättchen ruhen silberne Wassertropfen.

Ich möchte Stunden hier stehen und schauen. Das Wasser ist so flach, dass es mir nur bis zur Hüfte reicht. Doch die Strömung will mir die Füße wegziehen; ich muss rudern, um bleiben zu können.

Blickwechsel:
Um in der Liebe »ich« bleiben zu können, versuchte ich, im Kopf, in meiner Vorstellung von mir selbst, vom Passiv ins Aktiv zu wechseln. Ich ließ mir im Kopf von G nichts mehr sagen, auch von all seinen namenlosen Doppelgängern nicht, denn jetzt sprach ich, ich hatte meinen eigenen Namen und ich dachte fest: »Ich vertraue, ich kann das, ich will das, ich darf das ... und ich schaffe es ...« Fast, fast schaffte ich es ...

Blickwechsel:
Wenn der Schwalbenschwarm geschlossen von der Burgmauer ins Tal zur Dordogne hinuntersaust, gibt es ein lautes Zischen und die Mücken haben keine Chance. Sucht der Blick die vielen kleinen Verursacher des Phänomens, geht er meist leer aus. Eine Weile sieht man kein einziges Schwälbchen mehr, bis sie sich wieder in den Lüften begrüßen, bekieksen, bezwitschern, sich sammeln für die nächste Runde.

Blickwechsel:
Versuchen, es in der Liebe einfach immer wieder versuchen. Mein Körper ist nicht mehr der von damals. Er ist der einer Erwachsenen. Er hat seine Bedürfnisse und ein Recht darauf, Freuden zu genießen. Körperliche Liebe tut ihm gut wie Essen, Trinken, Sport oder der erste Sonnentag nach einem langen Winter.

Blickwechsel:
Damals in Gs Zimmer: »Ich will nach Hause.«

»Ich habe heute Geburtstag, du kannst noch nicht gehen!«

»Du hast gesagt, es gibt eine Party. Wann kommen denn die anderen Gäste?«

Die hatte er nie eingeladen.

G: keine Freunde, jedenfalls keine gleichaltrigen, nur einen, der jünger und dümmer war als er, einen Trabanten, der froh war, wenn er mit ihm basteln durfte. Später, in der Zeit des Stalkings, hat dieser Junge einmal bei uns angerufen, anonym, um mich vor einer »bösen Überraschung« Gs zu warnen. Meinem Vater, der zufällig am Telefon war, ist da wahrscheinlich erst der ganze Umfang der Bedrohung klargeworden.

G: hinterhältig, jämmerlich, besessen.

G: kräftig und brutal, aber dann wieder völlig einknickend, eine Heulsuse, die alle naselang mit Selbstmord drohte: Am besten das Objekt der

Begierde gleich mit umbringen, wenn man nicht ohne leben will. G, der mit hundertsechzig über die Autobahn rast und sich die Augen zuhält: »Ich kann nicht leben ohne dich! Ich bring uns beide um!«

Ich: naiv, unaufgeklärt, verträumt und ohne Selbstbewusstsein.

»Arglos« nannten Sie mich und an einem anderen Tag sagten Sie, G und das ganze Thema Sexualität seien »überfallartig« auf mich zugekommen.

Ich überlegte. »Wenn ich mir verzeihen könnte, vielleicht ...«

»Ja, das wäre gut«, antworteten Sie. Sie, dahinten, hatten leicht reden!

Verzeihen beginnt mit dem Verstehen Ihres Verhaltens in der Situation mit G. Es war ein zentraler Schritt Ihrer Analyse. Es ist bei den Bedürfnissen und Trieben wie beim Schwimmen im Fluss: Wenn die Strömung stark ist, können Sie nicht gegen sie schwimmen, sondern müssen mit der Strömung schwimmen.

In der ersten Zeit danach, der späten Teenagerzeit, war alles schwierig: sich nach dem Duschen im Spiegel anzusehen, sich mit Bodylotion einzucremen, sich selbst zärtlich anzufassen. Es hat Jahre gedauert, bis ich in meinen Körper hineingewachsen bin.

Mein erster selbst gewählter Freund, der »bunte Ritter«, ist den holprigen Weg der vorsichtigen Annäherung und des plötzlichen Rückzugs mitgegangen.

Meine große Liebe hat mich auf dem Weg, eine unabhängige, selbst Initiative ergreifende, leidenschaftliche Person zu werden, begleitet. Was meinen Körper angeht, habe ich mich an meinem Mann gesund geliebt. Ich mag körperliche Lebensfreude, ich genieße es, nach dem Duschen frisch und duftig meinen Mann zu umtänzeln. Wichtig ist: Ich tue das, weil ich das will, nicht, weil er mich darum bittet oder gar dazu drängt.

Selbstbestimmte und einvernehmliche Liebe!!

Von wegen »lebenslänglich«! Ich habe Lust! Hatte ich schon lange! Aber sobald aus dem Spiel Hingabe werden sollte, verlor ich mich. Dabei wollte ich mich doch an die Gegenwart, an meinen Mann, verlieren und nicht an die Vergangenheit. Ich versuchte es noch einmal ganz von vorn – unzählige Male – und legte mir meine Zauberworte zurecht: Vertrauen, Erwachsensein, Lust, Hingabe, Körperbedürfnis, »Das bin ich«.

Sie sind auf dem besten Weg, die Vergangenheit ganz zu überwinden und in der Gegenwart besser leben und lieben zu können. Sie haben gelernt, sich in der Strömung der Hingabe treiben lassen zu können. Als Symbol für die Hingabefähigkeit wählten Sie das Im-Fluss-Schwimmen, so jedenfalls habe ich es in der Analyse verstanden.

Ich habe Ihnen erzählt, wie ich mich freigeschwommen habe:

Eine Paddeltour auf der Dordogne bei Frühnebel. Die Burgen thronen wie Raubvögel auf den Hügelspitzen. Als der Himmel aufklart, tanken sie als Erste die Sonne. Rote und weiße Fensterläden. Darunter, auf gebeugtem Baum, zwei Kormorane, die schwarzen Flügel zum Trocknen ausgestreckt. Mein Mann, der hinten sitzt, sagt, ich solle aufpassen, gegensteuern, die Strömung werde stärker.

Unser Kanu hüpft über die Wellen, wir sausen vorwärts und drehen uns, ohne es zu wollen. Um einander zu verstehen, müssen wir rufen, denn es rauscht, schäumt und sprudelt um uns herum. Weiße Gischt spritzt ins Boot. Allein mit unseren Paddeln können wir uns nicht gegen die Vorwärtsbewegung des Flusses stemmen.

Dennoch erkläre ich etwa zwei Kilometer stromaufwärts von der Stelle, an der wir das Boot abgeben müssen:

»Ich steige aus und schwimme das letzte Stück zurück.«

Der Fluss, an dessen seichten Furten wir seit Tagen gebadet haben, scheint mir vertraut, außerdem bin ich eine gute Schwimmerin.

Wir landen am Ufer an, weicher Matsch an meinen nackten Füßen, Abdrücke von Hufen; hier haben nachts Rehe getrunken.

»Bist du sicher, dass du das kannst?«, fragt mein Mann stirnrunzelnd. Durch den Fluss zu schwimmen, ist nur einer von vielen Schritten auf dem langen Weg aus dem »Lebenslänglich« heraus.

Durchs Fließgewässer schwimmt's sich anders als durch einen See. Der See umfängt, der Fluss schiebt. Er lebt, verändert seine Farbe, Temperatur und Geschwindigkeit. Mal trödelt er, mal greift er mir unter die Arme und schubst mir kleine Wellen ins Gesicht. Immer zeigt er mir seine Stärke. Er schwimmt mich.

Ich komme mir vor wie die kaum schwimmfähigen Frauen, die im Hallenbad nicht ihre Haare nass machen wollen und den Kopf krampfhaft aus dem Wasser recken. »Treibholz« sagen die Sportschwimmer. Jetzt bin ich selbst eines. Zu kraulen wage ich nicht, weil ich immerzu aus dem Wasser schauen, einschätzen muss, was als Nächstes auf mich zukommt. Stromschnellen? Ein treibender Ast? Ein Kanu, das mich überholt?

Dass mein Übermut in ein Abenteuer münden wird, merke ich, als ich mich der Flussmitte nähere. Hier hat die Strömung die meiste Kraft. Ich kann aber nicht in Ufernähe bleiben, ich muss hinüber, die Anlegestelle liegt auf der anderen Seite. Ich *will* auch hinüber, will diesen Nervenkitzel jetzt.

Vor der alten Bogenbrücke ergreift mich das erste Mal ein mulmiges Gefühl: Jetzt wird's richtig schnell. Der Fluss ist hier viel tiefer, der zuvor ertastbare Grund längst verschluckt, das Wasser drängt rasch an den Pfeilern vorbei und kräuselt sich an deren Ecken. Schon bin ich unter der Brücke, über mir die warmen Farben der Steinwölbung: Ocker, Umbra, Ziegelrot; eine Schwalbe, die über meinen Kopf hinwegsaust, ihr Kieksen dringt nur kurz an meine aus dem Wasser auftauchenden Ohren, schon muss ich weiter. Meine Schwimmbewegungen dienen vor allem dazu, mich in der Spur zu halten.

Der Fluss und ich treiben an Trauerweiden mit ins Wasser gestürzten Ästen vorbei, Stockentenpärchen schlafen darauf, sie schrecken auf, als ich komme, und gleiten schnatternd ins Wasser. Für einen Moment kehrt Entspannung ein, der Fluss ist hier wieder breiter. Dort grasen Schwäne in einer Flussblumenwiese. Sie haben fünf flauschige Junge, die sie in die Mitte genommen haben. Die Kleinen haben die Farbe des Wassers bei bedecktem Himmel, ein wenig wärmer, ein wenig wolkiger. Von Weitem sehe ich vor allem die weißen Hälse der Altvögel, erst beim Näherkommen spreizt ein Elternteil die Flügel. »Bleib bloß weg!« Nichts lieber als das, nur liegt das nicht in meiner Hand.

Im düsteren Dunkelgrün liegt ein verrottender Kahn, daneben lauert, kerzengerade, konzentriert, ein Reiher. Ein Frosch hüpft weg, das zeigen die sich ausbreitenden Ringe dort, wo er eintauchte. Wo sitzt der zweite, der so laut quakt und mit seinem Leben spielt? Des Reihers langer Hals schießt vor, sein Schnabel, scharf wie ein Dolch, senkt sich … Hat er …? Ich will sehen, ob … wende den Kopf … keine Chance, weiter geht's.

Der Fluss fordert all meine Aufmerksamkeit. Seine nassen Finger hat er überall. Drehe ich mich mit dem Bauch zur Strömung, stelle ich mich ihm in den Weg, um mich nach meinem Mann und dem Boot umzusehen, zieht und zerrt er an meinem Badeanzug. Es ist der alte, weite, vom Chlor angefressene, mit dem hat der Fluss leichtes Spiel. Er schlüpft unter den Stoff, streift mir die Träger über die Schultern. Mein Haarband hat er sich längst genommen, jetzt, wieder schneller und stürmischer werdend, will er mich ganz. Und doch schaffe ich es! Ich bin kein Treibholz, ich halte Kurs und den Kopf oben!

Gefährlich wird es da, wo ich es nicht erwarte. Die verführerischen Blumenteppiche haben sich auf einmal über die ganze Breite des Flusses gelegt. Es blüht, lebt und summt, aber wenn ich dort hineingerate, bin ich verloren. Um die Pflanzen herumzuschwimmen ist nicht möglich, zumal die Strömung ein Wörtchen mitzureden hat. Ich taste nach dem Grund, aber, was mich zunächst mit Erleichterung erfüllt: flacher Wasserstand, erweist sich als tückisch, denn nah den Wurzeln sind die Stängel der Schlingpflanzen am kräftigsten. Sie schlagen wild hin und her wie die Lappenschnüre einer Waschstraße, sie winden sich um meine Beine, wickeln sich um meinen Bauch, bringen mein Gleichgewicht durcheinander und wollen mich untergehen sehen.

Mit Herzklopfen rufe ich meinen Mann. Er ist die ganze Zeit in der Nähe geblieben, reicht mir jetzt die Hand und zieht mich ins Boot; voller Algen, Larven, Nixenspucke brauche ich wenige Hundert Meter vorm Ziel einen Retter, aber der freut sich, dass er meinen zitternden Körper mit seinem wärmen kann.

Veränderung braucht einen Partner, dann ist sie möglich. Lebenslänglich leiden ist nicht zwingend nötig, lebenslänglich kämpfen wahrscheinlich schon. Wenn es klappt, wenn ich ich bleibe, durchweg ich selbst, könnte Sexualität nicht nur ein Fest der Liebe der Zweisamkeit sein, sondern auch der Selbstliebe.

Das finde ich fast noch unanständiger als alles, was ich bisher hier geschrieben habe – auf dem Höhepunkt des Glücks auszurufen: »Ich liebe mich auch!«

Am letzten Tag stelle ich mich am frühen Abend, als wir allein an der Badestelle sind, noch einmal der Strömung, diesmal im Bikini. So ein Oberteil ist für einen Fluss nicht mehr als ein Spielzeug, er zieht mich aus und ich lasse es zu, sieht ja keiner, sieht ja keiner, wie ich den Fluss liebe, und wenn ich übermütig kreischen sollte, hören's höchstens die Fische.

41. Kapitel

Der langsame Abschied

In den letzten Monaten hatte sich das Haus verändert. Zuerst war das Ölbild über der Couch verschwunden, dann der Teppich. Beide hatte mein Analytiker ersetzt, sodass der Raum wohnlich und vertraut geblieben war, während außerhalb die Umbauarbeiten im Gange waren. Anfangs goss er sogar noch die Pflanzschale vor der Tür, was mich anrührte, genauso wie die Colaflecken auf der Rechnung; das war neu, in Eile schrieb er jetzt und behalf sich mit Softdrinks, während er sich früher vor jeder Stunde Kaffee und Wasser von nebenan geholt hatte.

Über seine »Getränkevorräte« hatte ich mich gern amüsiert und ihn damit geneckt, vor allem aber hatte es mir gutgetan zu wissen, dass er, für mich sichtbar, umsorgt wurde, sein sicheres Zuhause hatte. Vielleicht wären meine Zuhause-Wünsche nicht zur Sprache gekommen, wäre mir das Thema nicht so ins Auge gesprungen.

Für mich hatte sich mehr verändert, als Sie wahrnehmen konnten, doch ich versuchte die Situation im Analyseraum so aufrechtzuerhalten, wie Sie sie kannten.

Jetzt funktionierte die Klingel nicht, die Vermieter vergaßen die Heizung anzustellen oder veranstalteten nebenan einen Heidenlärm. Umso mehr dachte ich jedes Mal, wenn ich – egal, ob Mordshitze oder Schneetreiben herrschte – sein Auto vor dem Haus parken sah, was er doch für eine treue Seele sei. Ich wünschte ihm ein leckeres Mittagessen in der Brötchentüte und eine gute Heimfahrt am Abend.

Ich träumte: *Ich bin früh morgens in der Praxis, denn ich habe einen Schlüssel und kann drinnen auf meinen Analytiker warten. Ich darf auch hier übernachten, wenn es mir schlecht geht. Der Raum ist sehr karg eingerichtet, anders als in Wirklichkeit: keine Bücher, Teppiche, Bilder; die Couch ist eine spartanische Liege und sein Sessel ein einfacher Stuhl. Als er kommt, zeigt er mir stolz eine Leselampe, die er sich neu gekauft hat. Es handelt sich um einen Deckenstrahler in Form eines goldenen Engels …*

Während des Erzählens in der Stunde unterbrach er mich: »Kitsch!«

Ich lachte. »Vor allem war die Lampe total schwer. In meinem Traum wollten Sie die in Ihrem Auto anbringen, und ich habe Ihnen gesagt: ›Das hält doch nie!‹«

»Sie dichten mir ja vielleicht etwas an! Wollte ich etwa im Auto lesen und übernachten?«

»Ja, wegen Ihrer langen Fahrten. Am Ende des Traums haben Sie eine Handbewegung gemacht, die mir signalisiert hat, dass jetzt die Psychoanalyse anfängt.«

»Und dann haben Sie sich hingelegt?«

»Ja, damit war der Traum praktisch zu Ende.«

Er brummelte etwas Unverständliches, sagte dann aber, dass der Traum gut zur Analyse passe, weil sein Zimmer im Traum so karg eingerichtet war und ich so meine Gefühle auf ihn projizieren könne. In Wirklichkeit war das sein Zimmer ja keineswegs und doch hatte ich jede Menge projiziert.

Jetzt, da Sie es niedergeschrieben haben, fällt mir ein: Die äußeren Veränderungen regten Sie an, den Analyseraum unbewusst in Besitz zu nehmen und alles, was an mich erinnerte, zu entfernen. Sie waren nicht nur traurig, sondern auch enttäuscht und wütend auf mich, dass ich die Trennung eingeleitet hatte. Dieser Teil des Traumes spielte in der Stunde wohl nicht so sehr eine Rolle, vielmehr der witzige Teil mit dem Deckenstrahler in Form eines Engels.

Ich war nicht wütend. Ich habe mir Sorgen gemacht, weil Sie so viel unterwegs waren. Ich habe selbst in meiner Lesereisephase einige Jahre »aus dem Koffer« gelebt und empfand das als sehr unangenehm. Sie taten mir leid.

Für mich hat der Traum viel Positives, das gegen Ihre These spricht. Erstens habe ich einen Schlüssel, das heißt für mich: Sie vertrauen mir. Zweitens darf ich in der Praxis übernachten, wenn es mir schlecht geht: Sie sind für mich da. Drittens hat die Lampe fürs Auto die Form eines Engels: eines Schutzengels, der auf Sie achtgeben sollte.

Es ist charakteristisch für Sie, dass Sie die Fürsorge für mich in den Vordergrund stellen und nicht so sehr die Enttäuschung, dass ich die Trennung angekündigt habe. Vielleicht sehen Sie wieder mehr die Seite des Anderen, also in diesem Fall meine, als Ihre eigenen Bedürfnisse.

Die neuen Bedingungen, unter denen auch mal improvisiert werden musste, hatten Sie mir als Person nähergebracht. In der letzten Phase der Analyse gab es hin und wieder Momente, die mehr Realität in unseren »Analyseraum« brachten:

Ich, beim Hinlegen zu Stundenbeginn: »Die Couch ist ganz warm! Was haben Sie mit meinem Vorgänger gemacht, dass der arme Mensch so ins Schwitzen geraten ist?«

Sie sahen irritiert zu mir rüber, schwiegen. Erst später ging mir auf, dass sich die Körperwärme nicht über die 10-Minuten-Pause gehalten haben konnte, Sie sich also ein Nickerchen erlaubt hatten und bis zu meinem Klingeln selbst auf der Couch gelegen haben mussten.

War mir das peinlich? Nicht zu sehr. Keck sagte ich bei nächsten Mal:

»Wenn Sie nachher müde sind, können Sie ja den Pizzadienst bestellen und hier übernachten. Aber wenn Sie auf der Couch schlafen, bekommen Sie ganz wirre Träume!«

Sie konterten: »Wenn Sie die Couch vorher wieder einduften, ganz bestimmt!«

Punkt für Sie! Ich hatte mir angewöhnt, mit den flachen Händen über die Couchdecke zu strubbeln: eine Art Reviermarkierung. Über so etwas konnten wir beide lachen.

Als ich die verbleibenden Termine an einer Hand abzählen konnte, sprachen wir viel über den Abschied, der, obwohl ich von Anfang an gewusst hatte, dass er dazugehörte, doch wehtat.

»Ich hatte mir so fest vorgenommen, Sie nicht sympathisch zu finden, mir weder Sie noch die Analyse ans Herz wachsen zu lassen«, sagte ich seufzend.

»Es ist anders gekommen, als Sie es sich vorgestellt haben«, murmelte er.

»Ja, und dabei kamen Sie mir anfangs vor wie tiefgefroren!«

»Bin ich aufgetaut?«

»Ja.«

»Hm.«

Sie sind auch nach und nach aufgetaut, Ihre Ängste nahmen ab. Unsere analytische Begegnung hatte also einen Anfang, der von beiden Seiten gestaltet wurde, eine zunehmende Intensität in der Begegnung, die nach Fortsetzung und Verlängerung strebte, und schließlich doch eine Trennungserfahrung.

Wie das Leben.

Irgendwann begann ich zu weinen und hörte bis zum Stundenende nicht mehr auf. Ich fragte ihn, ob es einen Trick gäbe, sich vom Analytiker zu lösen: »Gestern sagten Sie, die Analyse fördere die Bindung. Schön und gut. Aber wie löst man sie wieder auf?«

»Gar nicht«, antwortete er, »die Analyse geht immer weiter. Ich bleibe in Ihrer Erinnerung erhalten.«

Die äußere Trennung ist nicht die innere Trennung. Ihre intensiven Erfahrungen aus der Analyse mit mir haben Sie verinnerlicht. Unsere Beziehungserfahrung lebt in unserer beider Erinnerung fort. Darüber hinaus halten Sie einen Teil Ihrer Erfahrungen in diesem Buch fest und teilen sie sogar der Öffentlichkeit mit.

Es ist gut, die Erfahrung mitnehmen zu können. Mehr noch: Ich kann sie auf meiner inneren Landkarte verorten und damit immer wieder aufsuchen.

Traum in der Nacht vor der letzten Stunde auf der Couch: *Auf der Landkarte gibt es einen Ort namens Janssen. In einer grünen hügeligen Gegend, einer, in der die Straße als malerische Route gekennzeichnet ist, befindet sich das Gehöft, das ihm und seiner Familie gehört. Mein Mann und ich fahren nach einer Lesung daran vorbei, halten und sehen uns um: eine riesige Parkanlage mit verschiedenen Terrassen unter alten Bäumen, im Hintergrund der Hof. Mein Analytiker ist da und begrüßt uns kurz. Dann fahren wir weiter.*

Beim Besprechen des Traums haben Sie gesagt, der Traum zeige, dass ich bereits Distanz zu Ihnen aufgebaut hätte, denn früher hätte ich mich in meinen Träumen immer in Ihr Haus hineingewünscht. Oh ja, das hatte ich. Ich hatte Sie mir eine Zeit lang als Vater gewünscht. Darüber war ich hinaus. Ich war mittlerweile sehr froh, dass ich ich war und da herkam, wo ich herkam, so struppig und schwierig ich mich manchmal empfand. Ich war ein Mensch mit einer Geschichte und ich hatte einen Vater, der mich liebte und mir am Morgen noch eine Quatsch-SMS geschickt hatte: »Immer wieder Möhre« hatte er geschrieben. Sie und ich rätselten, was das bedeuten sollte, es war gleichgültig, es freute mich, und das reichte.

Auch wenn ich jetzt diesen Traum lese, merke ich den Abschied. Sie besuchen mich auf meinem »Gehöft«. Ich bin also so etwas wie ein Gutsherr für Sie, den

Sie mit Ihrem Mann besuchen. In der Analyse waren Sie mehr, Sie waren eine lebendige Person in diesem Gutshof, Sie fühlten sich bei mir zu Hause.

Sie »sind und bleiben« ein Ort, an dem ich willkommen bin.

In der 400., der letzten Stunde, bat ich Sie, sich noch einmal über mich zu beugen, aber Sie taten es nicht. Sie hätten es wohl auf eine Bitte hin auch vorher nicht gern getan, aber jetzt leugneten Sie sogar, sich jemals zu mir hinbewegt zu haben, es sei nur ein »Strom der Nähe« gewesen, den ich mir gewünscht hätte.

Manchmal ist er echt doof, notierte ich in mein Tagebuch, aber dann fiel mir ein, dass es für Sie ja auch die letzte Stunde war, insgesamt, Ihre letzte Stunde als Analytiker im Sessel, und ich strich es wieder durch.

Die letzte Stunde unterschied sich kaum von den 399 zuvor. Wir sprachen über das, was mir aktuell auf dem Herzen lag, genauso wie über alte Themen, über die Entwicklung, die ich gemacht hatte, über meine Hoffnung, meine Träume.

Wir redeten. Wir lachten. Wir schwiegen.

Ich sah mich noch mal im Raum um, strich bewusst über die Couchdecke, zupfte einen Faden heraus, ließ ihn fallen, verdrückte ein paar Tränen.

Nach genau 50 Minuten standen wir auf, sahen uns an, wie wir uns nach diesem Dialog ohne Blickkontakt 399-mal zuvor angesehen hatten, ein bisschen so: »Ach, das ist der, mit dem ich da immer rede, so sieht er also wirklich aus, einen himmelblauen Pullover hat er an, wer hätte das gedacht?«

Normalerweise pflegten Sie in diesem Moment den Tag der nächsten Stunde zu nennen. Jetzt sagten Sie nur: »Wir sehen uns wieder.«

Ich nahm es als Versprechen.

Die Analyse geht bis zur letzten Stunde.

Ach ja, ein paar Termine im Sitzen hatten wir noch vereinbart.

Auf der Rückfahrt weinte ich hemmungslos, am Abend steckte ich mich mit einer Erkältung an und ließ es in den nächsten Tagen einfach nur fließen.

42. Kapitel

Haikus über ein Möbelstück

wartest beim Sessel
selbstvergessen, geduldig
auf meine Worte

warme Halskuhle
Herzschlag in Knitterfalten
Möbel der Güte

wer umfing mich je
so bedingungslos, fraglos
wie eine Decke?

kennst viele Körper
könntest alles erzählen
wie alte Bäume

hast diese Wölbung
ausgetretener Stufen
heiliger Stätten

Kommen und Gehen
Zerwühlen und Glattziehen
wie Ebbe und Flut

stehst mitten im Strom
vorüberwogender Zeit –
Bett in der Brandung

bist Himmelslaken
die Wolken entladen sich
und lösen sich auf

Wiege für Große
für Häschen: Kuhle – Sprungtuch
fürs tränende Herz

Container vorm Haus
wo bist du? ich sehne mich
Kranichschwärme am Himmel

43. Kapitel

»Hm«

Zwei Monate nach der letzten Stunde auf der Couch stehe ich zu Hause am Fenster, schaue in den Abendhimmel, sage traurig zur Scheibe:

»Hallo, Herr Janssen! Könnte ich bitte ein ›Hm‹ haben?«

So mal eben schnell per SMS geschickt, nur die zwei Buchstaben, keine Anrede, kein Satzzeichen, kein Gruß, kein lächelndes Emoji-Gesicht, nur den Laut. Kaum mehr als nichts, Sekundensache.

Ich erinnere mich, wie ich meinen Analytiker einmal während einer Stunde um sein »Hm« bat. Ich weiß nicht mehr, worum es thematisch ging, nur, dass ich viel geredet hatte und danach wie leergelaufen war: Worteebbe. Wir schwiegen, in meinen Augen standen Pfützen, ich drückte meinen Körper an die flache Couch, als könne sie mich festhalten, bewahren vor dem weiten, hinausströmenden Wehmutsgefühl.

»Das mache ich unwillkürlich«, antwortete er, überrascht von meiner Bitte. Er zögerte und ich fragte mich, ob es ungehörig sei, mit solch einem albernen Wunsch an einen Psychoanalytiker heranzutreten.

In schwierigen emotionellen Verfassungen brauchten Sie ein Zeichen. Das verstehe ich nicht als albernen Wunsch. Nicht immer trauten Sie sich, dieses »Hm« als ein Zeichen meiner Präsenz einzufordern, weil Sie sich als zu bedrängend erlebt hätten.

Ihr »Hm« war für mich Ihr in einen einzigen Laut übertragener Gesichtsausdruck, den musste ich manchmal vor meinem inneren Auge sehen. Jedes »Hm« interpretierte ich dann so, wie ich es gerade brauchte, es konnte zum Beispiel als ganz leichte Ermunterung gemeint sein und ich habe ein starkes »Weiter so«-Schulterklopfen daraus gemacht. Aber es ist typisch, dass Sie es nur als »Zeichen von Präsenz« sehen wollen: Alle Bedeutung muss die Analysandin selbst hineinstecken!

Es kann auch vieles andere für Sie bedeutet haben, zum Beispiel Bestätigung, Anerkennung oder Trost. Es war für mich nicht immer ersichtlich, was es Ihnen bedeutete.

Ich habe daraus gemacht, was ich brauchte.

In der Stunde entschlossen Sie sich schließlich: »Na, gut.« Und dann: »Hm?« Ein besonders schönes, wie für mich geformt, für mich ausgesucht. Irgendwo tief in mir ist es noch, nur wo?

Sie finden's wieder.

Diesen Satz schlucke ich ganz tief runter.

Also, Herr Janssen, aber bevor ich es wiederfinde, könnte ich vielleicht jetzt noch schnell eins haben?! So ein leises, bitte, mit dem hohen Hickser am Ende, der gehört unbedingt dazu, den machen nur Sie so, und möglichst warm, aus kurzer Entfernung, wie ins Ohr geflüstert.

Ja, ich weiß ja: Per SMS mal kurz um die Welt geschickt geht das nicht. Online-Kommunikation ist kalt und unecht. Es geht aber auch nicht am Telefon, nicht auf Papier; es ging nicht einmal, als wir uns bei unseren wenigen Abschlussgesprächen gegenübersaßen.

Er saß jetzt viel zu weit weg. Im ausgeräumten Raum hallte jedes Wort. Er trug auch nicht mehr seine Hausschuhe. Für mich war es wichtig gewesen, dass er sie noch angezogen hatte, während er pendelte. Das Tauschen der Schuhe symbolisierte für mich, dass er keine Eile hatte, dass hier immer noch der heimelige Ort war.

Jetzt stand nur noch das leere Bücherregal da, in eins der Fächer hatte er das ehemalige Analysekissen geknüddelt. Er und ich hatten uns mit übereinandergeschlagenen Beinen auf verchromte Seminarraumstühle gesetzt, ich meine Handtasche, er seine Aktentasche zu den Füßen, wie Leute auf der Durchreise. Wo die Couch und der Sessel gestanden hatten, war der Boden heller. Aus ein paar Fugen war der Kitt gebrochen. Da musste ich oft hinsehen.

Natürlich: Es ist auch schön gewesen, mit meinem Analytiker von Angesicht zu Angesicht zu reden. Er lächelt viel. Dennoch: Ich fragte mich, ob ich ihm jetzt noch Träume erzählen kann, wenn ja, dachte ich, kürze ich sie ab, tue sie ab: Vergangenheit. Das hat vielleicht auch daran gelegen, dass er mir jetzt aktiver erschien: Er sprach mehr, unterbrach mich sogar hin und wieder; das Abwartende, Lauschende, Verträumte war verschwunden, selbst seine Stimme klang anders, weniger weich. Einmal begann er einen Satz mit »Als Sie da noch gelegen haben …« und das klang, als sei es Jahre her.

Meine Erfahrungen mit unserer Kommunikation nach dem Abschluss der liegenden Analyse in den wenigen Gesprächen im Sitzen ist ähnlich. Das Verträumte, von Einfall zu Einfall Hüpfende, die »gleichschwebende Aufmerksamkeit«, wie wir Analytiker sagen, verschwindet. An ihre Stelle tritt eine höhere Konzentration auf die Interaktion. Schade!

Ich zog das Kissen aus dem Regal, legte es auf meinen Schoß, knetete und wendete es, drückte es an mich, obwohl da alles drin sein musste: all die Tränen, das verlaufene Make-up, die Spuren der Menschen, die in den letzten Jahren herkamen und ein »Hm« hören wollten.

Sie hatten mich entsetzt angesehen, als Sie erfuhren, dass die Couch weggeht. Sie wollten wenigstens das Kissen behalten. Ich sagte es Ihnen zu.

Ich erinnere mich genau, wie Sie gesagt haben: »Ja, das Kissen liegt da für Sie!« Auf meinen persönlichen Wunsch, zu meinem ausschließlichen Gebrauch. So habe ich das empfunden. Ich habe es auch genutzt. Wie eine Katze, die auf den Schoß kommt, schnurrt und dort einschläft, lag das Kissen bei mir. Es tut gut zu wissen, dass Sie es nicht weggeworfen haben, sondern es einen Platz in Ihrem neuen Arbeitszimmer hat.

Ihre Couch dient jetzt einem anderen Analytiker. Auch den Sessel hat er mitgenommen. Als ich erfuhr, dass die Couch bald in eine fremde Praxis ziehen werde, fragte ich empört: »Kann der Typ sich keine eigene Couch kaufen?!« Wenig später hat es mich für Sie gefreut: Auch in diesem Punkt geht etwas weiter. Ich stelle mir vor, wie jetzt die Couch in dem neuen Raum steht und neue »Hms« in ihre Falten sinken. Sie klingen sicher nicht so wie die von Ihnen für mich geäußerten, die, die Sie mir geschenkt haben, haben ihren unverwechselbaren, ihren einzigartigen, aus dem Herzen kommenden Klang.

Ich höre ihn.

44. Kapitel

Analyseschätze

Meine Analyse-Tagebücher sind ein Schatz, den ich in einer hölzernen Weinkiste aufbewahre. Nach jeder einzelnen Stunde auf der Couch hielt ich die für mich wichtigen Momente schriftlich fest. Schlage ich die Aufzeichnungen heute auf, tauche ich durch die blassblauen Wellenlinien meiner Schrift wieder in die kostbare Zeit ein; beim Lesen wird sie lebendig.

Auf dem Balkon meiner Wohnung habe ich ein Vogelhäuschen aufgestellt. Noch ist kein Gast da, aber im Schnee, der in einer dünnen, gefrorenen Schicht den Boden bedeckt, sind die Fußspuren der gestrigen Besucher zu sehen: oft mehrere übereinander, als sei dort getanzt worden. Etwas weiter entfernt: zwei Abdrücke mit Schwanzschleifspur in der Mitte. Die sind weniger geheimnisvoll, da hat die Amsel eine ihrer Rutsch-Landungen hingelegt.

»Na?!«, fragte ich zur Begrüßung.

»Na?!«, wiederholte mein Analytiker.

Ich legte mich hin, und während ich das tat, lachte er mich unerwartet an, so, wie er es nach besonders guten und intensiven Stunden zum Abschied zu tun pflegte.

»Gibt's was?«, fragte ich erstaunt.

»Nein, gibt nichts, alles wie immer.«

»Na, dann mach ich's mir jetzt bequem.«

Die Kohlmeise ist die erste und kündigt sich mit ihrem kurzen Zwei-Ton-Ruf an. »Ich bin's, ich bin's« mag das heißen; sie hat Hausrecht hier, ist in unserem Nistkasten geschlüpft wie Generationen vor ihr. Es ist das Weibchen mit dem sehr hellgelben Bauch, wie eine verblichene Blüte sieht ihr Federkleid aus, und doch ist ihr Erscheinen ein Lichtblick. »Komm doch, komm doch«, flöte ich zurück, komm, gefiederter Sonnenfleck vor eisgrauem Himmel.

Ich denke – und das ist eine durch die Analyse entstandene neue Sicht auf mich: »Lass die anderen doch denken, was sie wollen!« Ich mache mich jetzt nicht wie früher auch noch selbst fertig. Für so etwas Überflüssiges wie Selbstschädigung bin ich mir nämlich mittlerweile zu schade!

Der Dompfaff ist da, der kennt keine Eile. Seine Statur strahlt Gemütlichkeit aus, der rote Bauch wirkt übergroß, der schwarze Knopfaugenkopf klein, was die Farbverteilung natürlich nur vorgaukelt. Dickwanst ohne Hals, du mampfst einen Sonnenblumenkern nach dem anderen, schiebst ihn genüsslich schmatzend im Schnabel hin und her und lässt Stück für Stück die Schale fallen. Was kümmert's dich, wie mein Balkon nachher aussieht!

Ich sei, befanden mein Analytiker und ich, wie das Windspiel mit den bunten Muschelscheiben. Je nachdem, wie der Wind wehe, zeigten sich mal die einen, mal die anderen Farben. Und immer gäb's ein leises Klingeln.

Jetzt hat es sich herumgesprochen. Der Tisch ist gedeckt. Es herrscht viel Betrieb am Häuschen, in dem allerdings noch immer der Dompfaff speist. Die Meisen müssen warten, sitzen auf dem Balkongeländer oder springen in den kahlen Zweigen. Die Amseln könnten sie aufgrund ihrer Größe vertreiben, aber sie sind wie immer damit beschäftigt, einander aufgeregt zu scheuchen!

Mein Analytiker fragte: »Haben Sie je schon mal erlebt, dass Sie mir etwas nicht erzählen dürfen?«

Die Blaumeise bleibt stets nur kurz im Häuschen: blicken, picken, blicken, fliegen. Konzentrierter, kleiner, kluger Kopf. Manchmal stellt sie im Nacken ihr vergissmeinnichtfarbenes Häubchen auf und sieht mich von unten herauf an, nachdenklich, als richte sie eine Lesebrille auf der Nase.

Schon ist sie wieder weg.

Ich erinnere mich plötzlich, dass das Jugenddrama es nie geschafft hat, mich richtig zu küssen. Den ersten Zungenkuss meines Lebens tauschte ich auf einem Campingplatz in den Pyrenäen mit dem Jungen namens Fabrice. Vive l'amour! Ich habe mir das Küssen gerettet.

Wenn zwei Blaumeisenhähnchen zugleich ins Häuschen wollen, schieben sie die Köpfe geduckt vor, ziehen die Schultern hoch und stellen ihre Flügel seitwärts aus. Mich erinnern sie dann an römische Legionäre, ihr grün-silbernes Deckgefieder glänzt wie ein Schild, ihr blauer Kopfschmuck wie der Federbüschel eines Helms. Ich finde sie unglaublich stark, die großen Kleinen.

Wenn mich etwas sehr erschreckte, musste ich auf der Couch oft lachen, was ich ebenfalls erschreckend fand. Einmal malte ich mir zwischen Lachen und Weinen aus, mein Schreck setze sich fort, er springe von einem Lebewesen zum nächsten und werde dabei schriller und größer, wüchse von der Mücke zum Elefanten. Ich stellte mir begeistert ein Bilderbuch vor, während die Tränen auf meinem Gesicht trockneten.

Der Amselhahn muss erst auf dem Geländer wippen und ticksen, bevor er sich ins Häuschen hineinwagt. Er legt den Kopf schief, betrachtet die Rosine von allen Seiten, schnappt sie sich urplötzlich und schüttelt sie bewusstlos. Noch schnell eine weitere herunterschlingen, da kommt Flügel schlagend schon wieder die Konkurrenz angeflogen! Amseln machen sich immer Stress. Nur wenn sie demnächst wieder singen, sind sie die beruhigendsten und wunderbarsten Geschöpfe des Himmels.

Bevor es dunkel wird, möchte ich eine kleine Runde drehen und im Stadtpark frische Luft tanken. Auch beim Spaziergang flattern die Ideen, Erkenntnisse und Erinnerungen nur so durch meinen Kopf.

Ich träumte: *Mein Analytiker umarme mich freundschaftlich, schon oft habe er das getan, ich vergäße es im Wachzustand nur immer wieder.*

Der Ententeich ist fast zugefroren, hat eine weiße Haut, die nur Enten hält, die schweren Gänse, die sich in der Luft so majestätisch über die Kontinente hinweg- bewegen, brechen hier ein und schwimmen unglücklich in Eislöchern herum. Sie rutschen und schlingern übers Eis, verlieren den Halt, trauen sich kaum einen Schritt weiter.

Ich kann meinen Mann genießen, kann ihn während der Liebe ansehen, kann ihn finden, halten, annehmen, ihn, mich, uns. Meine Hingabe führt mich nicht mehr aufs Glatteis. Die Vergangenheit bringt mich nicht mehr zu Fall, meine Lust gehört mir.

Da! Der Eisvogel! Ihn in unserm Stadtpark zu wissen, erfüllt mich mit einer kleinen Glückseligkeit. Er blitzt vorbei, mildes Türkis und leuchtendes Orange im Schneegestöber, schön und warm und schon vorbei.

Wollte mein Mann mir früher bei Wanderungen in unebenem Gelände die Hand reichen, empfand ich das als Bevormundung, als Zeichen, er denke, ich könne nicht allein einen Abhang hinuntersteigen. Ich streckte ihm meine Hand hin, aber verärgert und unwillig, so, dass er sie gar nicht fassen konnte. Durch die Analyse konnten wir das besprechen und verstehen: seine Galanterie und meine aus der Kindheit stammende Angst vor Demütigung. Heute reicht er mir seine Hand nur noch selten, dafür bitte ich ihn manchmal darum, weil ich seine Gentleman-Art mag; dann freuen wir uns beide.

Am Zufluss des Baches gibt es nur hauchdünnes Eis, das leicht von Eisbrecher-Enten durchstoßen wird. Eben schwimmt der Erpel voraus, sein sommergrün glänzendes Köpfchen gibt die Farbe der Hoffnung vor; die dezent gekleideten Damen folgen in der gleichen Spur. Dann wird getauscht. Bald sieht die Eishaut dort aus, als seien Fahrräder über einen nassen Rasen gefahren.

In der Mitte meiner selbst, so plapperte ich in einer Analysestunde einmal vergnügt vor mich hin, sei etwas Blaues. »Ein Springbrunnen«, überlegte ich. »Oder ein See«, schlug mein Analytiker vor. Wir spazierten durch meine Seele, um den Seelensee herum, aber wir traten nicht zu fest auf, wir hatten die Schuhe ausgezogen und gingen vorsichtig, auf Zehenspitzen, so zerstörten wir nichts.

Ein Rotkehlchen hüpft über den Weg, macht einen Rotkehlchenknicks und trinkt ein Tröpfchen Wasser an der eisfreien Stelle: schlucken, noch ein Tröpfchen, schlucken. Hicks und Knicks. Wie die kleine Kehle sich bewegt, pure Zerbrechlichkeit. Weggeflogen.

Mein Analytiker lachte spontan auf, ein freies, ungehemmtes, sprudelndes Lachen, das ich nie zuvor gehört hatte.

Die Gänse werfen ihre Köpfe in die Luft und schnattern, wild drehen sich die langen Hälse, die Watschelfüße vollführen Pirouetten auf dem Eis, pure Lebensfreude.

Nach jeder Analysestunde kam mir der Himmel auf der Heimfahrt offener, weiter, freundlicher vor; ich habe mich auf meinen Mann gefreut, der meist an der Bushaltestelle auf mich wartete. Mir gehe es gut, begrüßte ich ihn und hätte am liebsten hinzugefügt: »Und jetzt fahren wir in den Urlaub.«

Fliegen die Gänse über unser Haus, jedes Mal laut rufend, öffne ich das Fenster und lasse ihre Stimmen zu mir herein. Der Trupp bildet eine Dreiecksformation, als hätte er eine große Reise vor sich, aber sie träumen nur, bleiben in unserem Stadtpark und wecken mein Fernweh.

Mit rot gefrorenen Wangen zurück am Schreibtisch, zurück am Vogelhäuschen: Dieses Geheimnis teilen zu können, war einmalig. Es gibt Kakteen, die nur alle paar Jahre für eine Nacht blühen, eine Blüte, größer als die ganze Pflanze, schöner als ein ganzer Garten.

Der Kleiber lässt sich neuerdings selten blicken, ihm fehlen wie mir die alten Bäume mit der knorrigen, aufgesprungenen Rinde. Kommt er doch mal, kopfüber unser Häuschen inspizierend, nimmt er sich gleich Vorräte mit. Manche Sonnenblumenkerne steckt er mir in meinen Blumenkasten: Einer muss ja für die Begrünung sorgen!

Letztens stieß ich am Tisch ein Glas Wasser um. »Das alte Problem«, sagte mein Vater seufzend, legte mir den Arm um die Schultern, zog mich zu sich heran und bat, ich solle mich darüber bitte nicht mehr ärgern. Ich stelle mir vor, dass es ihm leidtut, mich früher so beschimpft zu haben.

Frau Amsel ist da und räumt auf, so, wie sie auch immer ungefragt unsere Dachrinne saubermacht. Auf der Stelle hüpfend scharrt sie die Haferflocken aus dem Häuschen, die Nüsse wirft sie mit dem Schnabel hinaus. Ich will ihr zu gern einen Vogel zeigen, aber jetzt hurtelt sie mit den Flügeln so schön, dass ich ihr einfach verzeihen muss.

Manchmal beugte mein Analytiker sich während der Stunde zu mir herüber. Beim ersten Mal wagte ich nicht, mich zu rühren oder zu blinzeln. Ich wollte das Gefühl erst ausspüren. Er fragte, ob mir die Nähe eher angenehm oder unangenehm sei. Angenehm, mit Zärtlichkeit und Aufmerksamkeit bedacht wie ein Kind, über dessen Bett sich die Eltern beugen.

Das Dompfaffweibchen sieht so flauschig aus, dass ich Lust hätte, meine Nase in ihr Gefieder zu drücken. Sie trägt die schönste Farbe von allen: die des Winterhimmels mit einem Hauch Sonnenröte.

Oft ertappe ich mich dabei, dass ich genauso spreche, die gleichen Ausdrücke, den gleichen Tonfall nutze, wie es meine Mutter tut. Das berührt mich eigenartig. Sie fehlt mir. Was ich hier geschrieben habe, habe ich geschrieben, aber ich stelle mir vor, dass es jetzt unwichtig ist, gerade spüre ich eine gute Verbundenheit, und ich rufe sie an.

Wenn die Amseln sich zur Nacht zurückziehen und sich ihren Abendgruß zurufen, ist der Frühling nicht mehr fern. Höre ich es, möchte ich ihnen auch ein »Schlaft gut« zurufen, über alle Sprachgrenzen hinweg.

Bald können sie schon wieder ans Brüten denken, bald tragen die Kohlmeisen wieder Moos, Haarbürstenbüschel und, wenn ich vergesse, das Schlafzimmerfenster zu schließen, Flusen aus meinem Flauschteppich in das Nistkästchen auf dem Balkon.

Und ich?

Als Herrin heut im eignen Haus
reiß ich die blinden Fenster auf,
ich trenne mich im Kopf von Brettern,
ich schaff mir Freiraum, putz mich raus.
Doch pfleg ich nicht nur die Fassade,
mein Fähnchen nehm ich aus dem Wind
und schreib mich selbst auf meine Fahnen!
Ich leb nicht zwischen Tür und Angel,
schmier nur noch, wo es knirscht und klemmt,
erlaub mir meine Ecken, Kanten,
mein Hintertürchen halt ich offen.
Die Tore mach ich hoch für Freunde,
kann Festung sowie Festsaal sein!

Ihre Schatztruhe sind Ihre Tagebücher. Sie sind Ihnen Erinnerungsstütze und Freude. Eine solche Schatztruhe habe ich nicht. Ich habe meine spärlichen Notizen, meine Anträge an die Krankenkasse, aber besonders Ihre Bilder und Gedichte sowie Ihre Bücher, die Sie mir schenkten. Das größte Geschenk ist aber unser Buch, Ihre Texte, Ihre Begabung für Sprache, die Sie mir, Ihrem Analytiker, zur Verfügung stellten. Zum Schluss stellen Sie es mit den einfallsreichen Sprachbildern über die Vögel noch einmal unter Beweis.

Mein Schatz und meine Freude ist die Psychoanalyse mit Ihnen, das verbale zu- und miteinander Schwingen. Es ist meine Freude, dass die Analyse bei mir Ihnen geholfen hat, sich neu zu denken und zu fühlen. Ich hoffe, dass ich diese Erfahrung des Zueinanderpassens noch lange in Erinnerung behalte und Sie das Gewonnene aufrechterhalten können.

Nachträgliche Reflexionen

Schreiben war in dieser Analyse schon immer ein Thema: Tagebuch, Gedichte, Jugendbücher schreiben. Auch ich hatte früher Tagebuch geschrieben, auch damals in meinen Lehranalysen. Weiterhin hatte ich nach Abschluss meines Studiums viele fachliche Publikationen und Bücher geschrieben, tat es gerne. Ich stimme meiner Analysandin, Frau Sand, zu, wenn sie sagt, ohne das Schreiben sei das Leben weniger schön.

Selbstverständlich hatte ich auch viele Fallberichte über Psychoanalysen oder Psychotherapien verfasst. Aber die Idee meiner Analysandin, gemeinsam ein Buch über ihre Analyse zu schreiben, war eine neue Herausforderung, die ich neugierig, begeistert und skeptisch aufgriff.

Bisher war dieser Gedanke in keiner der Analysen oder Therapien während meiner Jahrzehnte therapeutisch-psychoanalytischer Arbeit entstanden, obwohl darunter auch Analysanden waren, die mir schrieben, zum Beispiel auch Briefe und E-Mails. Manchmal habe ich gedacht, man könnte diese Texte für ein Buch verwenden, aber es kam nicht dazu.

Dieses Buch hatte aber auch seine besondere Entstehungsgeschichte: Auslöser war meine Mitteilung an die Analysandin, meine psychoanalytisch-psychotherapeutische Privatpraxis aus Alters- und Umzugsgründen nur noch begrenzte Zeit für die verbliebenen Behandlungen aufrechterhalten zu wollen. Dies war mehr als zwei Jahre vor Abschluss ihrer Analyse. Ohne diese Ankündigung wäre möglicherweise das Buch nicht geschrieben worden.

Da haben Sie recht. Einem jungen Analytiker, der unser Buch zu Werbezwecken für seine Praxis oder zur Beförderung seiner Karriere hätte nutzen können, hätte ich das Projekt nicht angeboten. Wir beide haben uns die Arbeit aus einem Gefühl der Verbundenheit mit dem Anderen gemacht.

Freiwilliges Schreiben – außer für fachliche Qualifikationen – kann wohl verschiedene Motive haben: etwas festhalten wollen, sich zeigen wollen, sich etwas von der Seele schreiben wollen. Wir wollen mit diesem Buch einen individuellen psychoanalytischen Prozess zeigen und dem Leser vermitteln, dass dieser eine einzigartige Erfahrung sein kann.

Es darf aber nicht verschwiegen werden, dass ich bei aller Neugier und Bereitschaft auch skeptisch war. Meine Reaktion war zunächst eine fragende: Wie kann ich als Co-Autor meine psychoanalytische Haltung und Beziehung aufrechterhalten? Wie ist ein höchst individueller, verbaler psychoanalytischer Dialog schriftlich und nicht in der wissenschaftlichen psychoanalytischen Sprache zu vermitteln? Reichen dazu meine literarischen Fähigkeiten aus?

Meine Analysandin war da viel sicherer und unbekümmerter. Sie freute sich darauf und war ganz begierig anzufangen. Sie überzeugte mich mit Ihrer Begeisterung.

Ich war von der ersten Idee und bin bis zum letzten Satz glücklich mit diesem Projekt. Aber Fragen habe ich mir natürlich auch gestellt: Wie sollte ich die unzähligen Puzzlesteine meiner Erfahrungen auf der Couch zu einem zugleich sinnvollen wie ästhetisch überzeugenden Mosaik anordnen? Wie sollten wir den Spagat schaffen, meine Lebens- und Analysegeschichte leseflüssig darzustellen und dennoch distanziert-informativ zu bleiben? Würden wir mit einem Projekt, das in keine Schublade passt, einen Verlag finden?

Aber auch: Würden mich Ihre Kommentare zum Weinen bringen? Das haben sie nicht, kein einziges Mal. Sie haben so behutsam und zurückhaltend geschrieben, wie Sie in den Stunden mit mir gesprochen haben: ohne Ärztelatein und Diagnosen. Um die wenigen Fachbegriffe, die im Buch vorkommen, hatte ich Sie zur Verdeutlichung gebeten.

Psychoanalytische Kollegen, denen gegenüber ich von dem Vorhaben sprach, fanden es spannend, manche rieten aber aus Anonymitätsgründen ab. Meine Entscheidung hing auch von der Form des Schreibens über diese Analyse ab.

Sie hatten anfangs schon ordentlich Skrupel. Ich habe Ihnen mal gesagt: »Das wird ein Kunstwerk!« Und wir haben beide gelacht.

Meine Analysandin begann – ich durch sie angeregt ebenfalls – Literatur zu sichten: Analytiker hatten über Analysanden geschrieben, Analysanden über ihre eigene Analyse, manchmal Analytiker und Analysanden über ihre Sicht der zurückliegenden Analyse. Wir hatten kein Buch gefunden, das im Schreiben dialogisch die Analyse thematisierte und den Prozess fortgeführt hat.

Ich wollte entschieden keinen Fallbericht schreiben und die Analysandin wollte mehr einen literarischen Text verfassen.

Immer mal wieder haben wir gemerkt, dass Sie aus dem Fachbuchbereich kommen und ich aus der Kinderliteratur. Besonders deutlich wurde es bei der Auswahl der Kapitelüberschriften: Sie wollten klar mitteilen, worum es geht, ich mit fantasievollen Titeln neugierig machen.

Wie konnten wir über eine Psychoanalyse schreiben? Ich schlug folgende Methode vor: Die Analysandin beschrieb auf der Basis ihrer Erinnerung und der Tagebuchaufzeichnungen mehr oder weniger den Verlauf und zentrale Themen der Analyse chronologisch. Ich erhielt diese Ursprungstexte, konnte sie kommentieren und zurückschicken. Sie wiederum konnte darauf reagieren. So erstellten wir die ersten Probekapitel. Es sagte uns zu, das Wichtigste war aber, dass die Zusammenarbeit sehr gut gelang.

In diesem Nachwort drehen wir das Spielchen um: Ich kommentiere Ihre Vorgaben und merke, dass es auch gar nicht so einfach ist, sich passgenau einzufügen.

Ich riet ihr damals, möglichst die Kapitel über das »Jugenddrama« zuerst zu schreiben, damit wir über diese traumatischen Erfahrungen noch in der liegenden Analyse sprechen konnten. Die meisten Kapitel wurden aber auf die oben genannte Weise nach Abschluss der Analyse geschrieben und alle Kapitel erst nach Abschluss kommentiert.

Handwerklich gesehen hat es mir nicht behagt, mit Kapiteln zu beginnen, die ich in der Mitte des Buches verorten wollte. Emotional gesehen war es unbedingt wichtig. Ich fühlte mich weiterhin von Ihnen gehalten und mit der Zeit auch immer stärker, um mich den Gespenstern dieser Zeit zu stellen und sie – redend und schreibend – aus meinem Leben zu vertreiben.

Mit Abschluss aller auf diese Weise entstandenen Kapitel setzten wir uns zusammen und sprachen eines nach dem anderen durch. Wir lasen die Texte und Kommentare mit verteilten Rollen, diskutierten, strichen, veränderten Formulierungen, erweiterten, erklärten. Manchmal gab es verschiedene

Auffassungen darüber, ob der Text bleiben, umgeschrieben oder gelöscht werden sollte. Es ist also ein gemeinsames Buch.

Dank der guten Zusammenarbeit! Wir haben uns nicht ein einziges Mal gestritten. Selbst als wir in der Endphase in einer für uns beide fremden Praxis mehrere Samstage stundenlang bei Wasser und Nescafé zusammenhockten und unsere in der ersten Fassung 380 (!) Seiten Satz für Satz durchdiskutierten und Korrektur lasen, sind keine Empfindlichkeiten aufgekommen.

Ich möchte dieses Vorgehen nach meiner Erfahrung damit eine Fortsetzung der Analyse in einem anderen Setting nennen. Es ist eine Form der Durcharbeitung eines analytischen Prozesses im unmittelbaren Dialog in der Dyade. Bei manchen inhaltlich sehr emotionellen, belastenden Textteilen mussten wir dies in einer anderen Stunde wiederholen.

Aus meiner Sicht war es eine kreative, intensive bis aufwühlende Arbeit, die ich nicht minder analytisch fand als die auf der Couch. Wir stellten uns immer Fragen: Gibt der Text die Atmosphäre der Analyse in der jeweiligen Phase wieder? Gab es Verstehen oder auch Missverstehen, gab es Erfreuliches und Unerträgliches? Was müssen die Leser wissen oder erleben, um den Prozess nachvollziehen zu können? Ist der Schutz der Analysandin gewahrt?

Für mich gab es auch Überraschungen, wenn ich »O-Ton Tagebuch« las. Ich fragte mich an manchen Stellen: War ich das? Hat sie mich so erlebt? Was werden zu dieser Intervention meine psychoanalytischen Kollegen sagen? Ich erlebte mich im Spiegel meiner Analysandin neu.

Schade, dass es bei anderen Analysen nur begrenzt ein solches Feedback gab. Ich meine, wir haben in dem postanalytischen Dialog neue Erfahrungen mit uns und dem Anderen gemacht und auf diese Weise weitere Einsichten gewonnen.

Eines gab ich Ihnen allerdings von vornherein zu bedenken: So wahrheitsgetreu ich mich auch zu schreiben bemühen würde – ich würde Sie doch zu einer literarischen Figur machen. Um »Spannung« zu erzeugen, habe ich zwar keine Begebenheit aufgebauscht oder anderweitig verändert, aber insgesamt den Fokus stärker auf Anfangsschwierigkeiten, Krisen, Missverständnisse und Probleme aller Art gerückt. So ergibt sich durchaus ein gewisses Zerrbild, das ich durch das – vielleicht wichtigste – Kapitel »Analysealltag« geradezurücken versuche.

Als Ergebnisse der Dialoge über die Texte ist auch mancher Text verändert oder gelöscht worden. Einerseits, um die Anonymität der Analysandin zu gewährleisten, anderseits, weil manche Passagen zu offen, zu intim und zu persönlich waren. Die Analysandin ist in manchen Passagen an die Grenze des für sie Erträglichen gegangen, vielleicht dem Buch zuliebe auch darüber hinaus.

Auch wenn uns Kürzungen, Änderungen und Streichungen bei der gemeinsamen Arbeit notwendig schienen, ist die Analyse in ihrem individuellen Verlauf, in ihrer Unmittelbarkeit und Direktheit authentisch nachgezeichnet. Das Buch bleibt trotzdem »eine zweite Auflage« der Analyse.

»O-Ton-Tagebuch« ist zwar ausgewählt, aber gänzlich unverändert. Das Buch ist kein Verbatimprotokoll einer Analyse, sondern eine schriftstellerische Nachzeichnung mit analytischen Kommentaren. Das war das Ziel und ich hoffe, dass die Einmaligkeit des psychoanalytischen Prozesses beim Lesen deutlich wird und der Leser auch die literarischen Passagen der Analysandin genießen kann.

Die Zielgruppe sind interessierte Leser ohne Fachkenntnisse, die in dem Buch einen Einblick in einen gelungenen psychoanalytischen Prozess finden können. Vielleicht findet es aber auch das Interesse von werdenden Psychoanalytikern. Eine Diskussion über psychoanalytische Schulen wollte ich jedoch nicht anstoßen. Mir ist schon bewusst, dass die analytischen Kollegen gerne unterschiedliche analytische Auffassungen vehement austragen. Ich intendierte es nicht, aber ich sehe dem gelassen entgegen, wenn es sich entwickeln sollte.

Manche meiner analytischen Kollegen werden meinen, mit ehemaligen Analysanden und Analysandinnen könne man keine Bücher schreiben, denn der Analytiker könne seine neutrale analytische Haltung dann nicht mehr aufrechterhalten. Die Anmerkung meiner Analysandin kann da weiterhelfen: In manchen Manuskriptbesprechungen merkte sie an, ich sei anders als in der Analyse. Das waren Situationen, wenn ich familiäre Gründe für Terminabsagen nannte, erzählte, wohin ich verreiste, oder sie über Berufliches oder Familiäres zum besseren Verstehen einer Situation oder von Textstellen informierte. Nach meinem Verständnis blieb ich weiterhin in einer psychoanalytischen Haltung, die jedoch mehr als zu Beginn der Analyse meine Person und mein Umfeld mit einbezog. Der psychoanalytische Prozess der Begegnung hatte nun unter neuen Bedingungen einen Niederschlag im gemeinsamen Schreiben gefunden.

Die entscheidende Veränderung fällt für mich zeitlich mit dem Weggang der Couch zusammen, schon in den Abschlussgesprächen in verändertem Setting kam mehr Realität in unsere Beziehung. Die »fiktive Figur« Analytiker, auf die ich so vieles projizieren konnte, wurde nun zu einer realen und aktiv kommunizierenden Person.

Es ist nun schon länger her, dass ich das letzte Mal auf Ihrer Couch gelegen habe. Dennoch spüre ich Sie, wenn ich manchmal noch meine Abenddialoge praktiziere, immer als meinen Analytiker im Sessel hinter mir. Ich habe den Menschen Herrn Janssen ein bisschen kennen- und sehr schätzen gelernt, aber der Analytiker, der (meist) unsichtbare und dennoch stets präsente Begleiter, ist wichtiger für mein Leben. Mein inneres Bild von Ihnen und seine positive Wirkung auf mich hat sich nicht verändert, auch wenn ich jetzt weiß, dass Sie lieber Kaffee als Tee trinken.

Der Text des Buches zeigt von einem Kapitel zum nächsten diese Entwicklung: von der ersten vermittelten Begegnung, vom Anfang der Analyse, von der Unmittelbarkeit der intensiven Annäherung, von den Krisen und der Beständigkeit der Verbundenheit, der Trennung bis zu der Arbeitsphase an diesem Buch. Letztere war sicher direkter, textbezogener und reflektierter. Also entwickelte sich mit der Zeit die analytische zu einer schreibenden Beziehung.

Ich habe in der gesamten immer intensiver werdenden Zusammenarbeit nie bereut, die Zusage zur Co-Autorenschaft gemacht zu haben. Ich war, je länger wir zusammenarbeiteten, begeistert. Ich danke meiner Analysandin, dass sie die Bereitschaft aufgebracht hat, die Texte im Buch zu einem guten Abschluss zu bringen, und sie ihre literarische Kompetenz für das gemeinsame Buch eingesetzt hat. Von Anfang der Analyse an schenkte sie Bilder, Gedichte, ihre Bücher, die wir in die Analyse einbezogen. Insofern ist dieses Buch die Fortsetzung der Besonderheit ihrer Psychoanalyse, es ist sozusagen das Abschiedsgeschenk. Sie hat mir damit den Abschied als Psychoanalytiker von der Couch erleichtert.

Nach 50 Jahren Tätigkeit als Psychoanalytiker sowohl in Analysen, als auch in der Anwendung in der stationären und ambulanten Psychotherapie im Einzel- und im Gruppensetting, worüber ich an anderer Stelle ausführlich berichtet habe, erlaubt dieses Buch und die Art und Weise, wie Psychoanalyse dargestellt wird, auch eine allgemeinere Aussage: Die Welt der evidenzbasierten, störungsorientierten Psychotherapie steht in Kontrast zu der Begegnung in der Psychoanalyse, wie sie hier dargestellt wird. Diese Begegnung hat eine nachvollziehbare therapeutische Wirkung, aber sie hängt von der Passung in der bipersonalen Begegnung ab, die anderen Gesetzen folgt als die Techniken in der Psychotherapie. Ich hoffe auf ein Überleben dieses Zugangs zum Menschen im modernen Technisierungswahn.

»Landkarte einer Psychoanalyse« mit Leseanleitung

Man lese sie von links nach rechts, von der Vergangenheit zur Gegenwart; das Zentrale, die Psychoanalyse, gruppiert sich um unseren »Redefluss«. Teils ist mein Analytiker am gegenüberliegenden Ufer verortet, wohnhaft im Schloss »Empathie«, umgeben von einem »Abstinenzwall«, teils bin auch ich auf der »Sonnenseite« angesiedelt, in Orten, die Namen tragen wie »Zur Ruhe« und »Zufluchtshaus«. Über unseren »Redefluss« führen Brücken der Beziehung, ein Steg namens »Vertrauen«, die festere Brücke »Bezogenheit« und weitere. Die Leserichtungen wechseln hier: Einerseits entspringt der »Redefluss« einer »Heilquelle«, andererseits bin ich in der Analyse gefühlt gegen meinen inneren Strom geschwommen, habe aus dem »Nachtmeer« kommend zunächst den »Widerstandsberg« umkreisen und den »Vulkan der unterdrückten Wut« passieren müssen, bevor ich, auf Höhe der Hauptstädte »Übertragung« und »Gegenübertragung«, fruchtbaren Boden erreicht habe und schließlich über die »Allee der Verbundenheit« den »Redefluss« verlassen und Neuland betreten kann.

Mich hat fasziniert, wie sehr die Umschreibung unserer Gefühle der Geografie entlehnt ist und wie gut kartografische Strukturen auf innere Zustände übertragbar sind: zum Beispiel »Moor« für »Antriebslosigkeit«. Ich fragte mich nur: Welches Symbol nimmt man für die freie Assoziation? Ich habe mich für eine Pusteblume entschieden.

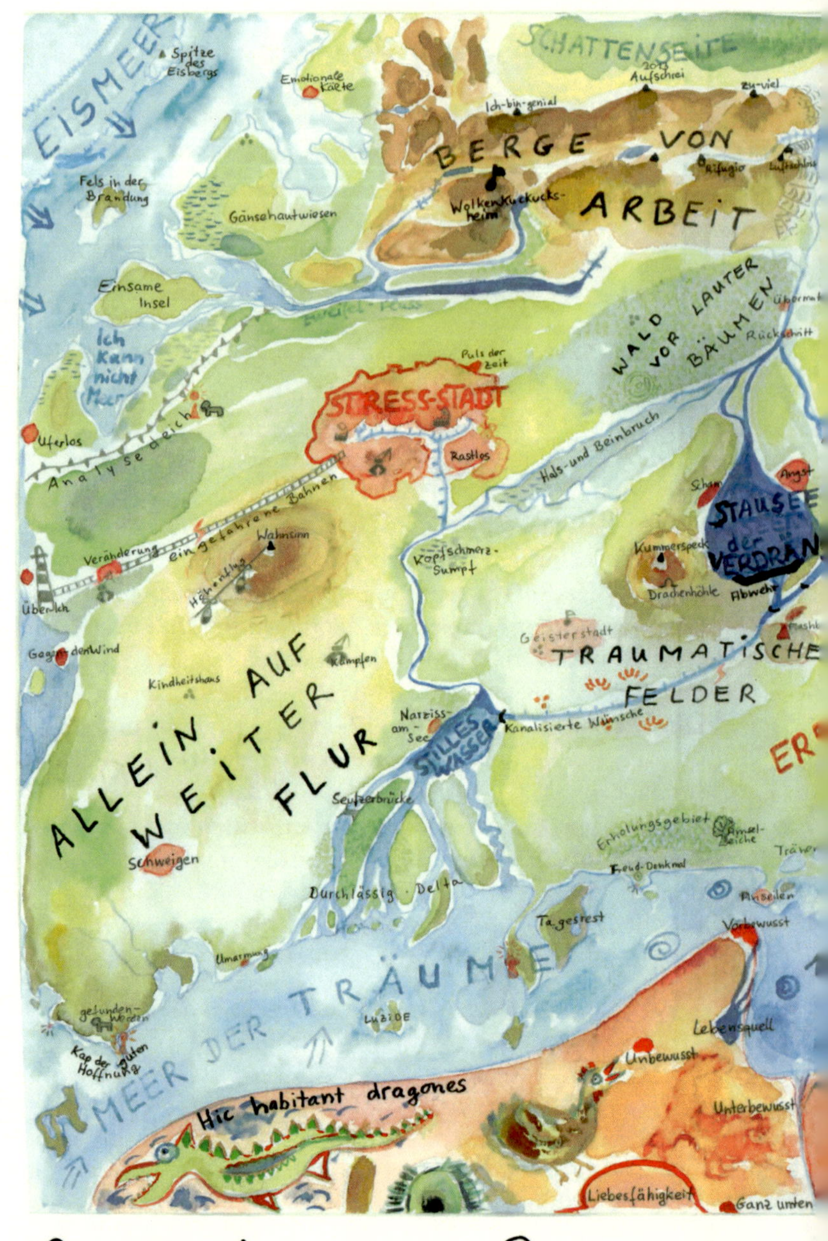

Landkarte einer Psychoanalyse

Maßstab:
1cm ≙ 50 Minuten auf der Couch

0 Probe Kurzzeit 160 300 Langzeit unendliche

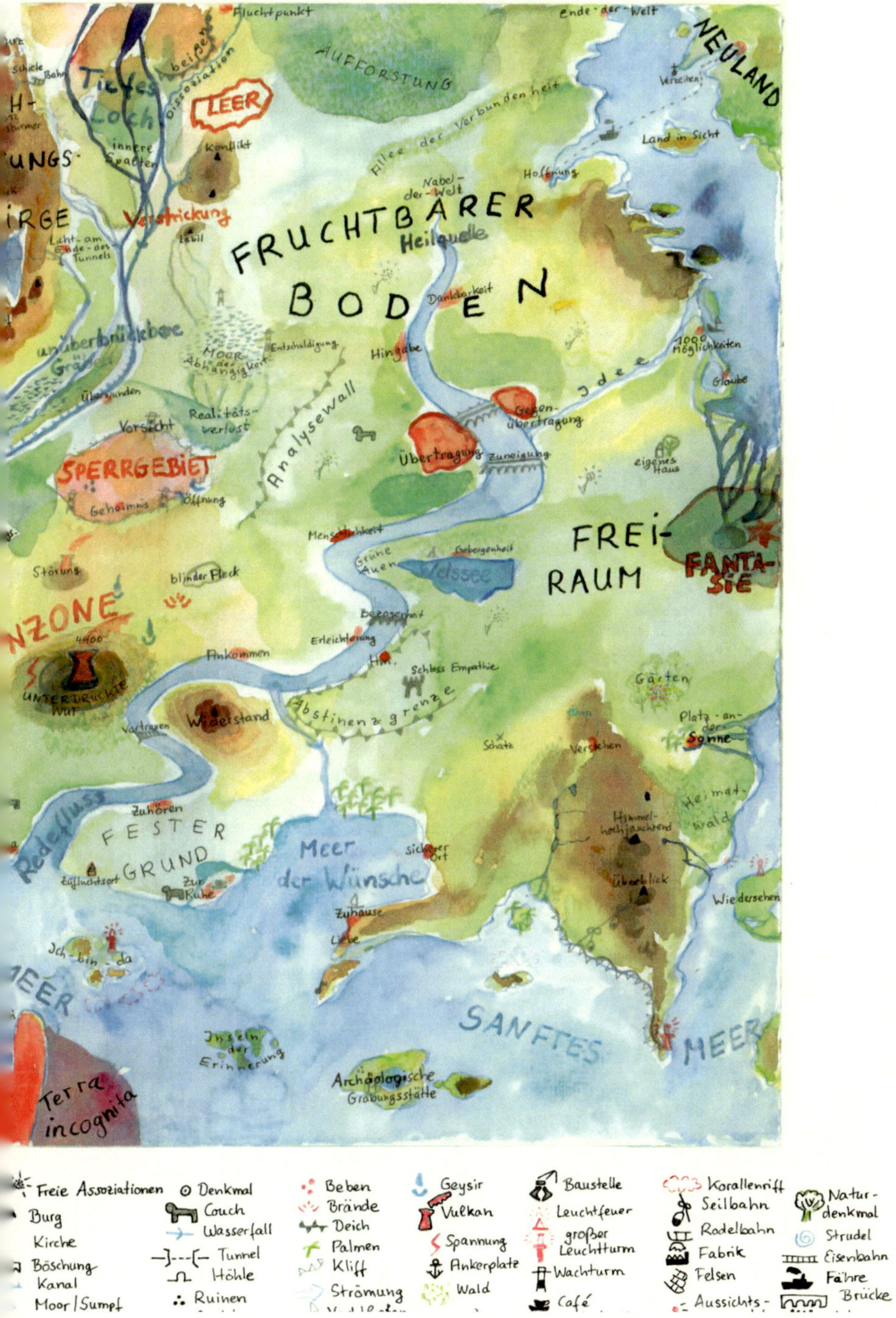

Fluchtpunkt
Ende der Welt
NEULAND
Vereiteln
Land in Sicht
AUFFORSTUNG
Allee der Verbundenheit
Tiefes Loch
Dissoziation
beißen
LEER
Konflikt
innere Spalten
Verstrickung
Hoffnung
Nabel der Welt
FRUCHTBARER BODEN
Heilquelle
Dankbarkeit
Licht am Ende des Tunnels
unüberbrückbare Gräben
Moor der Abhängigkeit
Entschuldigung
Hingabe
1000 Möglichkeiten
Idee
Glaube
Realitätsverlust
Vorsicht
Analysewall
Gegenübertragung
Übertragung
Zuneigung
eigenes Haus
SPERRGEBIET
Geheimnis
Öffnung
Menschlichkeit
Geborgenheit
Grüne Auen
FREIRAUM
FANTASIE
Störung
blinder Fleck
ZONE
4400
UNTERDRÜCKTE WUT
Geborgenheit
Erleichterung
Ankommen
Schloss Empathie
Abstinenzgrenze
Gärten
Widerstand
Vertrauen
Schatz
Verstehen
Platz an der Sonne
Heimatwald
Redefluss
Zuhören
FESTER GRUND
Zufluchtsort
Zur Ruhe
Meer der Wünsche
sicherer Ort
Himmelhochjauchzend
Überblick
Wiedersehen
Zuhause
Liebe
Ich bin da
MEER
SANFTES MEER
Inseln der Erinnerung
Archäologische Grabungsstätte
Terra incognita

Freie Assoziationen
Burg
Kirche
Böschung
Kanal
Moor / Sumpf
Denkmal
Couch
Wasserfall
Tunnel
Höhle
Ruinen

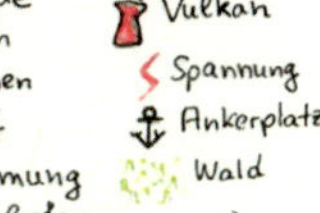

Beben
Brände
Deich
Palmen
Kliff
Strömung
Geysir
Vulkan
Spannung
Ankerplatz
Wald

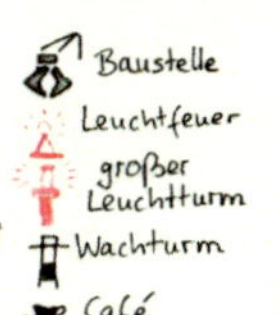

Baustelle
Leuchtfeuer
großer Leuchtturm
Wachturm
Café

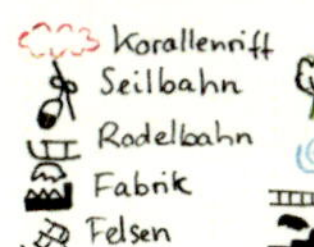

Korallenriff
Seilbahn
Rodelbahn
Fabrik
Felsen
Aussichts-

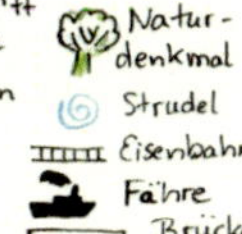

Naturdenkmal
Strudel
Eisenbahn
Fähre
Brücke

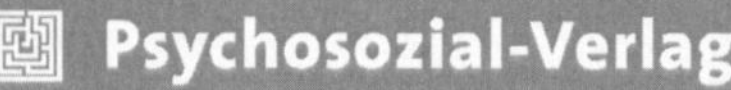

Annedore Hirblinger

Die triadische Struktur des psychoanalytischen Dialogs

Zur gesellschaftlichen Verantwortung in der Therapie

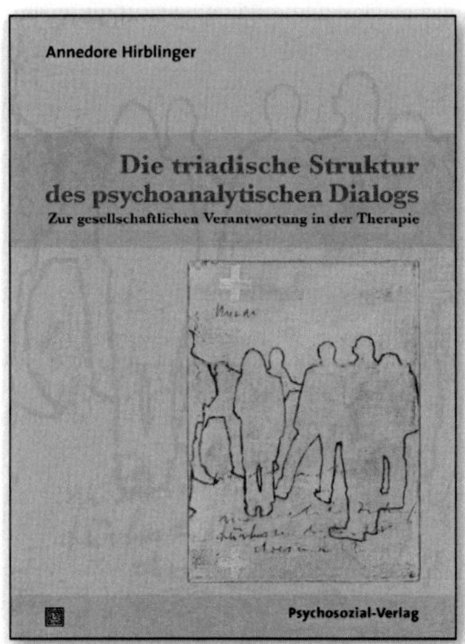

2019 · 191 Seiten · Broschur
ISBN 978-3-8379-2853-2

Psychoanalytisch verantwortlich zu arbeiten bedeutet, klinische *und* gesellschaftliche Perspektiven psychischer Belastungen oder Störungen zu verstehen.

PsychoanalytikerIn und PatientIn begegnen sich angesichts ihrer sozialen Verflechtungen im analytischen Dialog als persönliche und gesellschaftliche Subjekte. Vor dem Hintergrund kulturkritischer Betrachtungen rückt Annedore Hirblinger die vielschichtigen Dimensionen dieser wechselseitigen Bezogenheit im Ringen um das gemeinsame Verstehen in den Fokus. Anhand themenspezifischer Stundenskizzen in Form interaktiver Dialoge wird das Geschehen eindrücklich unter Einschluss auch des eigenen mentalen Erlebens analysiert. Einschlägige konzeptuelle Betrachtungen und Annahmen zur dualen Struktur des Subjekts und zur triadischen Struktur des therapeutischen Feldes erschließen den Theorieraum und das Postulat der gesellschaftlichen Verantwortung. Im derzeitigen Diskurs über das intersubjektive Paradigma in der Psychoanalyse und in Zeiten des gesellschaftlichen Umbruchs betont die Autorin die gesellschaftskritische Position der Psychoanalyse.

Walltorstr. 10 · 35390 Gießen · Tel. 0641-969978-18 · Fax 0641-969978-19
bestellung@psychosozial-verlag.de · www.psychosozial-verlag.de

Psychosozial-Verlag

Jürgen Straub

Das erzählte Selbst

Konturen einer interdisziplinären Theorie narrativer Identität

Ausgewählte Schriften (3 Bände)

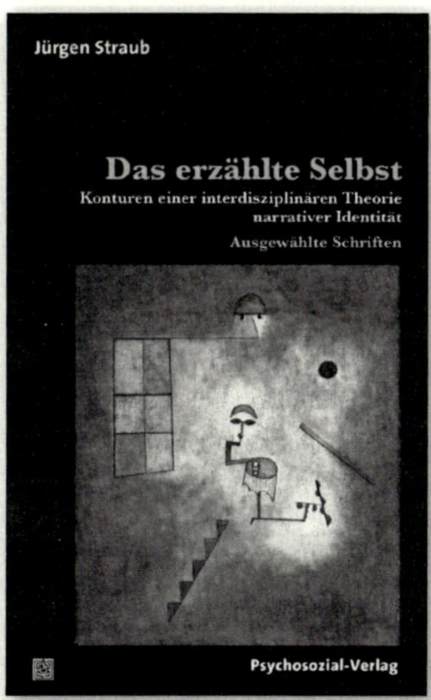

2019 · 884 Seiten · Broschur
ISBN 978-3-8379-2821-1

- **Band 1: Historische und aktuelle Sondierungen autobiografischer Selbstartikulation**
- **Band 2: Begriffsanalysen und pragma-semantische Verortungen der Identität**
- **Band 3: Zeitdiagnostische Klärungen und Korrekturen postmoderner Kritik**

»Jürgen Straubs Lebenswerk sticht durch innovative Theoriebeiträge hervor, er sucht die Verbindung mit wissenschaftsgeschichtlichen Traditionen, hat ein fächerübergreifendes Verständnis von Forschung stark geprägt bis hin zu aktuellen Fragestellungen.«

Jury des Höffmann-Wissenschaftspreises 2017

Das Selbst entsteht in einer soziokulturellen Praxis, in der das Geschichtenerzählen essenziell ist. Wir alle erzählen uns immer wieder neu. Im Lauf der Zeit ändert sich der Blick auf unser gelebtes und das noch erwartete Leben. Selbst-Erzählungen bilden den Boden, auf dem nicht nur das Selbstgefühl des Individuums, sondern auch seine Beziehungen gedeihen können. Jürgen Straub erörtert Kernfragen einer Theorie personaler narrativer Identität und schickt die Leserschaft auf eine Reise, die von Montaigne bis Ricœur, von Nietzsche bis in die Gegenwart des 21. Jahrhunderts führt.

Walltorstr. 10 · 35390 Gießen · Tel. 0641-969978-18 · Fax 0641-969978-19
bestellung@psychosozial-verlag.de · www.psychosozial-verlag.de

Psychosozial-Verlag

Paul L. Janssen

Als Psychoanalytiker in der Psychosomatischen Medizin

Eine persönliche berufspolitische Geschichte der Psychotherapie, Psychiatrie und Psychosomatik

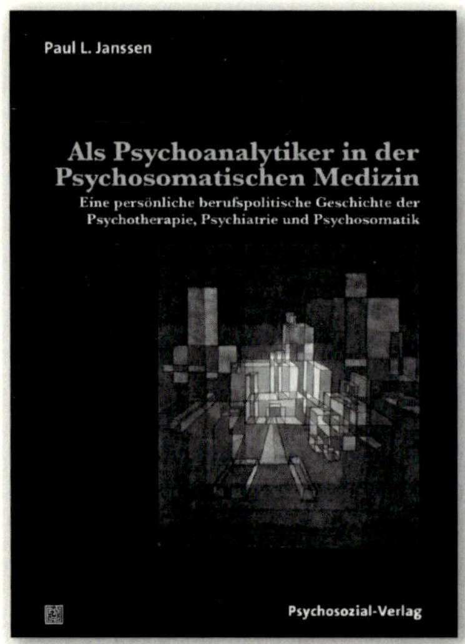

2017 · 434 Seiten · Broschur
ISBN 978-3-8379-2686-6

»Mein Buch ist kein reines Sachbuch, sondern verbindet die subjektive Perspektive, die erlebte Berufs- und Gesundheitspolitik mit inhaltlichen Fragen der Psychoanalyse und ist somit auch eine persönliche Standortbestimmung.«
Paul L. Janssen

Ausgehend von seiner umfangreichen persönlichen Erfahrung als Psychoanalytiker in der Medizin, Psychiatrie, Psychosomatischen Medizin sowie in der stationären Psychotherapie rekapituliert Paul Janssen im vorliegenden Buch die Geschichte der Institutionalisierung der Psychosomatischen Medizin und Psychotherapie im Kanon der Medizin, an der er selbst unter anderem als Gründungsvorsitzender der Deutschen Gesellschaft für Psychosomatische Medizin und ärztliche Psychotherapie mitgewirkt hat. Anliegen Janssens ist es dabei, praktizierenden ÄrztInnen und DiplompsychologInnen die Wurzeln des Faches bewusst zu machen.

Janssen beschreibt berufs- und fachpolitische Ereignisse und Konflikte der letzen 50 Jahre, schildert Konflikte bei der Anwendung der Psychoanalyse und Gruppenanalyse in der stationären Psychotherapie und Psychiatrie und setzt sich mit der Institutionalisierung der Psychoanalyse und der psychoanalytischen Ausbildung auseinander. Ergänzt wird sein autobiografischer Bericht um Verweise auf gesundheitspolitische Aspekte sowie Kasuistiken und Fallbeispiele.

Walltorstr. 10 · 35390 Gießen · Tel. 0641-969978-18 · Fax 0641-969978-19
bestellung@psychosozial-verlag.de · www.psychosozial-verlag.de